MINISTÈRE DE L'INSTRUCTION PUBLIQUE

CAISSE NATIONALE DES RECHERCHES SCIENTIFIQUES

RECHERCHES

SUR

L'ÉPURATION BIOLOGIQUE ET CHIMIQUE

DES EAUX D'ÉGOUT

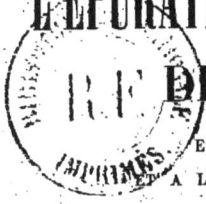

EFFECTUÉES A L'INSTITUT PASTEUR DE LILLE
A LA STATION EXPÉRIMENTALE DE LA MADELEINE

PAR

LE Dʀ A. CALMETTE
Membre correspondant de l'Institut et de l'Académie de Médecine

ET

E. ROLANTS
Chef de laboratoire à l'Institut Pasteur de Lille
Auditeur au Conseil Supérieur d'Hygiène publique de France

AVEC LA COLLABORATION DE MM.

E. BOULLANGER   F. CONSTANT
Ingénieur agronome   Préparateur
Chef de laboratoire à l'Institut Pasteur de Lille   à l'Institut Pasteur de Lille

HUITIÈME VOLUME

PARIS
MASSON ET Cⁱᵉ, ÉDITEURS
120, BOULEVARD SAINT-GERMAIN

1913

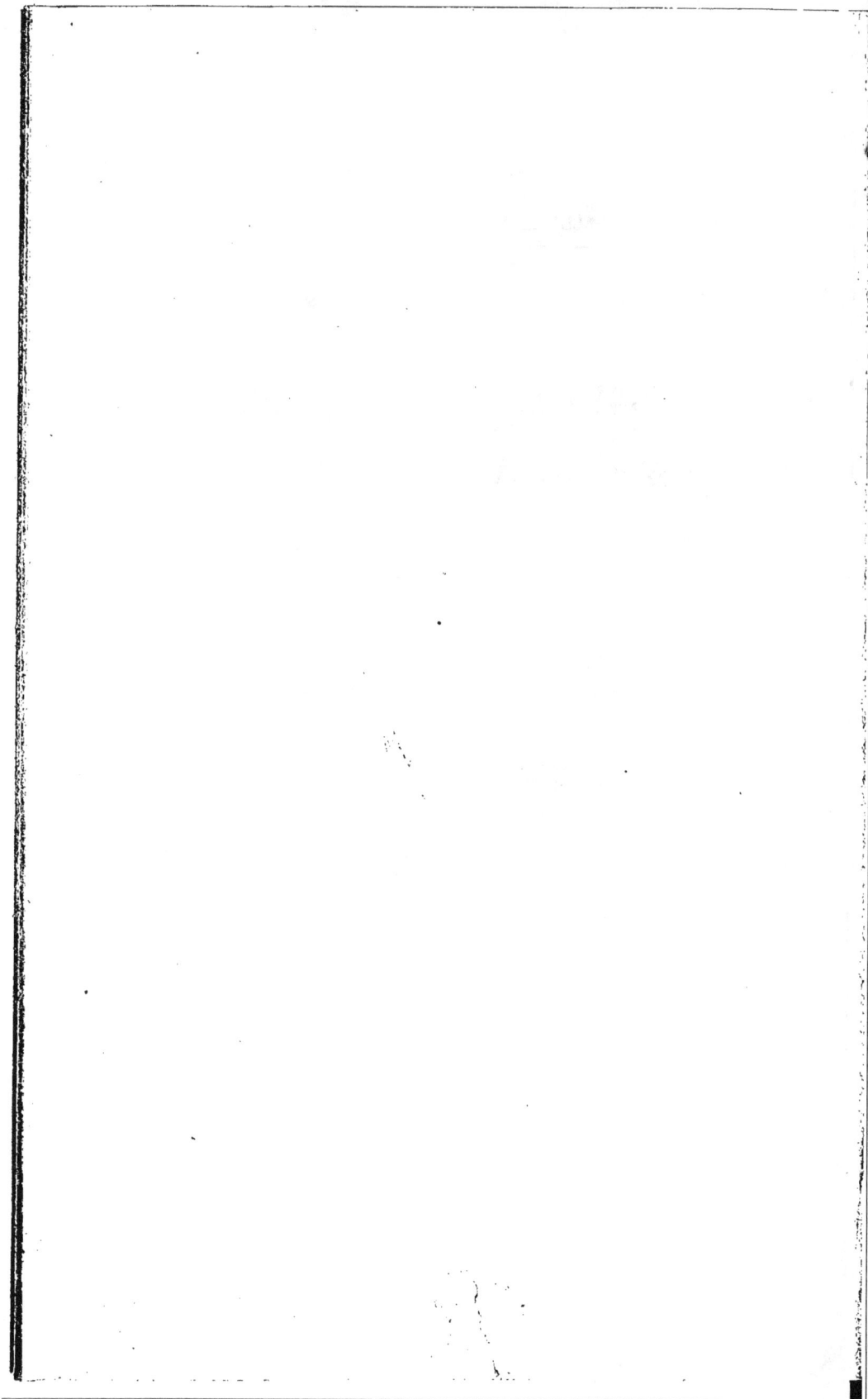

RECHERCHES

SUR

L'ÉPURATION BIOLOGIQUE ET CHIMIQUE
DES EAUX D'ÉGOUT

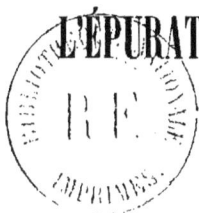

71980. — Imprimerie LAHURE, 9, rue de Fleurus, à Paris.

MINISTÈRE DE L'INSTRUCTION PUBLIQUE

CAISSE NATIONALE DES RECHERCHES SCIENTIFIQUES

RECHERCHES

SUR

L'ÉPURATION BIOLOGIQUE ET CHIMIQUE DES EAUX D'ÉGOUT

EFFECTUÉES A L'INSTITUT PASTEUR DE LILLE

ET A LA STATION EXPÉRIMENTALE DE LA MADELEINE

PAR

LE Dʳ A. CALMETTE
Membre correspondant de l'Institut et de l'Académie de Médecine

ET

E. ROLANTS
Chef de laboratoire à l'Institut Pasteur de Lille
Auditeur au Conseil Supérieur d'Hygiène publique de France

AVEC LA COLLABORATION DE MM.

E. BOULLANGER
Ingénieur-agronome
Chef de laboratoire à l'Institut Pasteur de Lille

F. CONSTANT
Préparateur
à l'Institut Pasteur de Lille

HUITIÈME VOLUME

PARIS
MASSON ET Cⁱᵉ, ÉDITEURS
120, BOULEVARD SAINT-GERMAIN

1915

RECHERCHES

SUR

L'ÉPURATION BIOLOGIQUE ET CHIMIQUE
DES EAUX D'ÉGOUT

CHAPITRE PREMIER

LES PRINCIPES SCIENTIFIQUES DE L'ÉPURATION BIOLOGIQUE
DES EAUX D'ÉGOUT

Les eaux résiduaires qui contiennent des substances organiques putrescibles ne peuvent être déversées dans la mer, dans les cours d'eau ou sur le sol, que s'il n'en résulte aucun dommage pour les êtres vivants utiles à l'homme et pour l'homme lui-même. Dans la plupart des circonstances, ces déversements sont nuisibles, soit parce qu'ils compromettent la santé publique en propageant certaines maladies, soit parce qu'ils rendent les eaux de surface ou les eaux souterraines impropres aux usages agricoles ou industriels. Les pouvoirs publics ont alors le devoir d'imposer aux producteurs d'eaux résiduaires l'obligation de les rendre inoffensives. Leur innocuité ne peut être assurée que par l'*épuration*.

Pour réaliser celle-ci, il faut transformer les substances *organiques* putrescibles que renferment les eaux d'égout en substances *minérales*.

Les microbes sont les agents naturels les plus économiques de cette désintégration moléculaire. Ils l'effectuent *spontanément* lorsqu'on déverse à la surface d'un sol perméable ou dans une rivière, ou encore lorsqu'on enfouit à une faible profondeur dans une terre meuble, soit des fumiers, soit des cadavres d'animaux ou de végétaux. Ils accomplissent alors un travail *lent* d'épuration biologique *naturelle* ou *spontanée*.

CALMETTE. — VIII. 1

Les méthodes de traitement des eaux d'égout par *épandage* ou par *irrigation agricole* utilisent ce travail *lent*, que les conditions locales rendent fréquemment difficile ou trop onéreux parce qu'il n'existe qu'exceptionnellement au voisinage des villes d'assez vastes surfaces de terrains convenables, et parce que l'acquisition de ces terrains, mieux adaptés à des usages plus rémunérateurs, grève trop lourdement les budgets municipaux.

L'expérience montre, en effet, qu'on ne peut épurer efficacement par irrigation agricole que de 3 à 11 litres (*Berlin, Paris*) par mètre carré de surface et par jour, soit au maximum 40.000 mètres cubes par hectare et par an. Une ville de l'importance de *Lille*, produisant en moyenne 25.000 mètres cubes d'eau d'égout par jour, devrait donc disposer, s'il lui fallait adopter l'épandage, d'une surface de terrains perméables d'environ 250 hectares. Une telle surface coûterait au minimum un million cinq cent mille francs, et *Lille* serait fort embarrassée pour se la procurer. D'ailleurs, toutes les terres de culture avoisinantes sont argileuses et elles ne pourraient convenir que pendant la saison d'été à un épandage restreint.

La plupart des grandes villes de France sont dans le même cas. Leur extension progressive, le développement intense des industries et la nécessité urgente de mettre un terme à la pollution des rivières qui leur ont servi jusqu'à présent d'égouts naturels les obligent désormais à chercher une solution pratique au grave problème de leur assainissement. Or, en l'état actuel de nos connaissances, il ne semble pas qu'il puisse s'en offrir à elles de plus avantageuses que l'adoption des méthodes d'*épuration biologique artificielle*.

Rappelons brièvement que, dans leurs diverses modalités, celles-ci comportent trois phases essentielles :

1° La *décantation* des matières lourdes, minérales ou organiques, entraînées par les eaux d'égout ;

2° La *solubilisation* de la plus grande quantité possible des substances organiques, en suspension fine ou colloïdales, qui échappent à la première phrase ;

3° La *minéralisation* des matières organiques dissoutes, c'est-à-dire leur désintégration finale en éléments gazeux et en composés minéraux, principalement en *nitrates*.

Première phase : Décantation. — La décantation est réalisée soit par une circulation convenablement ralentie dans des bassins pourvus de dispositifs qui facilitent l'arrêt et le dépôt des matières lourdes, soit par criblage mécanique, soit par addition de réactifs chimiques coagulants et précipitants. Quel que soit le système auquel on préfère s'adresser, elle est toujours indispensable, car celles de ces substances qui sont de nature minérale (fer, charbon, scories, sables et graviers) restent insolubles, et celles qui sont de nature organique (débris de viandes, cadavres de petits animaux, détritus de légumes ou de fruits) opposent, en raison de leur volume et de leur encombrement, trop de résistance aux actions microbiennes pour qu'il soit économique d'abandonner à ces dernières le soin d'opérer leur dissolution lente. Le mode de décantation qu'il convient de choisir dépend de divers facteurs dont les principaux sont : la surface et la nature de l'emplacement où il doit être effectué, la nature et la proportion des matières dont la séparation s'impose, et le prix de revient suivant les circonstances locales.

Sauf dans les cas très particuliers où il s'agit de traiter des eaux d'égout contenant une forte proportion de certains résidus industriels tels que les graisses, les résines ou les matières tinctoriales, il est surabondamment démontré qu'il ne faut jamais recourir aux *réactifs chimiques* coagulants et précipitants. Outre que leur prix de revient est trop élevé, leur emploi nécessite l'intervention constante du chimiste qui doit en régler le déversement de telle sorte qu'ils ne soient ni en quantité trop faible, ni en excès. Ils offrent en outre l'inconvénient grave d'accroître, sans bénéfice pour le résultat final, le volume des boues qu'il faut extraire, égoutter et dessécher plus ou moins complètement, pour les évacuer au loin. Or, nous verrons tout à l'heure que cette « question des boues », cauchemar des ingénieurs sanitaires et des hygiénistes, se pose le plus souvent comme le plus difficile problème à résoudre, parce qu'il n'est presque jamais possible d'envisager économiquement leur utilisation comme engrais et parce que, de leur manutention et de leur transport à grandes distances, résultent, pour les budgets municipaux, des frais excessifs.

La décantation simple, méthodique, dans des bassins appropriés à la nature et au volume des dépôts qu'il est nécessaire de retenir, présente en général la plus grande somme d'avantages. Il faut s'attacher à la réaliser de telle sorte que la majeure partie des matières en suspension soit retenue et le meilleur dispositif pour atteindre ce but consiste à amortir le courant d'eau en l'obligeant à cheminer doucement, avec une vitesse de 4 à 20 millimètres par seconde, à la surface d'une nappe liquide maintenue immobile entre deux cloisons. Les corps lourds tombent alors perpendiculairement et se sédimentent dans une fosse à boues, d'où elles peuvent être évacuées par simple pression du liquide ou par aspiration.

Cette décantation simple est tantôt continue, tantôt intermittente, suivant qu'on dispose d'un seul vaste bassin ou de plusieurs bassins plus petits; mais, dans l'un ou l'autre cas, il ne faut jamais que le contact de l'eau avec les boues soit prolongé au delà de quatre heures, afin d'éviter qu'il s'y produise des fermentations dont les dégagements gazeux auraient pour effet de brasser la masse des dépôts et d'en ramener une grande partie à la surface. Le *bassin de sédimentation ne doit, en aucun cas, devenir une fosse septique.*

Dans les grandes villes, dont les égouts entraînent une énorme quantité de détritus volumineux, on trouve généralement préférable de recourir à la décantation mécanique au moyen de grilles mobiles ou de séparateurs rotatifs, sortes de tamis circulaires mûs par l'eau d'égout et tournant dans un sens perpendiculaire au courant. A *Croydon*, près de Londres, fonctionne un dispositif de ce genre (séparateur vertical de *Latham*). Il en existe divers modèles ingénieusement construits.

D'autres « séparateurs », particulièrement recommandables lorsqu'il s'agit de traiter des eaux riches en graisses ou en savons, comme celles qui proviennent des abattoirs ou des blanchisseries, permettent d'effectuer mécaniquement, d'une part l'extraction des dépôts lourds, d'autre part celle des corps gras, dont la valeur marchande peut atténuer dans quelque mesure les dépenses d'épuration. Tel est le cas de l'appareil *Kremer*, dont le travail est très satisfaisant dans notre station de l'abattoir, à *Lille*.

Quel que soit le système de décantation au choix duquel on

s'arrête, la grande préoccupation de l'ingénieur sanitaire, — ainsi que nous l'avons déjà indiqué, — est de savoir comment il devra se débarrasser des boues qu'on aura périodiquement à en extraire. Ces boues représenteront toujours un volume relativement important. Pour s'en convaincre, il suffit de savoir qu'un mètre cube d'eau d'égout laisse déposer en moyenne de 1 à 2 kilogrammes de matières sèches, qui, retenant 90 pour 100 d'eau environ, forment un encombrement de 10 à 20 litres. Une ville de l'importance de *Lille*, produisant 25 000 mètres cubes d'eau d'égout par jour, évacue donc un volume quotidien d'environ 250 tonnes de boues liquides à 90 pour 100 d'eau. Actuellement, cette énorme masse de détritus est déversée dans la rivière la Deûle, et, comme celle-ci est canalisée et qu'il faut y assurer la libre circulation des bateaux, on est obligé de la draguer sans cesse pour éviter l'envasement.

Lorsqu'une station d'épuration recevra toutes ces matières, on devra en opérer l'enlèvement sur un espace beaucoup plus restreint, mais il faudra les enlever quand même et l'éternel problème se posera de savoir où et comment les évacuer.

On cherchera tout d'abord à en réduire au minimum le volume et l'encombrement. Pour cela, le moyen le plus simple consiste à ménager, auprès des bassins de décantation, une ou plusieurs fosses d'égouttage dans lesquelles on les déverse au fur et à mesure de leur extraction. Le fond de ces fosses, s'il n'est pas naturellement perméable, est garni de mâchefer ou de gros graviers. Les boues y subissent à l'air libre une dessiccation partielle, jusqu'à ce qu'ayant perdu 25 à 30 pour 100 de leur eau, leur manipulation à la pelle devienne plus aisée. On peut alors les vendre aux cultivateurs du voisinage qui les utilisent comme engrais ; mais leur valeur est ordinairement si minime qu'on éprouve bientôt de grandes difficultés à s'en débarrasser. Les quantités d'azote et de phosphate qu'elles contiennent dépassent rarement 1,50 pour l'azote et 2,50 pour le phosphate, rapportés à 100 parties d'extrait sec. L'agriculture n'en saurait donc tirer qu'un profit insignifiant, car ces boues, même partiellement desséchées, sont grevées de frais de transport considérables, tandis que les engrais chimiques et les fumiers de fermes, beaucoup plus riches en substances fertilisantes proportionnellement à leur volume, s'offrent à elle dans des conditions infiniment plus avantageuses.

Dans plusieurs stations d'épuration anglaises et allemandes, on traite les boues soit par centrifugation, soit par pressurage afin d'en rendre le transport moins onéreux. Mais ce mode de traitement coûte de $2^{fr},50$ à $6^{fr},25$ par tonne de tourteaux produits, suivant l'importance des exploitations, alors que la valeur agricole de ces tourteaux atteint péniblement 1 franc à $1^{fr},50$ la tonne.

A *Birmingham-Tyburn* et dans un certain nombre d'autres villes anglaises, on pratique tout simplement l'enfouissement en tranchées. Nous estimons que cette méthode est la plus recommandable dans la plupart des circonstances et elle est assurément la plus économique. Elle consiste à distribuer les boues, sans dessication préalable et telles que les évacue le bassin de décantation, dans des tranchées creusées parallèlement les unes aux autres, en plein champ. Ces tranchées ont $0^m,90$ de largeur sur $0^m,50$ à $0^m,70$ de profondeur. Lorsque l'une d'elles est remplie, on la recouvre immédiatement avec la terre qu'on en avait extrait et, si la saison est favorable, on y sème du maïs fourrager ou du seigle. L'été suivant, après une récolte, on laboure profondément le sol, et on y fait une nouvelle culture. Deux ans après, la boue est transformée en humus : on peut creuser aux mêmes endroits d'autres tranchées, y recommencer le déversement des boues, et ainsi de suite. A *Birmingham* on fait disparaître par ce procédé de 60 à 80 000 tonnes de boues par an et quarante hectares de terres de culture y sont consacrés à cet épandage spécial.

On a fait récemment beaucoup d'essais en vue de brûler les boues, soit seules, soit mélangées avec les ordures ménagères, ou avec du charbon, du lignite ou des résines. L'incinération nécessite une dessication préalable, au moins partielle, et elle ne peut être effectuée que dans des fours spécialement construits pour cet usage. Il ne semble pas que cette méthode ait fourni des résultats satisfaisants, du moins au point de vue économique.

Par contre, on peut envisager la possibilité pour les grandes villes d'utiliser leurs boues à la production de gaz combustibles. On a pu lire tout dernièrement dans le recueil le *Génie civil* (21 septembre 1912) une étude très documentée sur ce sujet dont l'auteur est *M. Lucien Cavel*, ingénieur-chimiste du service d'Assainissement de la Seine. En ajoutant aux boues de la station d'épuration biologique du *Mont-Mesly*, près *Créteil*, une proportion de 20 pour 100 environ de coke, *M. Cavel* montre que, par distillation pyrogénée, on peut obtenir, par tonne de boues sèches, $81^{m3},7$ d'un gaz susceptible de fournir 5500 calories par mètre cube. Si l'on considère que la dessication est rendue relativement peu onéreuse par l'emploi des chaleurs perdues des machines élévatoires alimentant l'usine d'épuration, on arriverait à attribuer au gaz de boues une valeur de $0^{fr},05$ par mètre cube, et on trouve alors que Paris et le département de la Seine, produisant ensemble journellement environ 500 tonnes de boues sèches, pourraient en obtenir 24000 mètres cubes de gaz représentant une valeur totale de 447000 francs par an! L'optimisme réconfortant de *M. Cavel* doit donc nous faire espérer que la distillation des boues procurera peut-être dans quelques circonstances exceptionnelles une réduction appréciable des frais de traitement des eaux résiduaires. Mais il ne faut pas nous leurrer d'espoirs aussi lointains et la nécessité s'imposera pendant longtemps de faire disparaître les boues par des procédés plus simples. Il paraît incontestable que la plus grande somme d'avantages, à tous égards, est fournie par le procédé de l'*enfouissement en tranchées dans le sol arable*.

La « question des boues » étant ainsi solutionnée, nous avons à établir les principes de l'épuration biologique artificielle, celle-ci ne devant porter désormais que sur l'effluent des bassins de décantation.

Deuxième phase : solubilisation, fermentation septique. — C'est seulement à partir de cette seconde phase que les actions microbiennes entrent en jeu. Les eaux d'égout, débarrassées de 70 pour 100 au moins des matières lourdes, minérales ou organiques, qu'elles contenaient, renferment encore 50 pour 100 de ces matières en suspension fine ou à l'état colloïdal. Les bassins de digestion ou fosses septiques interviennent alors pour accomplir ce travail et ce sont les microbes apportés par les eaux d'égout elles-mêmes qui en ont la charge.

On admettait, jusqu'à ces derniers temps, que les fosses septiques étaient le siège de fermentations exclusivement *anaérobies* ayant pour résultats la transformation des matières organiques azotées en composés ammoniacaux solubles, et celle des substances hydrocarbonées en produits gazeux (méthane, acide carbonique, hydrogène). On sait aujourd'hui que les phénomènes dont ces bassins doivent être le siège, s'ils sont convenablement aménagés, sont beaucoup plus complexes.

En réalité, les fermentations dites *septiques* à cause des gaz malodorants qu'elles laissent échapper dans l'atmosphère, sont loin d'être exclusivement *anaérobies*. Beaucoup d'espèces microbiennes *aérobies*, les moisissures, une foule d'infusoires ou d'autres animaux microscopiques, y prennent une part très active.

Tous ces êtres se multiplient dans l'eau d'égout demi stagnante, s'y nourrissent, y sécrètent des diastases auxquelles sont dues surtout les actions de solubilisation. Si leurs fonctions multiples ne sont pas remplies comme elles doivent l'être, le liquide sortant des fosses septiques est mal préparé pour les traitements ultérieurs et le résultat final de l'épuration reste défectueux.

Dans une fosse septique bien construite, les eaux ne doivent séjourner que juste le temps indispensable à l'accomplissement du travail microbien de digestion et à la sédimentation parfaite des particules solides qu'elles ont véhiculées. Ce délai varie selon la nature des eaux et des matières à dissoudre, de 6 à 24 heures. S'il est prolongé davantage, on risque de saturer les liquides de gaz putrides qui entravent ensuite les processus d'oxydation. S'il est trop écourté, la sédimentation et la solubilisation sont incomplètes, et les matières non dissoutes, entraînées au dehors, vont obstruer les corps poreux sur lesquels ces mêmes processus d'oxydation doivent s'effectuer.

On voit donc qu'il n'est pas possible d'édicter des règles générales pour la construction des fosses septiques. Outre que celles-ci ne sont pas toujours indispensables — par exemple lorsqu'avec certaines eaux d'égout la séparation mécanique ou la simple décantation préliminaire suffit à retenir plus de 80 pour 100 du total des matières en suspension — les dimensions et les dispositifs divers (chicanes, filtres, couverture, etc...) qu'elles comportent, ne peuvent être déterminés qu'après une étude préalable des eaux qu'elles auront à recevoir.

C'est ainsi que, dans telle circonstance, le séjour des liquides dans la fosse devra être ralenti ou accéléré. Dans telle autre il sera indiqué d'établir une couverture fixe ou mobile. Dans telle autre encore, l'alimentation continue devra être assurée par un réservoir régulateur. Ailleurs enfin, l'effluent de la fosse devra subir une préfiltration ou une désodorisation, empêchant les gaz qui s'en échappent d'être offensifs pour le voisinage.

Toutes ces conditions doivent être précisées d'avance dans chaque cas, avant l'établissement d'un projet. C'est pourquoi il faut absolument proscrire les systèmes d'épuration biologique passe-partout que, trop souvent, les ingénieurs ou les architectes municipaux accueillent volontiers parce qu'ils leur épargnent un travail qu'ils ne considèrent pas comme étant de leur compétence.

On a contesté parfois que les fosses septiques puissent jouer un rôle utile et qu'elles soient le siège de fermentations assez actives pour dissoudre une importante proportion des matières organiques en suspension qu'elles reçoivent. Cette question est aujourd'hui jugée et il n'est plus possible de mettre en doute les phénomènes de dissolution dont il s'agit. Lorsqu'une fosse septique est convenablement aménagée et qu'une bonne décantation préliminaire retient toutes les substances lourdes, insolubles parce que de nature minérale, ou difficilement solubles parce que trop volumineuses, les fermentations s'y établissent assez actives pour désintégrer la presque totalité des matières organiques en suspension fine qui y pénètrent, et son fonctionnement peut devenir assez parfait pour que l'extraction des boues n'en doive être effectuée qu'à de très longs intervalles pouvant s'étendre à plusieurs années. La fosse septique de notre station de l'Abattoir de *Lille* en est un exemple. Depuis sa mise en action, qui date de plus de deux ans, le volume des boues qui s'y sont déposées atteint quelques centimètres à peine et il est à prévoir qu'on n'éprouvera pas avant très longtemps le besoin de les évacuer.

L'expérience montre que toute fosse septique judicieusement construite, et dont le travail est bien réglé, fournit un effluent susceptible d'être parfaitement épuré au moyen des dispositifs qui accomplissent la dernière phase du traitement biologique artificiel, c'est-à-dire les *lits bactériens*.

Troisième phase : lits bactériens. — Le sol arable, nu ou cultivé, représente un *lit bactérien naturel* dont la faculté d'épuration est déterminée par sa perméabilité à l'air, par la porosité des éléments qui le constituent et par l'aptitude de ces éléments à fixer, à *adsorber*, comme on dit en physique, les matières organiques dissoutes qui sont déversées à sa surface.

Nous avons déjà montré à quelles difficultés pratiques on se heurte lorsqu'on veut s'adresser exclusivement à ce milieu biologique naturel pour réaliser l'épuration de très importants volumes d'eaux d'égout, tels que ceux que produisent les grandes agglomérations urbaines. La ville de *Paris* en fait depuis trop longtemps la dure épreuve, puisque six mille hectares de terrains d'épandage lui permettent à peine de traiter la moitié des 800 000 mètres cubes d'eau que débitent quotidiennement ses collecteurs!

Le problème s'est donc posé d'accroître la puissance épurante des microbes auxquels la terre arable doit ses propriétés essentielles. On a naturellement été conduit à employer dans ce but des *lits de sable*. Mais l'expérience n'a pas tardé à montrer que des résultats beaucoup plus économiques et plus parfaits sont obtenus en substituant au sable des matériaux plus poreux, plus perméables à l'air, et dont les facultés *absorbantes* sont plus accusées. Les meilleurs de ces matériaux sont les *scories dures de haut fourneaux* et, à défaut de celles-ci, le mâchefer d'usines, la pouzzolane qu'on trouve en abondance dans les régions volcaniques, ou même le quartz concassé en fragments de la grosseur d'un œuf de poule.

Si l'on dispose de tels matériaux sur une aire artificielle imperméable, et si on les accumule en tas de 1 m. 50 ou 1 m. 75 de hauteur au-dessus d'un réseau de drains très rapprochés pour faciliter l'aération de leurs couches profondes, on réalise un *sol artificiel* merveilleusement apte à la multiplication spontanée et au travail continu des microbes auxquels sont dus, dans la terre arable, les phénomènes d'oxydation et de nitrification des matières organiques. Tel est le principe d'après lequel sont construits les *lits bactériens*.

Ces lits peuvent affecter les formes les plus diverses et il n'est pas du tout nécessaire, comme on l'a cru jusqu'à ces derniers temps, d'employer pour leur construction des matériaux de différents calibres, classés par ordre de grosseur, ni d'enfermer ceux-ci entre des murs de maçonnerie. L'important est d'assurer à leur surface une bonne distribution des liquides qu'il s'agit d'épurer. Il faut que cette distribution soit *régulière, intermittente*, et faite en *pluie*, de manière à favoriser au minimum le départ des gaz septiques et la dissolution de l'oxygène atmosphérique.

L'ingéniosité des constructeurs s'est employée à créer une variété déjà nombreuse d'appareils de distribution automatique susceptibles de remplir ces conditions. Les uns sont mobiles, les autres fixes. Certains sont actionnés par des machines motrices; d'autres par l'eau d'égout elle-même.

Nous n'hésitons pas à donner la préférence aux dispositifs les plus simples, surtout à ceux qui, étant fixes, nécessitent le moins de surveillance, et échappent le mieux aux risques d'usure rapide. Les *becs pulvérisateurs* ou les divers systèmes de *jets en pluie*, alimentés par des tuyaux qu'on dispose parallèlement les uns aux autres à la surface des lits bactériens, répondent assurément aux desiderata que nous avons formulés. Mais l'adoption d'autres types d'appareils peut être indiquée par certaines circonstances locales.

Un lit bactérien bien établi, recevant une eau d'égout convenablement décantée, peut épurer aisément un mètre cube de liquide par mètre carré de surface et par jour, c'est-à-dire un volume environ 100 fois supérieur à celui qu'épurerait péniblement le meilleur terrain d'épandage. Seulement il faut avoir soin de répartir ce mètre cube d'eau aussi également que possible sur 24 heures et faire en sorte, comme nous l'avons démontré, que la distribution soit parfaitement régulière et intermittente. L'alimentation continue, même à petites doses, ne fournit pas de bons résultats; il est indispensable que les matériaux poreux du lit, entre chaque période de mouillage, aient le temps de s'égoutter et que l'air pénètre abondamment dans toute leur masse.

L'intermittence est le mieux et le plus simplement assurée par les réservoirs de chasses automatiques dont on connaît aujourd'hui plusieurs modèles excellents. Il suffit alors d'en régler le débit de telle sorte que le nombre des chasses produites par chaque appareil en 24 heures soit toujours le même. On réalise ainsi une épuration tout à fait satisfaisante.

L'eau sortant des lits bactériens ne doit plus contenir de matières organiques fermentescibles, mais elle renferme un très grand nombre de microbes provenant des matériaux poreux qu'elle a traversés et elle présente, par suite, un aspect légèrement trouble et opalescent. Pour la clarifier tout à fait, il faut la retenir pendant une ou deux heures dans un bassin de sédimentation finale, ou la faire passer à travers un filtre à gros grains de sable. Mais, même sans cette précaution, on peut la déverser dans les rivières ou dans les ruisseaux à faible débit sans qu'elle y provoque la moindre « nuisance ».

Dans certaines circonstances, d'ailleurs exceptionnelles, par exemple lorsqu'il s'agit d'évacuer dans un cours d'eau servant à l'alimentation publique les liquides biologiquement épurés provenant d'un hôpital, il peut être nécessaire d'y assurer la destruction complète des germes microbiens suspects, tels que le *colibacille*. On réalise très efficacement celle-ci en ajoutant à l'effluent des lits bactériens, avant son passage dans le bassin de sédimentation finale, une très petite quantité de *chlorure de chaux*. La proportion de 10 grammes de ce réactif par mètre cube d'eau est, d'ordinaire, largement suffisante.

On croit généralement, et bien à tort, que les lits bactériens, sous prétexte qu'ils fonctionnent automatiquement, n'ont besoin d'aucune surveillance. Sans doute ils exigent fort peu de main-d'œuvre s'ils sont bien établis et si les appareils distributeurs qui les desservent sont robustes et convenablement réglés; mais on doit s'assurer régulièrement chaque jour de leur état et ne point omettre de vérifier de temps en temps la qualité de l'effluent qui en sort. Il peut arriver que

la multiplication des organismes sur les matériaux poreux finisse par constituer des masses gélatineuses qui absorbent une grande quantité d'oxygène, dégagent beaucoup d'acide carbonique et gênent ainsi le travail d'épuration. Il faut alors laisser reposer les lits pendant quelques jours ou les arroser avec un peu de sulfate de cuivre qui fait disparaître les amas microbiens et les algues. Il peut arriver aussi que le liquide sortant des fosses septiques entraîne des matières en suspension qui finissent par encrasser la surface des matériaux. Il en résulte une perte notable de la capacité filtrante des lits et de leur puissance oxydante. Il devient alors indispensable de piocher leurs couches superficielles ou même d'enlever celles-ci pour les remplacer par des matériaux neufs.

Coût des installations d'épuration biologique artificielle. — Quel que soit le mode de traitement (épandage, précipitation chimique, séparation mécanique ou lits bactériens) auquel on veuille s'adresser, on doit se pénétrer de cette vérité que l'épuration coûte toujours cher. L'assainissement des villes n'est cependant pas un luxe, puisqu'il est la meilleure sauve-garde du capital social que représentent les vies humaines. Il ne faut donc pas chercher à le réaliser avec parcimonie et les municipalités ont le devoir de faire tous les sacrifices finan-ciers nécessaires pour la bonne exécution du plan qu'elles auront été conduites à adopter.

On peut s'étonner toutefois que les devis d'installations d'épuration biologique qui leur sont proposés présentent fré-quemment, pour des stations d'égale importance, des diffé-rences de prix considérables. Sans doute, les conditions locales imposent, dans certains cas, des dispositifs particu-liers et des frais plus élevés, — par exemple si l'on doit relever les eaux et procéder à des pompages; mais il faut reconnaître qu'on a souvent exagéré les dépenses inutiles et qu'un examen plus attentif des projets, s'il eût été fait par des personnes compétentes, eût permis de réduire notablement celles-ci sans compromettre le but final.

L'expérience anglaise, plus ancienne que la nôtre, mais confirmée par elle, permet d'affirmer qu'on peut, en règle générale, établir une station d'épuration sur la base de 35 à

40 francs par mètre cube pour les frais de premier établissement et qu'on peut assurer le fonctionnement régulier de
cette station avec un subside annuel correspondant à 0 fr. 35
ou 0 fr. 40 par habitant et par an. Ceci revient à dire qu'une
ville dont la population est de 10 000 âmes, produisant environ
1000 mètres cubes d'eau d'égout par jour, doit dépenser, pour
construire sa station d'épuration, de 35 à 40 000 francs, et que
l'entretien normal de cette dernière lui coûtera de 3 500 à
4 000 francs par an. Les dépenses sont proportionnellement
moindres pour les grandes stations que pour les petites, mais
les chiffres que nous indiquons ci-dessus représentent une
moyenne et celle-ci, bien entendu, ne tient aucun compte des
frais supplémentaires qu'entraînerait, par exemple, la désinfection chimique de l'effluent des lits bactériens ou l'adoption
d'appareils ou de dispositifs particuliers imposés par les circonstances locales.

Malheureusement jusqu'ici, dans notre pays du moins, où
il n'existe aucune institution spécialement chargée de l'étude
des projets d'assainissement et du contrôle régulier de leur
fonctionnement, les municipalités sont livrées à leurs seules
initiatives et il est exceptionnel qu'elles s'adressent à des personnes compétentes pour les conseiller. En Grande-Bretagne,
il leur est loisible de recourir aux *Local Government Board*
d'Angleterre, d'Écosse ou d'Irlande, qui leur fournissent
tous les éléments d'informations dont elles ont besoin, étudient les plans qui leur sont soumis, les approuvent ou les
modifient, et assurent la surveillance de leur exécution. En
Allemagne, cette même fonction est dévolue à un établissement d'État qui porte le nom de *Königlische Versuchs und Prüfungsanstalt für Wasserversorgung und Abwasserbeseitigung*. Cet
Institut dispose d'un budget annuel de 150 000 francs et d'un
personnel de savants, bactériologistes, chimistes, ingénieurs
sanitaires, qui se chargent d'exécuter toutes les recherches,
de recueillir tous les renseignements relatifs aux procédés de
traitement d'eaux d'égout, d'étudier tous les projets et de
contrôler le fonctionnement de toutes les stations d'épuration.

Une institution analogue s'impose en France, et il est désirable qu'elle soit créée le plus tôt possible. Elle collaborerait

avec les Municipalités, les industriels, les ingénieurs sanitaires, dans l'étude de tous les problèmes relatifs à l'assainissement des villes et à l'épuration des eaux résiduaires. Elle prêterait son concours aux auteurs de projets et aux inventeurs d'appareils ou de dispositifs nouveaux pour les vérifications et les contrôles qu'ils auraient intérêt à solliciter. Elle permettrait à tous de se renseigner, de s'instruire et de se tenir au courant de chaque progrès réalisé dans les questions qui font l'objet de leurs préoccupations ou de leurs travaux.

CHAPITRE II

LA STATION EXPÉRIMENTALE DE LA MADELEINE

En vue des expériences que nous nous sommes proposés d'instituer ou de continuer selon notre programme, la station de La Madeleine a subi quelques modifications que nous exposons en rappelant brièvement nos descriptions antérieures.

Les eaux résiduaires d'une partie de la ville de La Madeleine sont dérivées par un barrage dans l'égout qui se déversait primitivement dans la Deûle; elles traversent une grille destinée à retenir les corps flottants volumineux, puis un régulateur système Parenty, qui règle l'admission des eaux de manière que leur volume n'excède pas celui déterminé pour les expériences. A la sortie du régulateur, les eaux se divisent en deux courants, lesquels traversent d'abord des décanteurs à sables, où elles abandonnent les matières lourdes et imputrescibles (sables, graviers, scories, etc...), pour tomber ensuite dans deux fosses septiques, ouvertes à l'air libre, d'une capacité utile de 282 mètres cubes chacune.

Parallèlement à ces fosses se trouve l'ancien bassin collecteur qui est devenu sans utilité depuis le remplacement des lits de contact par les lits à percolation (fig. 1).

Au sortir des fosses, l'effluent est conduit par un canal perpendiculaire à la direction de celles-ci et, de chaque côté de ce canal, se trouvent les lits bactériens. Les lits bactériens à percolation (côté gauche du plan), alimentés par six réservoirs de chasse avec un siphon *Parenty* et cinq siphons automatiques, type *Geneste-Herscher*, ont été, pour la facilité

Emplacement de l'usine d'épuration
chimico-bactérienne

W.C.

Fosse septique N° 1 — Capacité — 275 m.c.

Fosse septique N° 2 — Capacité — 275 m.c.

Passerelle
Thermomètre
enregistreur

Fosse à sable

Emplacement
d'un
distributeur
Scott-Moncrieff

Lit Bactérien — percolation

Tubes en fonte $D = 0^m.06$

Lit bactérien

percolation

Réservoir
à poissons

RR

Distributeur automatique
Fiddian

Fosse
d'échantillon
de l'eau brute

Prise
d'échantillon
de l'eau
épurée

Prise d'échantillons
de l'eau épurée

Bureau
Laboratoire

Magasin

Chemin de halage

CANAL DE LA BASSE-DEULE

E. Morieu, Dr.

Imp. Dufrénoy, Paris.

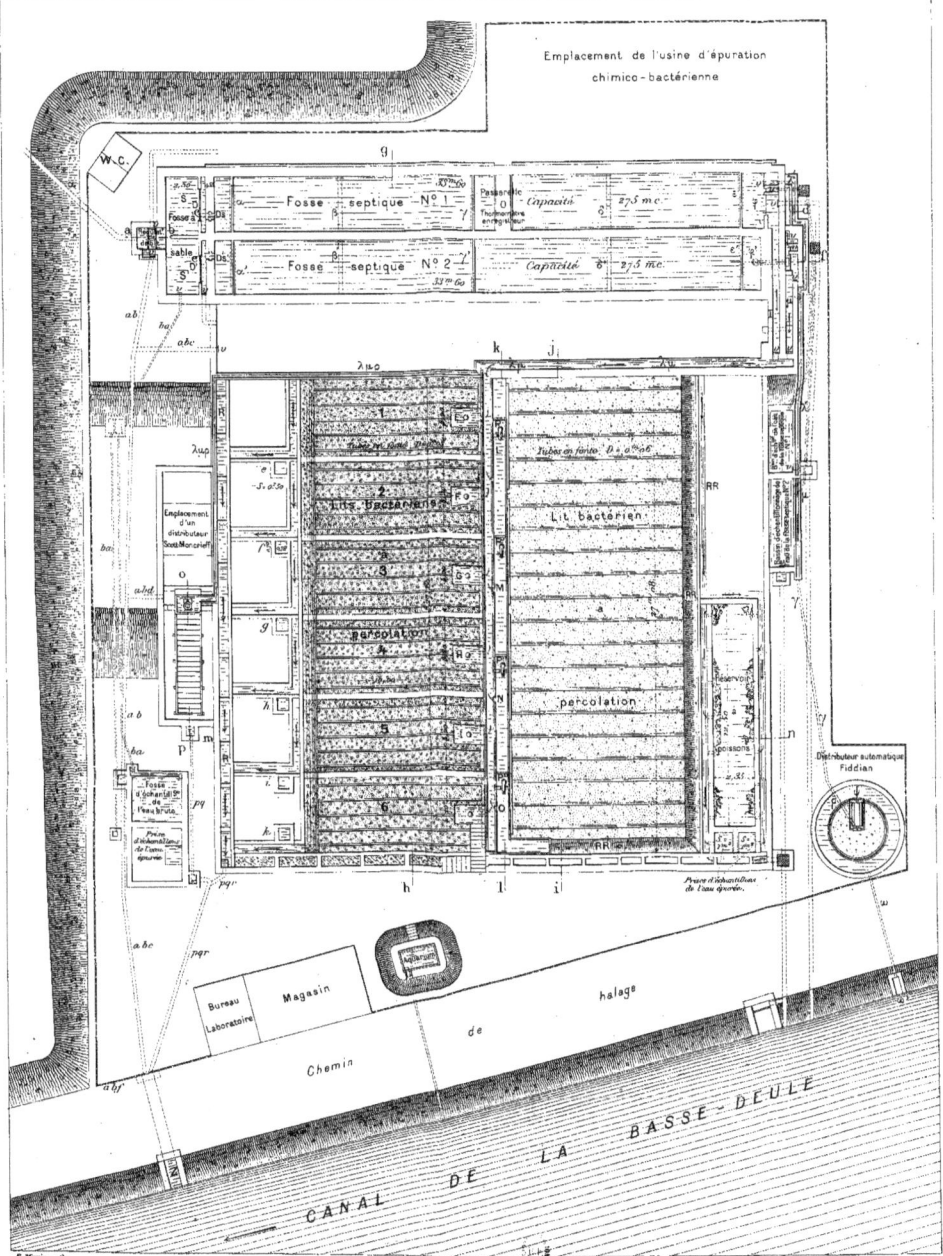

STATION EXPÉRIMENTALE DE LA MADELEINE.

des expériences que nous désirions poursuivre, partagés par des cloisons en six lits indépendants (fig. 2).

Le lit bactérien n° 1 est constitué par des fragments de tourbe et de pierres calcaires de la grosseur d'un œuf de poule, mélangés dans la proportion de 3 de tourbe pour 1 de pierres calcaires. De plus, pour éviter que les intempéries n'effritent trop rapidement les couches superficielles de la

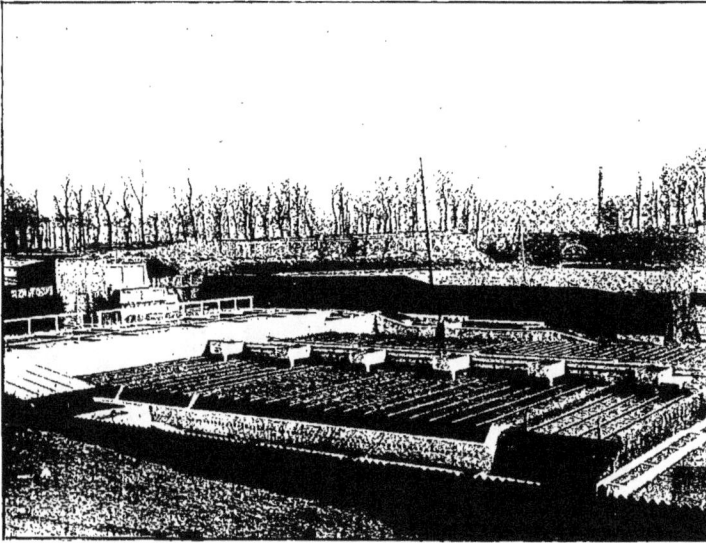

Fig. 1. — Station expérimentale de La Madeleine. — Vue générale.

tourbe, nous avons recouvert le lit d'une mince couche de briques cassées.

Le lit bactérien n° 2 est composé de briques cassées en fragments de la grosseur d'un œuf de poule, mélangées aux mêmes pierres calcaires et dans la même proportion que pour le lit n° 1.

Comme nous l'avons indiqué dans notre précédent volume, les lits bactériens de scories 3, 4 et 5 qui avaient été conservés jusqu'en 1911 tels qu'ils avaient été établis en 1905, ont été complètement refaits avec des nouveaux matériaux. Ils ont été séparés en trois parties égales. Pour ces trois lits le drainage a été établi d'une façon spéciale par des briques posées de champ, sur lesquelles sont placées des tuiles plates.

Le lit bactérien n° 3 est maintenant constitué par mélange de scories très vitrifiées provenant des usines de la Compagnie Asturienne des Mines, à Auby (Nord), criblées pour les débarrasser des poussières, et de pierres calcaires. Les scories sont en gros matériaux sur les tuiles de drainage, puis en tout venant, sauf les gros morceaux, jusqu'à la surface du lit. Les pierres calcaires sont en morceaux de la grosseur d'un œuf de poule environ.

Le lit bactérien n° 4 est formé par des pierres calcaires concassées, recouvertes d'une couche mince de briquaillons pour en éviter l'effritement trop rapide.

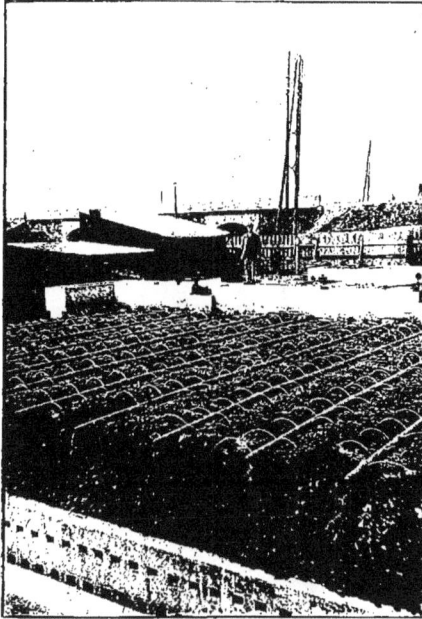

Fig. 2. — Station expérimentale de La Madeleine.
Lits bactériens A et B.

Le lit bactérien n° 4 est constitué uniquement de scories vitrifiées d'*Auby* placées comme il est indiqué pour le n° 3.

Le lit bactérien n° 6 est construit avec des briques disposées les unes horizontalement, les autres verticalement, par couches alternatives en quinconces, laissant entre elles des espaces vides rectangulaires dans lesquels on a placé un mélange de morceaux de tourbe et de pierres calcaires, comme pour le lit n° 1. Ces cellules de briques sont étagées sur une hauteur de un mètre et recouvertes d'une couche de 40 centimètres de scories pour assurer une meilleure répartition des eaux.

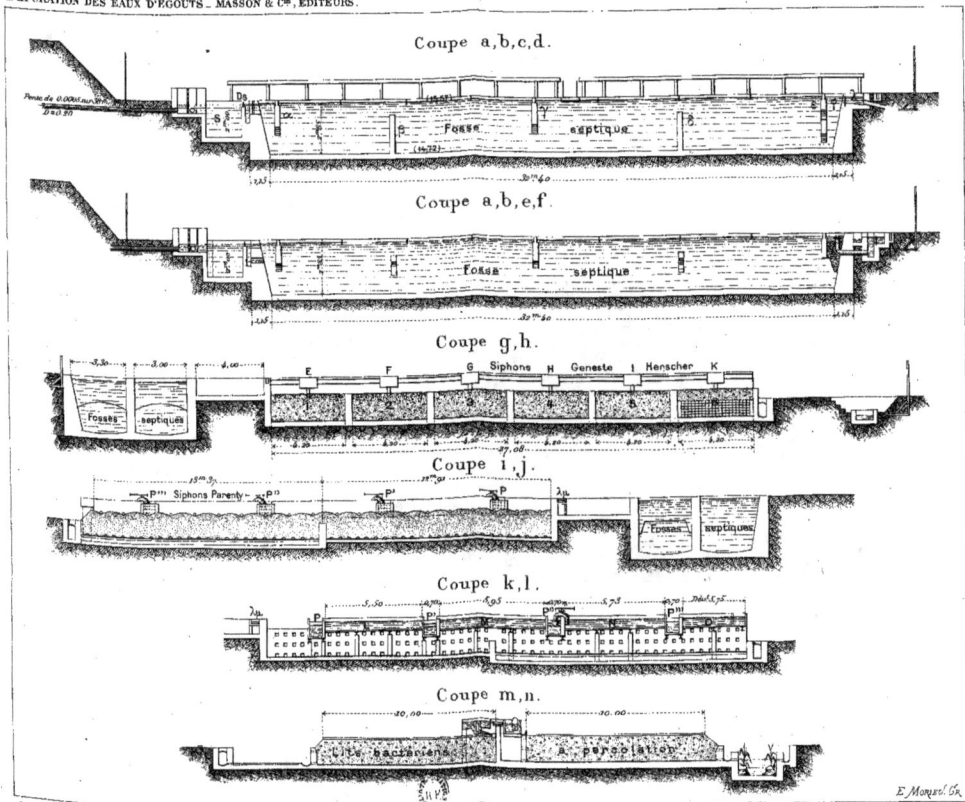

Coupe a, b, c, d.

Coupe a, b, e, f.

Coupe g, h.

Coupe i, j.

Coupe k, l.

Coupe m, n.

STATION EXPÉRIMENTALE DE LA MADELEINE.

Les lits bactériens figurés à la partie droite du plan, alimentés par des bassins de chasse, avec siphon *Parenty*, sont composés de deux tiers de scories et d'un tiers de pierres calcaires ; ils n'ont subi, depuis leur construction (décembre 1908) aucune modification ni entretien.

Le lit bactérien n° 1 est alimenté par un siphon *Parenty*; les lits 2 à 5 par des siphons du type *Geneste-Herscher* ; le n° 6, par un siphon du même type, modifié par M. *Degoix*.

CHAPITRE III

Du 1ᵉʳ juillet 1911 au 30 juin 1912, le contrôle de l'épuration a été fait chaque jour, et les analyses ont porté, comme les années précédentes, sur :

1° L'oxygène emprunté au permanganate en 4 heures ;

2° L'oxygène emprunté au permanganate en 5 minutes, avant et après incubation à la température de 50 degrés (pour les eaux épurées seulement), ou indice de putrescibilité, que nous avons aussi déterminé par la méthode au bleu de méthylène ;

3° L'ammoniaque ;

4° Les nitrates ;

5° Les nitrites.

En outre, en décembre 1911, février, mai et juin 1912, pendant une période de sept jours, nous avons effectué les déterminations suivantes ;

6° Les matières organiques et minérales en suspension dans l'eau brute ;

7° L'oxydabilité à chaud au permanganate (matières organiques en solution, double dosage en solution acide et en solution alcaline) ;

8° L'azote organique total et dissous ;

9° Le carbone organique total et dissous ;

10° L'alcalinité.

Les méthodes employées pour ces analyses ont été dé-

crites en détail et commentées dans le premier supplément de
de ces recherches [1].

Comme il est de règle avec les systèmes d'égouts unitaires
tels que celui de La Madeleine, où les eaux résiduaires industrielles viennent se mélanger en grandes quantités aux eaux
ménagères, les variations du volume des eaux à épurer sont
très grandes. Le débit a varié de 500 à 600 mètres cubes par
jour. Nous avons indiqué dans le tableau 1 les nombres
relevés pendant les périodes d'analyses complètes avec le
volume d'eau d'égout traité par mètre carré de lit bactérien
par jour.

Les analyses ont toujours été effectuées en prélevant des
échantillons moyens de vingt-quatre heures dans les bassins
d'échantillonnage. Le tableau 1 indique les résultats fournis
par les analyses complètes des quatre périodes de sept jours
chacune. Les tableaux II à VI et les graphiques I à IV ont
été établis d'après les moyennes par mois. Les résultats que
nous présentons pour la première fois sous cette forme nous
ont paru être plus suggestifs, car les petites variations pas-
sagères disparaissent pour laisser voir les plus grandes variations dont on pourra peut-être tirer quelques conclusions.
Comme les deux fosses septiques ont toujours fonctionné
parallèlement, nous avons indiqué les résultats obtenus de
l'analyse du mélange des deux effluents.

Les lits bactériens à percolation sont désignés de la façon
suivante :

Lits A et B, composés de scories et calcaire, alimentés par
siphons Parenty, surface 270 mètres carrés (côté droit du
plan).

Les lits de 1 à 6 (côté gauche du plan) ont chacun une surface de 42 mètres carrés.

Lit 1, composé de tourbe et calcaire recouverts d'une couche
de briquaillons, alimenté par siphon Parenty.

Lit 2, composé de briquaillons et calcaire, alimenté par
siphon type Geneste Herscher comme les lits 3, 4 et 5.

Lit 3, composé de scories vitrifiées et calcaire.

Lit 4, composé de calcaire seul.

[1] Paris, Masson et Cie, éditeurs, 1908.

Lit 5, composé de scories vitrifiées seules.

Lit 6, cellules de briques avec tourbe et calcaire, recouvertes de scories, alimenté par siphon type Geneste Herscher modifié par M. Degoix.

Dans le tableau V nous avons porté les modifications produites dans les quantités de certains éléments pendant le séjour des eaux dans la fosse septique. Ces modifications se traduisent par des augmentations ou des diminutions de ces éléments. Nous avons relevé aussi le pourcentage d'épuration dans les lits bactériens calculé uniquement par rapport à la composition de l'effluent de la fosse septique. Les calculs ont été faits pour l'oxygène absorbé en quatre heures ; l'indice d'iode et l'ammoniaque sur les moyennes annuelles des déterminations quotidiennes ; pour l'oxydabilité à chaud et pour le carbone et l'azote organique dissous, sur les moyennes des périodes d'analyses complètes. Nous n'avons pris en considération le carbone et l'azote organiques totaux que pour le travail des fosses septiques.

De l'examen des résultats d'analyses nous chercherons d'abord quelles indications générales peuvent être tirées ; puis nous examinerons la marche de chacun de nos lits bactériens d'expérience.

Matières organiques. — Nous réunissons sous cette rubrique toutes les déterminations qui permettent d'évaluer la teneur des eaux en matières organiques.

Pendant huit mois nous avons déterminé comparativement la quantité d'oxygène et d'iode fixés par les matières contenues dans les eaux. On admet généralement que ces éléments se fixent de préférence sur les matières organiques, mais on sait aussi qu'ils agissent sur certains composés minéraux ; la petite quantité ainsi fixée peut généralement être considérée comme négligeable.

D'après nos résultats, l'oxygène et l'iode ne semblent pas agir sur les mêmes composés organiques, car, si l'on constate la fixation d'une quantité d'iode plus grande que celle d'oxygène, les différences sont très loin d'être en rapport avec les poids moléculaires respectifs de ces éléments. Aussi les coefficients d'épuration sont-ils toujours différents, plus élevés pour l'indice d'iode que pour l'oxydabilité. Ceci permet de supposer que l'iode est d'autant plus fixé que la molécule organique est plus complexe, tout en étant en solution vraie comme nous le verrons plus loin lorsque nous traiterons des matières colloïdales; pour l'oxygène le phénomène inverse paraît se produire.

Comme nous l'avons toujours signalé dans les précédents volumes, les eaux d'égout de la Madeleine contiennent très peu de matières azotées. Si l'on en calcule la proportion d'après l'azote organique dosé et le coefficient 6,25, généralement admis, on ne trouve que 62 milligrammes par litre au maximum dans l'eau brute. Dans l'effluent de la fosse septique, par suite de la dissolution des matières en suspension, cette quantité peut atteindre 98 milligrammes par litre.

Le carbone organique, ou l'absence de données même approximatives, ne permet aucune évaluation de la matière organique.

Alcalinité. — L'alcalinité des eaux a été comparable à celle que nous avons rapportée l'an dernier. On constate presque toujours une augmentation pendant le séjour en fosse septique et une diminution après passage dans les lits bactériens. Les moyennes générales ont été :

	Milligr.	Diminution %	Nitrates
Eau brute.	501	»	»
Effluent des fosses septiques.	514	»	»
Effluent des lits bactériens AB.	295	23,6	15,5
— du lit bactérien n° 1 .	440	14,4	8,5
— — n° 2 .	399	22,4	10,1
— — n° 3 .	414	19,5	13,1
— — n° 4 .	393	23,6	11,1
— — n° 5 .	404	21,4	14,7
— — n° 6 .	421	17,9	14,6

Putrescibilité. — Les diverses méthodes de détermination de la putrescibilité sont effectuées dans des conditions beaucoup plus rigoureuses que celles qui correspondent à ce qui se produit dans la nature. Lorsqu'un effluent est déversé dans une rivière, il y trouve généralement un milieu oxydant, contenant de l'oxygène et des nitrates, dans lequel l'épuration s'achève. Il n'en est pas de même lorsqu'un effluent est mis dans un flacon complètement rempli et bouché. Aussi les résultats de ces déterminations doivent-ils être considérés non comme un critérium absolu, mais comme une indication, du reste précieuse.

Le tableau VII donne les moyennes mensuelles des déterminations de l'oxygène absorbé en 3 minutes avant et après sept jours d'incubation. Le tableau VIII la putrescibilité déterminée par le bleu de méthylène. Enfin, pour les périodes d'analyses complètes, nous avons dosé, avant et après incubation, non seulement l'oxygène absorbé en trois minutes, mais encore l'ammoniaque, les nitrates et les nitrites.

La méthode au bleu de méthylène est, pourrions-nous dire, trop sensible, car, comme on s'en rendra compte en comparant les tableaux VII et VIII, l'épreuve de l'oxygène absorbé en trois minutes ne révèle des résultats plus élevés après incubation que pour les lits n°s 1, 2 et 4, et pour tous les lits sauf A et B la décoloration du bleu de méthylène se produit plus ou moins souvent au bout de un ou deux jours.

Matières colloïdales. — Nous avons repris, pendant les périodes d'analyses complètes, nos déterminations des matières colloïdales. Nous avons employé comme précédemment la méthode de précipitation par le talc. L'analyse avant et après précipitation permet d'évaluer les proportions des matières solubles et des matières colloïdales. Nous avons comparé les résultats de l'oxygène absorbé en quatre heures et de l'indice d'iode. Le tableau X donne les résultats moyens par période et le tableau XI la moyenne générale avec les proportions pour 100 des matières dissoutes et des matières précipitées.

Pour les eaux polluées, eau brute et effluent des fosses septiques, les résultats obtenus par ces deux méthodes sont extrêmement différents : la proportion de matières précipitées est de 25 et 21 pour 100 avec l'iode et de 61,5 et 61,5 pour 100 avec l'oxygène. Les résultats se rapprochent pour les effluents, quoique toujours inférieurs pour l'iode, sans que toutefois on puisse tirer une conclusion sur le degré d'épuration de ces effluents. Il est certain que ces deux éléments se fixent sur des matières différentes et il semble que l'iode agisse principalement sur les matières dissoutes.

Marche de l'épuration. — Nous examinerons maintenant chaque élément du problème de l'épuration, c'est-à-dire l'eau brute, l'effluent des fosses septiques et les effluents des divers lits bactériens. Pour les lits bactériens nous avions projeté de les alimenter tous d'une façon uniforme pour pouvoir comparer l'épuration produite dans chacun d'eux; puis de les alimenter proportionnellement à leur pouvoir épurant. Mais nous avons rencontré les plus grandes difficultés pour remplir notre programme à cause des variations de débit des égouts de La Madeleine, et nous devons nous fforcer de tirer les conclusions des résultats obtenus à diverses époques de l'année.

La composition de *l'eau brute* a été variable, en dépendance directe avec l'abondance des pluies.

L'effluent des fosses septiques présente des variations parallèles à celles de l'eau brute. Cependant il se produit dans les fosses des transformations qui se traduisent par une diminution de l'oxygène absorbé à froid et beaucoup plus à chaud, et de l'indice d'iode. Ces diminutions sont plus importantes qu'elles n'apparaissent, car certains composés comme l'hydrogène sulfuré, qui sont intéressés dans ces dosages, sont plus abondants dans l'effluent des fosses que dans l'eau brute : il s'en suit que la diminution des matières oxydables est d'autant plus grande. Il y a aussi diminution très importante du carbone et de l'azote total provenant du dépôt des matières en suspension; mais ces mêmes éléments se retrouvent en partie à l'état dissous, d'où augmentation très forte pour l'azote, faible pour carbone. Ces différences s'expliquent facilement si l'on se rappelle que les matières carbonées se décomposent en donnant principalement des produits gazeux. Malgré cette augmentation très sensible de l'azote organique dissous, la proportion d'ammoniaque est restée stationnaire en moyenne annuelle.

Lits bactériens A et B. — Malgré les plus grandes variations de débit, de 300 à 700 litres par mètre carré et par jour, en moyenne mensuelle, les courbes représentatives des résultats d'analyses montrent la plus grande régularité dans l'épuration. Nous avons dit plus haut que les effluents de ces lits n'ont jamais décoloré le bleu de méthylène, même après plus de 2 jours. Les variations dans la teneur en nitrates ne peuvent s'expliquer que par la présence à certaines époques de produits nuisibles à la nitrification et par les influences atmosphériques. En juillet, la teneur en nitrates est très faible par suite de la forte concentration des eaux à épurer et malgré un débit relativement peu important : 400 litres ; en novembre, baisse de nitrates, concentration assez forte et grand débit ; en avril, nouvelle baisse, mais pourtant débit moyen et concentration moyenne. Il conviendrait donc, avec les eaux d'égout de La Madeleine, de ne pas dépasser sensiblement 500 à 600 litres par mètre carré et par jour.

Lit bactérien n° 1. — De juillet 1911 à février 1912, le débit s'est élevé progressivement de 200 à 600 litres par mètre carré et par jour ; puis il est descendu non moins progressivement pour atteindre seulement 240 litres en juin, en moyenne mensuelle. Les meilleurs résultats d'épuration ont été obtenus en octobre 1911 avec un débit de 250 litres, l'eau à épurer étant de concentration moyenne. Les plus mauvais résultats sont en avril 1912 avec un débit de 320 litres. Cependant en janvier 1912, avec un débit très fort, les résultats étaient encore passables. Il est vrai que les eaux à épurer étaient alors au minimum de concentration. Le lit à tourbe se montre donc, comme l'an dernier, de moitié environ inférieur au lit de scories.

Lit bactérien n° 2. — Ce lit a toujours fonctionné avec un débit assez élevé variant de 460 à 780 litres par mètre carré et par jour, en moyenne mensuelle. Les résultats ont été franchement mauvais jusqu'en novembre 1911, puis ils s'améliorèrent considérablement depuis cette époque jusqu'en juin, avec une faiblesse passagère en avril 1912 par suite de l'augmentation brusque de la concentration de l'eau à épurer malgré un débit plus faible (moins de 500 litres). Le lit bactérien à briquaillons et calcaire semble donc, d'après les meilleurs résultats obtenus cette année, se classer avant le lit à tourbe.

Lit bactérien n° 3. — La maturation d'un lit bactérien exige toujours un certain temps. Pour le lit n° 3, cette période a

duré un mois, car dès décembre 1911 la nitrification s'établit
d'une façon active malgré des débits très forts de 600 à
700 litres par mètre carré et par jour. Comme nous l'avons
déjà fait remarquer, l'épuration a été moins bonne en avril 1912
malgré un débit plus faible par suite du relèvement brusque
de la concentration des eaux à épurer. Les résultats d'épuration avec les scories vitrifiées mélangées de calcaire sont
cependant très satisfaisants. Il reste à déterminer, pour les
comparer avec les lits bactériens A et B, quelle sera la durée
de ces matériaux.

Lit bactérien n° 4. — La durée de maturation pour ce lit a
été plus longue et, depuis, les résultats sont inégaux et souvent insuffisants. Ils semblent cependant s'améliorer et il est
permis d'espérer qu'il en sera de même que pour le lit n° 2.
Les pierres calcaires ne paraissent pas cependant être des
matériaux de choix. Les débits ont été sensiblement les
mêmes que pour le n° 3.

Lit bactérien n° 5. — Les résultats d'épuration obtenus avec
ce lit sont tout à fait comparables à ceux du lit n° 3 et même
un peu meilleurs, car les débits ont été sensiblement supé-
rieurs. On pourrait donc en déduire que, pour épurer les eaux
de La Madeleine, la présence de pierres calcaires n'est pas
nécessaire.

Lit bactérien n° 6. — Dans l'ensemble, l'épuration a été
satisfaisante, mais paraissant d'autant meilleure que le débit
est plus faible. Ainsi de juillet à octobre 1911, malgré la
forte concentration des eaux à épurer avec un débit de 240 à
420 litres par mètre carré et par jour, l'épuration a été très
bonne et la nitrification très active. Depuis novembre, avec
des débits variant de 500 à 600 litres, l'épuration a été peu
satisfaisante. Il apparaît donc que pour ce lit de cellules avec
tourbe et calcaire recouvertes d'une couche de scories, le
débit ne doive pas dépasser sensiblement 400 litres.

En résumé, des expériences faites au cours de l'année 1911-
1912, on peut déduire que les matériaux des lits bactériens
peuvent être classés de la façon suivante :

En première ligne : scories ordinaires ou vitrifiées avec ou sans pierres calcaires ;

Ensuite, briquaillons et pierres calcaires ;

Tourbe et pierres calcaires et cellules à tourbe ;

Pierres calcaires.

Lorsque l'expérience aura pu être poursuivie pendant plusieurs années consécutives, nous pourrons juger si ce classement doit être modifié.

Analyses bactériologiques. — L'épuration biologique des eaux d'égout étant l'œuvre des microbes, il est constant que l'on doive en retrouver à tous les stades et même dans les effluents des lits bactériens. Il est cependant reconnu que tous les effluents épurés ont une teneur microbienne beaucoup plus faible que celle de l'eau brute ou de l'effluent des fosses septiques. Il était ainsi intéressant de rechercher si la composition des matériaux des lits bactériens et l'épuration qu'on y obtient avaient une influence sur le nombre de germes.

Nous avons effectué un grand nombre d'analyses bactériologiques en employant les méthodes en usage pour l'analyse des eaux potables, avec cette différence que les numérations étaient faites après 10 jours sur des dilutions beaucoup plus grandes.

La composition microbienne des effluents de fosses septiques est la suivante par centimètre cube :

Germes microbiens aérobies : 1 640 000 à 3 200 000.

Germes microbiens liquéfiant la gélatine : 95 000 à 280 000.

Bactérium Coli : 10 000 à 100 000.

Parmi les germes aérobies, nous avons déterminé le *bacillus fluorescens liquefaciens, sarcines, moisissures* (généralement *penicillium*, rarement les *mucors*), *proteus vulgaris, bacillus subtilis, bacillus mesentericus,* des espèces putrides, chromogènes, etc.

La plupart de ces espèces se retrouvent dans les effluents des lits bactériens, mais leur nombre est diminué et, pour certaines dans des proportions considérables. Par contre, les moisissures y sont plus nombreuses.

Nous ne pouvons rapporter tous nos résultats. Nous ne donnerons que ceux d'une série d'analyses effectuées sur des pré-

lèvements opérés le même jour et à la même heure. Les échantillons étaient prélevés dans les bassins d'échantillonnage, les
eaux y ayant séjourné de 0 à 6 heures. Nous avons joint au
tableau ci-dessous, les résultats des dosages de l'oxygène
absorbé en 4 heures et des nitrates.

	NOMBRE DE GERMES par centimètres cubes			OXYGÈNE absorbé en 4 h.	NITRATES
	Aérobies	Liquéfiant la gélatine	Bacterium Coli		
Effluent des fosses septiques. .	2 400 000	560 000	10 000	36,4	»
Effluent des lits bactériens A et B.	7 000	4 000	10	5,8	12.
— — N° 1. .	200 000	56 000	1 000	10,2	9
— — N° 2. .	1 140 000	178 000	10 000	16,2	3,5
— — N° 3. .	12 000	3 000	160	7.6	22
— — N° 4. .	100 000	60 000	100	9,6	20
— — N° 5. .	8 800	6 000	10	8,2	28
— — N° 6. .	28 000	5 400	100	8,6	16

Avant d'examiner ces résultats il y a lieu de faire remarquer
que les débits étaient variables suivant les lits : les lits A et
B, et n° 3, 4 et 5 étaient approximativement alimentés au
même débit; pour le lit n° 2 le débit était environ un sixième
plus fort, et pour les lits n° 1 et 6 le débit était moitié moindre.

Ceci posé, en tenant compte de l'influence du débit, nous
voyons que la diminution des germes est proportionnelle à
l'épuration jugée par les réactions chimiques; c'est-à-dire que
mieux l'eau est épurée, moins elle contiendra de germes microbiens. Nous pouvons donc opérer un classement d'élimination bactérienne comme nous l'avons fait pour l'élimination
des composés chimiques et nous aurons :

1° Lits de scories et calcaire ;

2° Lits de scories vitrifiées avec ou sans calcaire ;

3° Lits à cellules de tourbe et calcaire ;

4° Lits à pierres calcaires :

5° Lits à tourbe.

Nous mettons hors série pour le moment le lit à briquaillons
et calcaire qui était alimenté ce jour-là d'une façon excessive
eu égard à son pouvoir épurant.

Nous comptons renouveler fréquemment ces analyses pour

étudier l'influence des saisons sur la flore microbienne des
eaux épurées.

Nous avons spécifié plus haut que les échantillons soumis
à l'analyse étaient prélevés dans des bassins d'échantillonnage.
La vidange des bassins est faite chaque jour vers 8 heures du
matin et les prélèvements furent toujours effectués à 2 heures
de l'après-midi ; il s'en suit que les échantillons constituaient
le mélange d'effluents ayant séjourné de 0 à 6 heures dans les
bassins. Nous avons effectué de nombreuses analyses d'échantillons prélevés directement à la sortie des rigoles d'évacuation des effluents des lits A et B et dans le bassin, et nous
avons remarqué que, pendant ce séjour de peu de durée
relative, 3 heures en moyenne, le nombre de germes diminuait d'une façon considérable. Voici du reste les moyennes
de toutes nos numérations par centimètre cube :

	A la sortie des lits	Dans le bassin d'échantillonnage
Germes aérobies	275 000	8 600
Germes liquéfiant la gélatine . .	44 200	1 800
Bacterium Coli	5 500	74

Cette épuration microbienne obtenue par simple dépôt a
déjà été constatée pour les eaux destinées à l'alimentation et
on devait s'attendre à ce qu'il en fût de même pour les eaux
très riches en germes.

La conclusion pratique est que si l'on a recommandé d'établir des bassins de décantation pour le dépôt des *films* et autres
matières en suspension, ces bassins auront de plus cet heureux résultat de diminuer d'une façon très appréciable le
nombre de germes.

Nous pensons qu'il ne s'agit que d'une simple décantation,
car si, dans les eaux très polluées, le nombre de germes diminue assez rapidement sans laisser opérer de décantation, pour
les eaux très peu polluées il y a d'abord accroissement, puis
diminution. Ainsi :

Au moment du prélèvement	Après 1 jour	Après 2 jours	Après 3 jours
210 000	210 000	28 600	6 500
1 800	8 000	120 000	5 500

Après 5 jours, la diminution est extrêmement lente. Le *bacterium Coli* semble disparaître plus rapidement que les autres germes.

Stérilisation des effluents. — Si l'emploi des hypochlorites pour la stérilisation des eaux destinées à l'alimentation est discuté, pour certaines raisons, il n'en peut être de même pour la stérilisation des effluents de station d'épuration d'eaux d'égout lorsqu'on doit les rejeter dans des cours d'eau où l'on puise les eaux d'alimentation.

Des essais très nombreux ont été tentés aux États-Unis où l'on se trouve presque toujours dans ces conditions et ils ont donné de très bons résultats.

Notre station de La Madeleine nous permettant d'avoir des effluents de qualités très diverses, nous avons fait quelques expériences pour déterminer la quantité de chlore et le temps de contact nécessaire pour obtenir la stérilisation.

Les échantillons étaient prélevés dans des flacons stérilisés de 250 centimètres cubes. Aussitôt après la prise nécessaire

LITS BACTÉRIENS	A et B	N° 2		N° 5	N° 6
Oxygène absorbé en 4 heures au moment du prélèvement . .	5,8	19,4		9,8	12,6
Germes aérobies. .	2 900	1 300 000		36 000	680 000
Germes liquéfiant la gélatine.	230	390 000		14 000	75 000
Bacterium Coli . . .	1	1 000		100	1 000
DURÉE de CONTACT	1 heure	1 heure	2 heures	1 heure	1 heure
Addition de 2 milligr. de chlore par litre.					
Germes aérobies . .	24	600 000	500 000	22	240
Germes liquéfiant la gélatine	8	200 000	190 000	46	480
Bacterium Coli. . .	0	10	10	0	0
Addition de 5 milligr. de chlore par litre.					
Germes aérobies . .	2	110	48	34	130
Germes liquéfiant la gélatine.	7	90	70	32	380
Bacterium Coli. . .	0	0	0	0	0

pour la numération des germes, avant stérilisation, nous ajoutions des quantités d'hypochlorite de soude correspondant à 2 et 5 milligrammes de chlore par litre d'eau traitée. Après mélange, nous attendions une heure ou deux heures pour faire les prises pour de nouvelles numérations.

Les résultats obtenus sont les suivants (les nombres sont comptés par centimètre cube) :

Nous n'avons rapporté les essais avec deux heures de contact que pour l'effluent du lit n° 2 qui était très pollué.

Nous voyons donc que, lorsque l'eau est épurée, même si elle contient un grand nombre de germes, de très petites quantités de chlore, 2 milligrammes par litre, suffisent pour obtenir la stérilisation pratique. Ce n'est que si l'épuration est médiocre ou mauvaise que cette quantité doit être plus forte, jusqu'à 5 milligrammes par litre. Il apparaît aussi nettement qu'il n'est pas utile de prolonger la durée de contact de plus d'une heure. Ceci est important à considérer pour la construction des bassins de retenue des eaux avant leur rejet à la rivière. Il semble enfin, d'après nos essais, que la stérilisation ne soit obtenue que si, après le temps de contact, il reste encore des traces de chlore libre.

Tableau II. — **Oxygène absorbé en 4 heures.**

DATES	EAU BRUTE	FOSSE SEPTIQUE	LITS BACTÉRIENS						
			A et B	N° 1	N° 2	N° 3	N° 4	N° 5	N° 6
Juillet 1911	66.6	52,7	10,5	15,9	21.7	»	»	»	14,3
Août —	63.4	49,4	9,1	12.5	20,9	»	»	»	11,2
Septembre 1911 . . .	58,7	48,6	7,2	10,6	18,0	»	»	»	10,7
Octobre — . . .	47,5	40,0	6,5	9,2	15,0	»	»	»	9,1
Novembre — . . .	55,0	44,2	7,2	11,7	14,8	18,1	19,4	16,0	11,9
Décembre — . . .	39,6	56,9	7,8	15,2	12,1	14,8	18,1	14,7	13,2
Janvier 1912	55.5	51,9	6,6	11,1	11,5	15,0	14,1	11,1	10,4
Février —	34,2	55,9	7,4	13,5	12,9	15,9	17,2	15,0	11,6
Mars —	31,6	51,5	7,0	13,4	11,0	12,5	11,5	12,5	9,8
Avril —	45.5	41,6	9,8	18,1	15,6	15,7	17,7	15,7	14,5
Mai —	48.7	46,0	8,5	15,5	14,4	14,9	18,5	15,7	15,8
Juin —	55.2	47.7	7,2	15,2	»	15,0	17,4	14,1	13,9
Moyenne annuelle . .	47,9	42,0	7,9	13,5	15,1	15,0	17,1	14,5	12,0

Tableau III. — **Indice d'iode.**
(en milligramme d'iode par litre)

DATES	EAU BRUTE	FOSSE SEPTIQUE	LITS BACTÉRIENS						
			A et B	N° 1	N° 2	N° 3	N° 4	N° 5	N° 6
Novembre 1911	88	74	8	30	16	23	27	19	14
Décembre —	57	69	15	20	16	19	24	20	19
Janvier 1912	41	45	8	12	15	14	17	12	12
Février —	45	45	10	15	14	17	19	19	17
Mars —	45	44	9	16	12	14	16	15	12
Avril —	57	53	11	22	17	17	19	17	18
Mai —	72	60	9	18	18	18	20	19	17
Juin —	90	68	8	20	»	18	21	18	18
Moyenne de 8 mois .	61,6	57,6	9,6	19,1	15,1	17,5	20,5	17,5	15,8

Tableau IV. — **Ammoniaque.**

DATES	EAU BRUTE	FOSSE SEPTIQUE	LITS BACTÉRIENS						
			A et B	N° 1	N° 2	N° 3	N° 4	N° 5	N° 6
Juillet 1911	23,2	22.1	5,6	6,2	9,5	»	»	»	6,0
Août —	18.9	18,5	2,9	5,4	7,8	»	»	»	2,7
Septembre 1911 . . .	23.4	25,5	1,4	4,5	9,0	»	»	»	2,7
Octobre — . . .	19,1	19.0	1,4	5,1	7,0	»	»	»	2,2
Novembre — . . .	20.8	20,8	2,5	4,4	6,8	13,5	14,4	12,8	5,2
Décembre — . . .	20,9	21,0	3,7	8,5	5,8	8,5	10,8	8,6	8,6
Janvier 1912	20,2	19,4	3,5	5,5	5,5	6,2	6,5	5,1	6,2
Février —	20,5	20.1	3,9	8,7	6,0	8,4	8,4	8,5	7,4
Mars —	16,2	17,5	2,9	7,6	5,0	6,1	7,1	6,1	6,1
Avril —	20,2	22,1	4,5	9,6	5,5	7,0	7,4	6,9	8,6
Mai —	23,5	25,2	3,7	7,1	5,6	5,4	6,7	5,5	7,0
Juin —	23,5	22.7	2,5	7,4	»	5,1	6,0	4,2	7,3
Moyenne annuelle . .	20.8	20,8	3,2	6,3	6,7	7,5	8,4	7,2	5,8

TABLEAU 1. — **Périodes d'analyses complèt**

DATE DE LA PRISE	NATURE DE L'ÉCHANTILLON	VOLUME MOYEN EN MÈTRES CUBES PAR 24 HEURES PENDANT LES 7 JOURS	VOLUME D'EAU TRAITÉ PAR MÈTRE CARRÉ DE LITS BACTÉRIENS PAR JOUR, EN MÈTRES CUBES	ALCALINITÉ EN CO^3 Ca	MATIÈRES EN SUSPENSION	
					ORGANIQUES	MINÉRALES
Du 10 au 16 décembre 1911	Eau brute	561,01	»	451	174,7	194,
	Effluent des fosses septiques.	561,01	»	460	»	»
	Effluent des lits bactériens : A et B. . .	210,56	0,779	570	»	»
	— — N° 1 . . .	24,82	0,591	420	»	»
	— — N° 2 . . .	28,11	0,669	369	»	»
	— — N° 5 . . .	25,55	0,608	360	»	»
	— — N° 4 . . .	25,90	0,617	384	»	»
	— — N° 5 . . .	26,70	0,636	371	»	»
	— — N° 6 . . .	19,57	0,466	397	»	»
Du 11 au 17 février 1912	Eau brute..	562,50	»	450	183,8	175,
	Effluent des fosses septiques..	562,50	»	471	»	»
	Effluent des lits bactériens : A et B . . .	182,77	0,676	400	»	»
	— — N° 1 . . .	52,67	0,778	416	»	»
	— — N° 2 . . .	29,60	0,705	386	»	»
	— — N° 5 . . .	54,69	0,824	409	»	»
	— — N° 4 . . .	52,72	0,779	584	»	»
	— — N° 5 . . .	27,41	0,655	587	»	»
	— — N° 6 . . .	22,61	0,559	401	»	»
Du 5 au 11 mai 1912	Eau brute	256,91	»	521	149,0	171,
	Effluent des fosses septiques.	256,91	»	544	»	»
	Effluent des lits bactériens : A et B . . .	141,55	0,554	420	»	»
	— — N° 1 . . .	14,47	0,345	454	»	»
	— — N° 2 . . .	20,17	0,480	442	»	»
	— — N° 5 . . .	18,55	0,457	455	»	»
	— — N° 4 . . .	18,45	0,459	581	»	»
	— — N° 5 . . .	20,47	0,488	426	»	»
	— — N° 6 . . .	18,67	0,415	455	»	»
Du 25 au 29 juin 1912	Eau brute	507,11	»	581	243,9	210,
	Effluent des fosses septiques..	507,11	»	580	»	»
	Effluents des lits bactériens : A et B . . .	162,91	0,605	585	»	»
	— — N° 1 . . .	14,98	0,557	470	»	»
	— — N° 2 . . .	»	»	»	»	»
	— — N° 5 . . .	55,77	0,852	454	»	»
	— — N° 4 . . .	29,96	0,704	422	»	»
	— — N° 5 . . .	54,15	0,857	454	»	»
	— — N° 6 . . .	19.55	0,460	451	»	»

. **Madeleine** en **1911-1912**.

OXYGÈNE ABSORBÉ		MATIERES ORGANIQUES (Dosage au permanganate en oxygène)		CARBONE ORGANIQUE EN C			AMMONIAQUE EN AZ^e	AZOTE EN Az				NITRATES EN Az² O⁵	NITRITES EN Az² O³
								AMMONIACAL	ORGANIQUE				
EN 4 HEURES	APRÈS 7 JOURS D'INCUBATION À 30 DEGRÉS	EN SOLUTION ACIDE	EN SOLUTION ALCALINE	TOTAL	DISSOUS	EN SUSPENSION			TOTAL	DISSOUS	EN SUSPENSION		
58,6	»	109	71	165.2	49,6	115,6	21	17,2	16,2	8,5	7,7	»	»
58,6	»	88	64	»	58,0	»	22,7	18,6	»	13,9	»	»	»
7,4	2,8	12.7	11,7	»	16,4	»	5,6	2,9	»	4,8	»	12	0
17,1	8,5	58.0	27,0	»	26,4	»	9,5	7,8	»	9,2	»	4,7	0,8
12,6	3,8	26,9	21,9	»	51,5	»	7,2	5,9	»	6,5	»	13,0	2,2
16,2	4,8	58,6	28,4	»	50,0	»	9,4	7,7	»	9,0	»	12.0	2,5
19,9	9,8	47,8	56.0	»	55,5	»	12,0	9,8	»	11,2	»	5,4	5,6
15,1	4,5	53.4	55,6	»	25,5	»	8,9	7,5	»	8,1	»	12,0	2,8
14,2	5,6	30.9	25,7	»	19,4	»	9,9	8,2	»	7,6	»	8,0	1,8
29,7	»	85,7	70.9	158.0	57,2	100,8	19,7	16,2	16,6	7,6	9,0	»	»
52,4	»	82,6	57.1	»	56,4	»	20,0	16,4	»	9,7	»	»	»
8,5	2,1	15.9	15,0	»	21,5	»	4,2	5,4	»	5,5	»	15	0
14,4	6,7	52.9	27,7	»	25,4	»	8,6	7,1	»	7,9	»	5	0,5
14,5	5,3	29.5	22,5	»	26,0	»	6,0	4,9	»	6,5	»	12	2,4
16,2	4,9	40.5	28,9	»	21,5	»	7,4	6,1	»	7,5	»	11	1,9
17,0	6,1	57,0	28.1	»	22,6	»	7,6	6,2	»	8,9	»	10	2,6
14,2	5,7	50.1	25,6	»	25,4	»	7,0	5,7	•	6,8	»	11	1,0
11,9	2,7	24.6	18,6	»	25,5	»	6,7	5,5	»	7,0	»	9	1,0
51,8	»	125.0	89,0	165.8	64,2	99,6	24,8	20,5	17,4	8,5	8,9	»	»
47,7	»	94.0	65.0	»	66,4	»	22,8	18,7	»	14,1	»	»	»
8,8	2,5	18.6	15,5	»	16,0	»	5,7	5,0	»	8,8	»	24	0,1
17,1	7,6	58.0	29,0	»	51,7	»	7,0	5,7	»	9,2	»	5,4	0
16,4	4,9	56.0	28,0	»	22,6	»	5,5	4,5	»	8,6	»	12,0	1,9
18,1	5,2	56.0	31.0	»	56,7	»	6,0	4,9	»	9,7	»	9,2	1,7
21,5	5,2	41.0	55,0	»	55,4	»	5,6	4,6	»	12,5	»	12,5	4,2
17,4	4,9	58.0	50,0	»	26,0	»	5,6	4,6	•	10.0	»	16,0	2,0
15,9	5,9	27.4	21.5	»	25.2	»	5,1	4,2	»	8,5	»	14,0	0,4
58,5	»	111.0	78.0	222.7	76,1	146.6	24,2	19,8	17.2	10,0	7,2	»	»
55,1	»	109.0	76.0	»	62,5	»	25,5	19,1	»	10,1	»	»	»
7,0	2,5	11.6	10,5	»	11,6	»	1,7	1,4	»	5,1	»	25	0
15,6	6,5	50.9	25,5	»	27,2	»	8,0	6,5	»	5,9	»	4	0,7
»	»	»	»	»	»	»	»	»	»	»	»	»	.
16,5	4,8	59.7	22,9	»	51,5	»	6,0	4,9	»	6,1	»	15	2,0
19,5	5,0	56.9	24,4	»	56,9	•	6,7	5,5	»	8,4	»	11	5,0
15,9	4,2	28.5	21,7	»	22,4	»	4,1	5,5	»	6,8	»	21	5,2
14,5	4,1	29.4	21,4	»	18,9	»	7,5	6,1	»	6,6	»	10	0,8

TABLEAU V.

	OXYGÈNE absorbé en 4 heures	INDICE D'IODE	AMMONIAQUE	OXYDABILITÉ A CHAUD		AZOTE organique	CARBURE organique
				Solution acide	Solution alcaline		

Transformation en fosse septique pour cent.

Augmentation.	»	»	»	»	»	Dissous 46,6	Dissous. 2,4
Diminution . .	12,5	6,5	»	23,0	25,2	Total . 51,7	Total . 65,9

Coefficients d'épuration pour cent, rapportés à l'effluent des fosses septiques.

						Dissous	Dissous
Lits A et B . .	81,2	85,5	84,7	84,3	81,5	49,8	73,3
Lits 1. . . .	67,9	69,4	69,8	62,7	58,8	53,5	55,9
— 2. . . .	64,1	75,8	67,8	65,2	73,9	42,7	54,5
— 3. . . .	64,3	72,6	64,0	61,1	57,6	52,3	49,9
— 4. . . .	59,3	67,8	59,7	56,3	52,8	19,9	47,5
— 5. . . .	66,0	72,6	65,4	64,8	57,7	53,5	59,5
— 6. . . .	72,2	74,2	72,2	70,0	67,7	58,0	64,1

TABLEAU VI. — **Nitrates, Nitrites.**

DATES	LITS A et B		LIT N° 1		LIT N° 2		LIT N° 3		LIT N° 4		LIT N° 5		LIT N° 6	
	Nitrates	Nitrites	Nitrates	Nitrites	Nitrates	Nitrites	Nitrates	Nitrites	Nitrates	Nitrites	Nitrates	Nitrites	Nitrates	Nitrites
Juillet 1911	6,2	1,3	5,5	1,1	0,7	1,3	»	»	»	»	»	»	12,9	1,8
Août —	13,6	1,3	9,4	0,9	0.7	0,3	»	»	»	»	»	»	21,4	1,4
Septembre 1911 . .	17,0	0,7	12,0	1.2	0,7	2,4	»	»	»	»	»	»	25,0	2,1
Octobre — . .	13,4	0,3	13,0	1,4	3,9	1,2	»	»	»	»	»	»	24,0	1,7
Novembre — . .	10,1	traces	13,6	1,5	5,8	3,2	1,8	1,5	1,7	0,8	2,7	1,9	15,9	2,3
Décembre — . .	16,6	traces	9,6	2,4	19,0	2,7	17,2	3,4	9,1	4,1	16,2	3,9	14,5	3,2
Janvier 1912. . . .	21,6	0	13,7	1,1	22,2	1,6	19,0	1,2	18.0	2,6	21,0	1,5	16,5	1,9
Février —	13.0	0	5,3	0,6	15,4	1,7	11,4	1,9	11,0	2,8	10,7	1,6	9,5	1,0
Mars —	13.0	1,2	7,6	2,1	18,9	2,9	16,0	5,2	15,7	5,9	18,7	5,5	15.0	5.1
Avril —	10,0	0,4	2,2	traces	9,2	1,9	9,9	2,2	7,5	4,7	12,2	2,7	6,7	2,4
Mai —	22,0	traces	4,0	traces	14,2	1,2	15,4	1,5	10,8	3.4	16,0	2,0	8,9	0,4
Juin —	21,5	traces	5,8	0,6	»	»	14,0	1,9	15,0	2,7	20,0	2,9	8,5	0,9
Moyenne annuelle	13,5	0,5	8,5	1,1	10,1	1,9	13,1	2.1	11.1	5.1	14,7	2,5	14,6	1,8

TABLEAU VII. — **Oxygène absorbé en 3 minutes.**

DATES	LITS A et B Avant incubation	Après incubation	LIT N°1 Avant incubation	Après incubation	LIT N°2 Avant incubation	Après incubation	LIT N°3 Avant incubation	Après incubation	LIT N°4 Avant incubation	Après incubation	LIT N°5 Avant incubation	Après incubation	LIT N°6 Avant incubation	Après incubation
Juillet 1911	4,0	4,0	6,1	6,8	7,9	14,9	»	»	»	»	»	»	5,5	5,2
Août —	3,5	3,7	4,7	4,5	8,7	14,5	»	»	»	»	»	»	4,4	4,1
Septembre 1911. .	2,5	2,2	4,1	3,6	7,6	9,3	»	»	»	»	»	»	4,2	3,4
Octobre — . .	2,5	2,2	3,3	3,0	6,1	13,0	»	»	»	»	»	»	3,4	3,7
Novembre — . .	2,7	2,4	4,8	6,4	5,1	6,5	7,7	12,9	8,4	15,6	6,5	9,5	4,6	4,9
Décembre — . .	2,8	2,8	5,9	7,6	4,4	5,6	5,7	5,5	7,1	8,3	5,4	4,5	5,0	5,0
Janvier 1912 . . .	2,6	2,0	4,3	4,5	4,4	3,2	4,8	3,8	5,6	4,4	4,3	3,1	3,6	3,9
Février — . . .	2,9	2,4	5,3	7,2	5,0	3,7	6,1	6,0	6,5	7,3	5,7	5,3	4,3	4,3
Mars — . .	2,6	2,0	4,7	7,4	3,5	3,0	4,1	3,9	4,8	5,4	4,2	4,0	5,2	5,3
Avril — . . .	3,5	2,9	7,0	14,7	5,1	4,5	5,8	5,2	6,4	6,9	5,9	5,3	5,4	5,6
Mai — . . .	3,1	2,4	6,0	7,2	5,6	4,5	5,8	4,5	7,1	5,6	5,8	4,5	5,4	5,1
Juin — . . .	2,6	2,7	5,9	6,1	»	»	5,7	4,5	6,2	4,7	5,4	4,2	5,6	4,5
Moyenne annuelle	2,9	2,6	5,2	6,5	5,8	7,3	5,7	5,7	6,5	7,3	5,4	5,0	4,5	4,4

TABLEAU VIII. — **Putrescibilité.**

Détermination au bleu de méthylène

	LIT bactérien N°1 DÉCOLORÉ En 1 jour	En 2 jours	LIT bactérien N°2 DÉCOLORÉ En 1 jour	En 2 jours	LIT bactérien N°3 DÉCOLORÉ En 1 jour	En 2 jours	LIT bactérien N°4 DÉCOLORÉ En 1 jour	En 2 jours	LIT bactérien N°5 DÉCOLORÉ En 1 jour	En 2 jours	LIT bactérien N°6 DÉCOLORÉ En 1 jour	En 2 jours
Juillet 1911	14/28	16/28	24/28	27/28	»	»	»	»	»	»	3/28	3/28
Août —	0/29	0/29	14/29	20/29	»	»	»	»	»	»	0/29	0/29
Septembre 1911. .	0/17	0/17	11/17	12/17	»	»	»	»	»	»	0/17	0/17
Octobre — . .	0/29	0/29	11/29	17/29	»	»	»	»	»	»	2/29	2/29
Novembre — . .	8/22	8/22	4/22	5/22	18/22	20/22	21/22	21/22	14/22	17/22	0/22	3/22
Décembre — . .	8/22	11/22	0/22	0/22	1/22	1/22	8/22	10/22	0/22	0/22	2/22	3/22
Janvier 1912 . . .	1/19	4/19	3/19	3/19	0/19	0/19	0/19	1/19	0/19	0/19	0/19	0/19
Février — . . .	7/26	15/26	2/26	2/26	2/26	6/26	3/26	8/26	3/26	6/26	2/26	2/26
Mars — . . .	7/15	9/15	0/15	0/15	0/15	0/15	3/15	5/15	0/15	1/15	0/15	1/15
Avril — . . .	10/19	14/19	1/19	0/19	0/19	2/19	3/19	3/19	0/19	2/19	2/19	3/19
Mai — . . .	8/22	13/22	0/22	0/22	0/22	0/22	1/22	3/22	0/22	0/22	4/22	5/22
Juin — . . .	4/20	7/20	»	•	1/20	1/20	0/20	1/20	0/20	0/20	1/20	3/20
Moyenne p l'année %	25,0	56,2	28,2	33,5	18,5	15,4	23,7	31,7	10,5	15,8	5,9	9,5

TABLEAU IX. — **Analyse des effluents des lits bactériens avant et après 7 jours d'incubation à 30°.**

PÉRIODES	OXYGÈNE ABSORBÉ EN 5 MINUTES		AMMONIAQUE		NITRATES		NITRITES	
	AVANT	APRÈS	AVANT	APRÈS	AVANT	APRÈS	AVANT	APRÈS
	incubation		incubation		incubation		incubation	
Lits bactériens A et B.								
Du 10 au 16 Déc. 1911. .	2,8	2,8	3,6	5,0	12,0	10,0	0	2,5
— 11 au 17 Février 1912.	3,0	2,1	4,2	5,6	15,0	10,1	0	2,0
— 5 au 11 Mai. . — .	5,4	2,5	3,7	5,8	21,0	28,0	traces	1,2
— 25 au 29 Juin . — .	2,5	2,5	1,7	0,4	25,0	25,0	0	1,1
Moyenne.	2,9	2,5	3,5	2,7	19,0	18,2	0	1,6
Lit bactérien N° 1.								
Du 10 au 16 Déc. 1911. .	6,7	8,5	9,5	12,6	4,7	1,5	0,8	traces
— 11 au 17 Février 1912.	5,7	6,7	8,6	9,0	5,0	3,2	0,5	0
— 5 au 11 Mai. . — .	6,7	7,6	7,0	8,6	5,4	0,5	0	0
— 25 au 29 Juin.. — .	6,5	6,5	8,0	9,2	4,0	2,6	0,7	0
Moyenne.	6,5	7,5	8,5	9,8	4,5	1,9	0,4	0
Lit bactérien N° 2.								
Du 10 au 16 Déc. 1911. .	4,7	5,8	7,2	7,0	15,0	6,4	2,2	1,5
— 11 au 17 Février 1912.	5,1	3,5	6,0	6,5	11,9	4,1	2,4	0,2
— 5 au 11 Mai. . — .	6,2	4,9	5,5	7,0	12,0	4,8	1,9	0,2
— 25 au 29 Juin . — .	»	»	»	»	»	»	,	
Moyenne.	5,5	4,0	6,2	6,8	12,5	5,1	2,2	0,6
Lit bactérien N° 3.								
Du 10 au 16 Déc. 1911. .	6,5	4,8	9,4	9,7	12,0	5,5	2,5	0,4
— 11 au 17 Février 1912.	6,1	4,9	7,4	8,0	11,4	5,4	1,9	0
— 5 au 11 Mai. . — .	7,0	5,2	6,0	7,4	9,2	4,1	1,7	0,2
— 25 au 29 Juin . — .	6,4	4,8	6,0	6,7	15,0	7,1	2,0	1,7
Moyenne.	6,4	4,9	7,2	7,9	11,4	4,5	2,0	0,6
Lit bactérien N° 4.								
Du 10 au 16 Déc. 1911. .	7,8	9,8	12,0	11,4	5,4	0,5	5,6	0
— 11 au 17 Février 1912.	6,6	6,1	7,6	8,5	10,4	2,8	2,6	0,2
— 5 au 11 Mai. . — .	7,5	5,2	5,6	6,8	12,5	5,6	4,2	1,5
— 25 au 29 Juin . — .	7,1	5,0	6,7	8,1	11,5	4,5	5,4	traces
Moyenne.	7,2	6,5	8,0	8,7	9,9	2,8	5,4	0,4
Lit bactérien N° 5.								
Du 10 au 16 Déc. 1911. .	5,5	4,5	8,9	9,5	12,0	5,7	2,8	1,9
— 11 au 17 Février 1912.	5,5	3,7	7,0	7,4	15,8	5,5	1,0	0,5
— 5 au 11 Mai. . — .	6,7	4,9	5,6	6,5	16,0	9,4	2,0	0,9
— 25 au 29 Juin . — .	6,0	4,2	4,1	4,8	21,0	15,0	5,2	4,1
Moyenne.	5,9	4,5	6,4	7,0	15,7	7,5	2,2	1,8
Lit bactérien N° 6.								
Du 10 au 16 Déc. 1911. .	5,5	5,6	9,9	10,2	8,0	5,5	1,8	0,8
— 11 au 17 Février 1912.	4,9	2,7	6,7	7,0	9,1	5,4	1,0	0,5
— 5 au 11 Mai. . — .	5,5	5,9	5,1	6,4	14,0	9,1	0,4	0,5
— 25 au 29 Juin.. — .	5,9	4,1	7,5	8,4	10,0	5,5	0,8	0,5
Moyenne.	5,4	4,1	7,5	8,0	10,5	5,9	1,0	0,4

TABLEAU X. — **Précipitation par le talc.**

Oxygène absorbé en 4 heures.

PÉRIODES	EAU BRUTE		FOSSE SEPTIQUE		LITS A et B		LIT N° 1		LIT N° 2		LIT N° 5		LIT N° 4		LIT N° 3		LIT N° 6	
	AVANT précip.	APRÈS précip.	AVANT précip.	APRÈS précip.	AVANT précip.	APRÈS précip.	AVANT précip.	APRÈS précip.	AVANT précip.	APRÈS précip.	AVANT précip.	APRÈS précip.	AVANT précip.	APRÈS précip.	AVANT précip.	APRÈS précip.	AVANT précip.	APRÈS précip.
Du 10 au 16 Déc. 1911	58,6	17,7	58,6	16,5	7,4	6,4	17,1	9,5	12,6	8,0	16,2	9,2	19,9	10,5	15,1	9,0	14,2	8,7
— 11 au 17 Fév. 1912	29,7	14,4	52,4	12,4	8,5	6,8	14,4	8,0	14,5	8,1	16,2	8,6	17,0	9,0	14,2	8,1	11,9	8,1
— 5 au 11 Mai —	51,8	17,2	47,7	16,8	8,8	7,0	17,1	8,5	16,4	9,5	18,1	9,9	21,5	12,7	17,4	9,7	15,9	8,1
— 25 au 29 Juin —	58,5	19,7	47,7	18,6	7,0	6,8	15,6	9,1	»	»	16,5	10,5	19,5	11,8	15,9	10,6	14,5	9,0
Moyenne	44,6	17,2	41,6	16,1	7,9	6,7	16,0	8,8	14,4	8,5	16,7	9,5	19,4	11,0	15,6	9,5	15,6	8,5

Indice d'Iode.

PÉRIODES	EAU BRUTE		FOSSE SEPTIQUE		LITS A et B		LIT N° 1		LIT N° 2		LIT N° 5		LIT N° 4		LIT N° 3		LIT N° 6	
	AVANT précip.	APRÈS précip.	AVANT précip.	APRÈS précip.	AVANT précip.	APRÈS précip.	AVANT précip.	APRÈS précip.	AVANT précip.	APRÈS précip.	AVANT précip.	APRÈS précip.	AVANT précip.	APRÈS précip.	AVANT précip.	APRÈS précip.	AVANT précip.	APRÈS précip.
Du 10 au 16 Déc. 1911	»	»	»	»	»	»	»	»	»	»	»	»	»	»	»	»	»	»
— 11 au 17 Fév. 1912	59	53	47	50	10	9	16	10	15	9	18	10	20	11	18	10	14	11
— 5 au 11 Mai —	65	47	62	55	11	9	22	15	21	15	22	14	22	14	25	16	18	14
— 25 au 29 Juin —	89	61	81	64	9	8	22	15	»	»	21	15	27	15	22	12	19	12
Moyenne	64	48	65	50	10	9	20	15	18	11	20	12	25	15	21	15	17	12

TABLEAU XI. — **Précipitation par le talc.**

		EAU BRUTE	FOSSE SEPTIQUE	LITS BACTÉRIENS						
				A et B	N° 1	N° 2	N° 3	N° 4	N° 5	N° 6
Oxygène absorbé en 4 heures (en milligram. par litre).	Matières oxydables :									
	totales.	11,6	41,6	7,9	16.0	11,4	16,7	19,4	15,6	15,6
	dissoutes	17,2	16,1	6,7	8,8	8,5	9,5	11,0	9,3	8,5
	précipitées	27,4	25,5	1.2	7.2	5,9	7,2	8.4	6.5	5,1
	Proportion pour 100.									
	Matières dissoutes	38,5	38,7	86.1	55,0	59,0	56,8	56,7	59,6	62,5
	— précipitées . . .	61,5	61.5	13,9	45.0	41,0	13.2	43.3	40,4	37,5
Indice d'Iode (en milligram. d'iode par litre).	Iode fixé par les matières organiques :									
	totales.	64	65	19	20	18	20	25	21	17
	dissoutes	48	50	9	13	11	12	15	13	12
	précipitées.	16	15	1	7	7	8	10	8	5
	Proportion pour 100.									
	Iode fixé par les matières organiques :									
	dissoutes.	75	79	90	65	61	60	57	62	71
	précipitées.	25	21	10	35	39	40	43	38	29

Eau brute _____ Fosse septique

Lits A et B

Lit N° 1

Lit N° 2

Lit N° 3

Lit N° 4

Lit N° 5

Lit N° 6

Juill. Août Sept. Oct. Nov. Dec. Janv. Fév. Mars Avr. Mai Juin
1911   1912

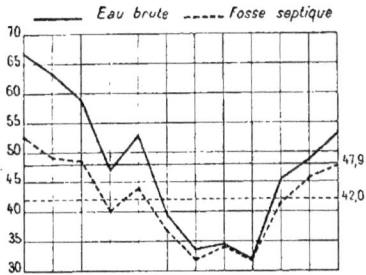

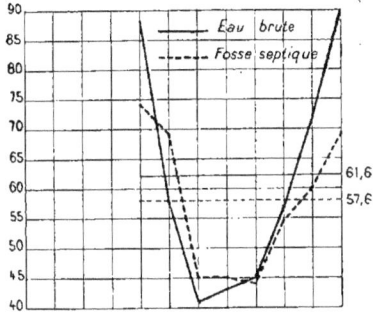

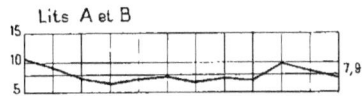

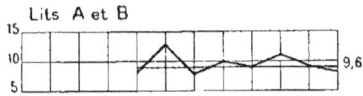

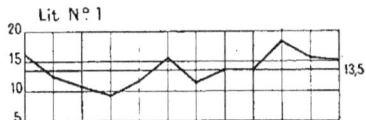

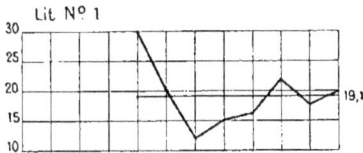

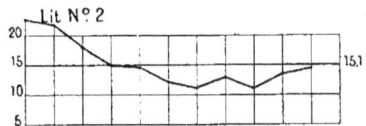

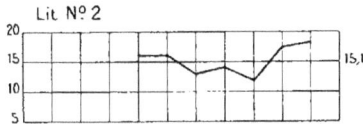

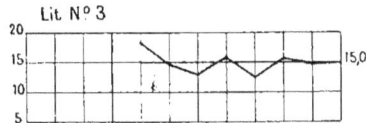

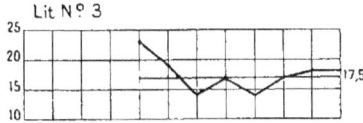

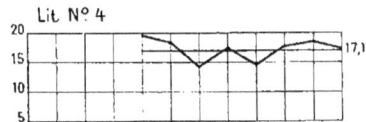

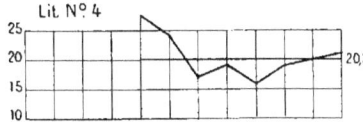

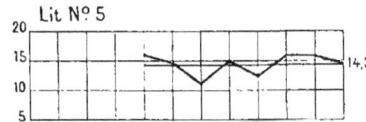

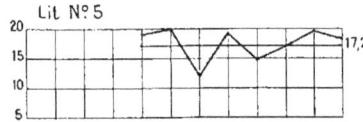

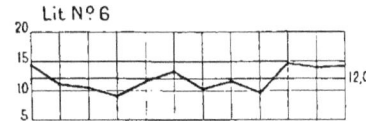

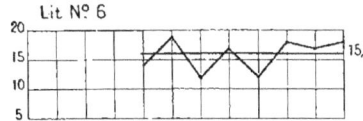

Graphiques n° 1. — Oxygène absorbé
en 4 heures.

Eau brute _____ Fosse septique

Lits A et B

Lit N° 1

Lit N° 2

Lit N° 3

Lit N° 4

Lit N° 5

Lit N° 6

Nov. Dec. Janv. Fév. Mars Avr. Mai Juin
1911   1912

Graphiques n° 2. — Indice d'iode.

——— avant incubation
·············· après —

Lits A et B

Lit N° 1

Lit N° 2

Lit N° 3

Lit N° 4

Lit N° 5

Lit N° 6

Juill. Août Sept. Oct. Nov. Déc. Janv. Fév. Mars Avr. Mai Juin
1911   1912

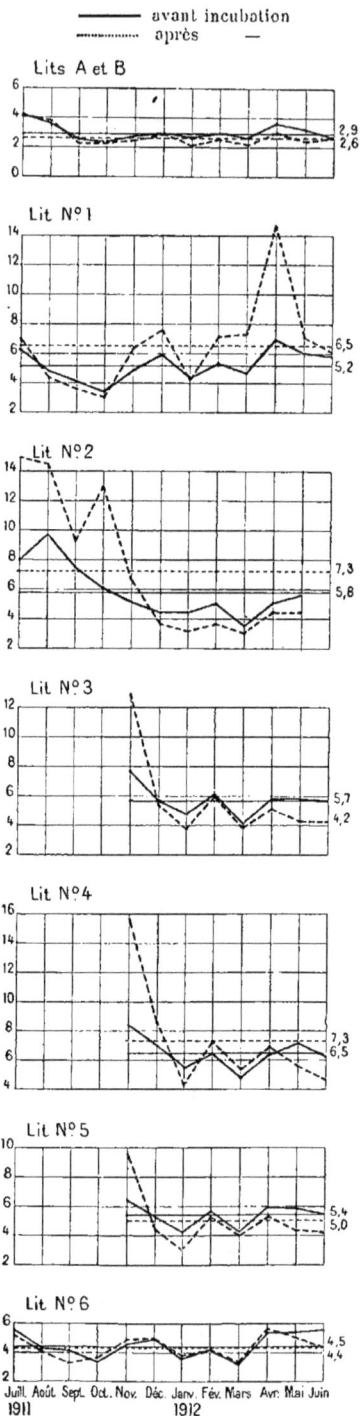

Graphiques 3. — Oxygène absorbé
en 3 minutes.

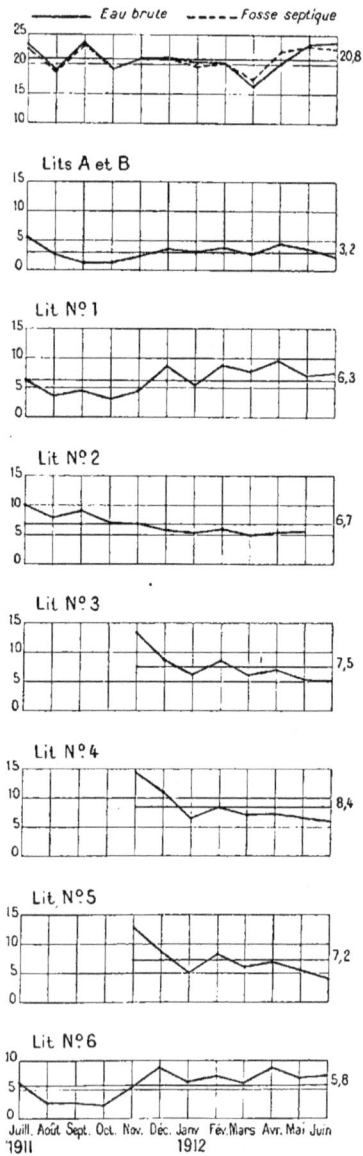

——— Eau brute   - - - - Fosse septique

Lits A et B

Lit N° 1

Lit N° 2

Lit N° 3

Lit N° 4

Lit, N° 5

Lit N° 6

Juill. Août Sept. Oct. Nov. Déc. Janv. Fév. Mars Avr. Mai Juin
1911   1912

Graphiques n° 4. — Ammoniaque libre
ou saline.

Lits A et B

25
20
15 ———————————— 15,3
10
5

Lit N.º 1

20
15
10 ———————————— 8,5
5
0

Lit N.º 2

20
15
10 ———————————— 10,1
5
0

Lit N.º 3

20
15
10 ———————————— 13,1
5
0

Lit N.º 4

20
15
10 ———————————— 11,1
5
0

Lit N.º 5

20
15
10 ———————————— 14,7
5
0

Lit N.º 6

25
20
15 ———————————— 14,6
10
5

Juill. Août Sept. Oct. Nov. Déc. Janv. Fév. Mars Avr. Mai Juin
1911   1912

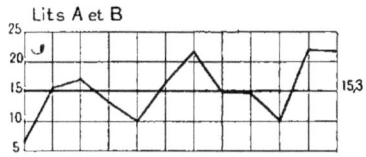

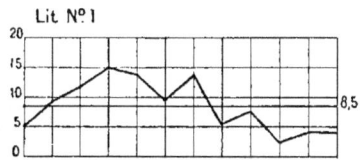

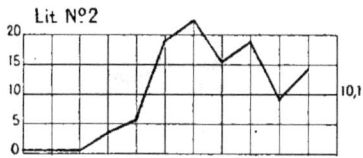

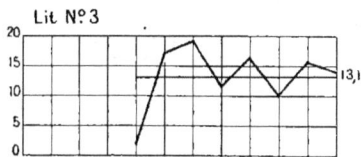

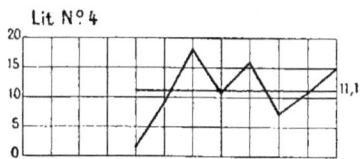

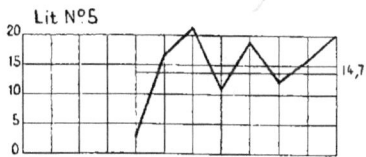

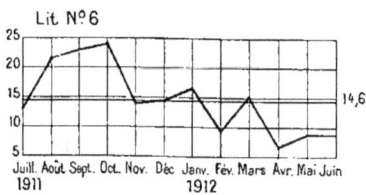

Graphique 5. — Nitrates.

a.

b.

c.

d.

e.

a. — Carbone organique
  ——— total.
  --------- dissous.

b. — Oxydabilité au permanganate.
  ——— solution acide.
  --------- — alcaline.

c. — Oxygène absorbé en 4 heures.

d. — Azote organique en Az.
  ——— total.
  --------- dissous.

e. — Ammoniaque.

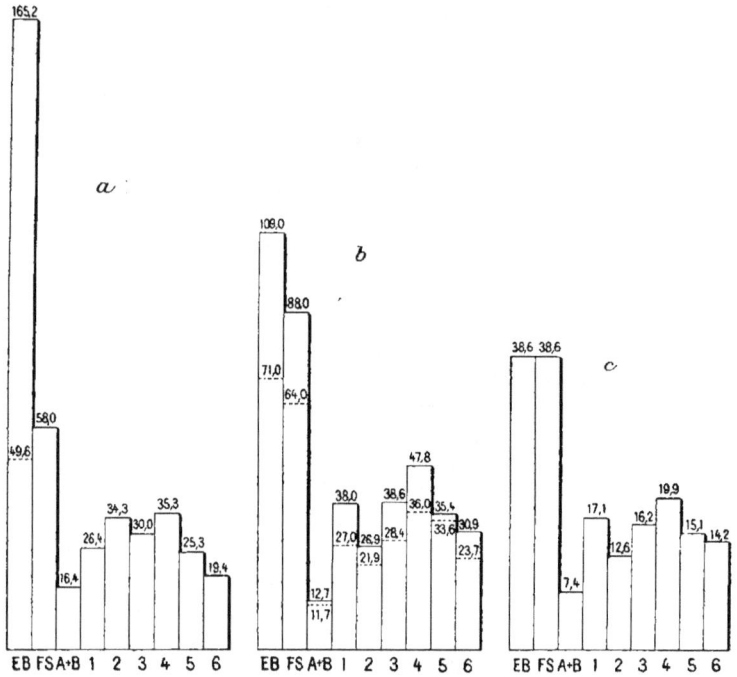

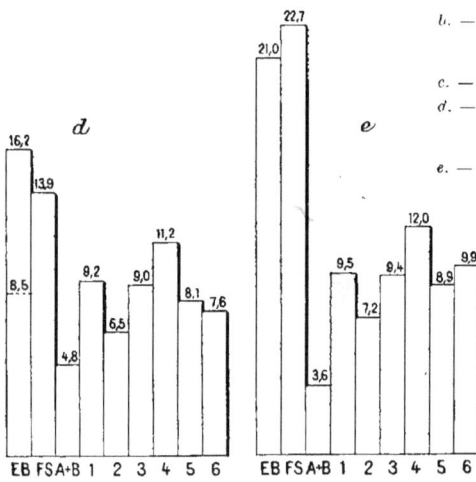

Graphiques n° 6. — Analyses du 6 au 16 Décembre 1911.

EB. Eau brute. — FS. Effluent des fosses septiques. — A-B. Effluent des lits bactériens A et B. — 1. Effluent du lit bactérien n° 1. — 2. Effluent du lit bactérien n° 2. — 3. Effluent du lit bactérien n° 3. — 4. Effluent du lit bactérien n° 4. — 5. Effluent du lit bactérien n° 5. — 6. Effluent du lit bactérien n° 6.

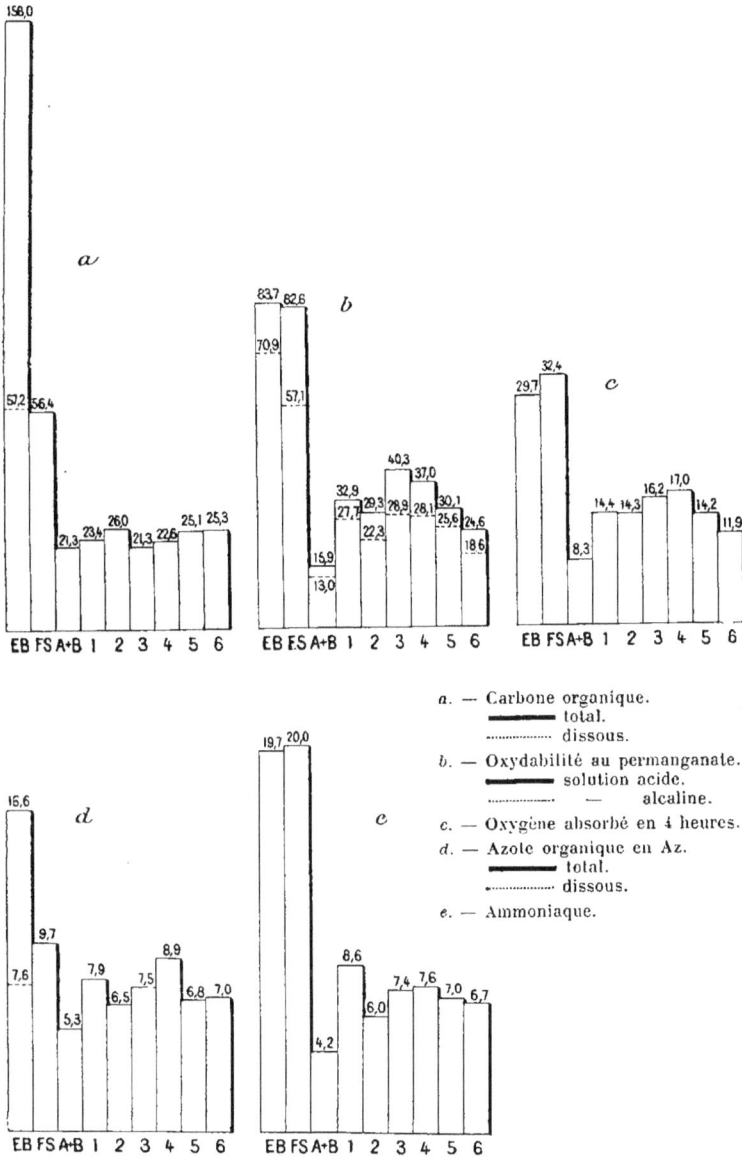

a

158,0

57,2 56,4

21,3 23,4 26,0 21,3 22,6 25,1 25,3

EB FS A+B 1 2 3 4 5 6

b

83,7 82,6

70,9

57,1

32,8 27,7 29,3 26,9 28,1 40,3 37,0 30,1 25,6 24,6

15,9 13,0 22,3 18,6

EB FS A+B 1 2 3 4 5 6

c

32,4

29,7

14,4 14,3 16,2 17,0 14,2 11,9

8,3

EB FS A+B 1 2 3 4 5 6

d

16,6

9,7

7,6 7,9 8,9

5,3 6,5 7,5 6,8 7,0

EB FS A+B 1 2 3 4 5 6

e

19,7 20,0

8,6

7,4 7,6 7,0 6,7

4,2 6,0

EB FS A+B 1 2 3 4 5 6

a. — Carbone organique.
———— total.
················ dissous.

b. — Oxydabilité au permanganate.
———— solution acide.
················ — alcaline.

c. — Oxygène absorbé en 4 heures.

d. — Azote organique en Az.
———— total.
················ dissous.

e. — Ammoniaque.

Graphiques n° 7. — Analyses du 11 au 17 février 1912.

EB. Eau brute. — FS. Effluent des fosses septiques. — A-B. Effluent des lits bactériens A et B.
— 1. Effluent du lit bactérien n° 1. — 2. Effluent du lit bactérien n° 2. — 3. Effluent du lit
bactérien n° 3. — 4. Effluent du lit bactérien n° 4. — 5. Effluent du lit bactérien n° 5. — 6.
Effluent du lit bactérien n° 6.

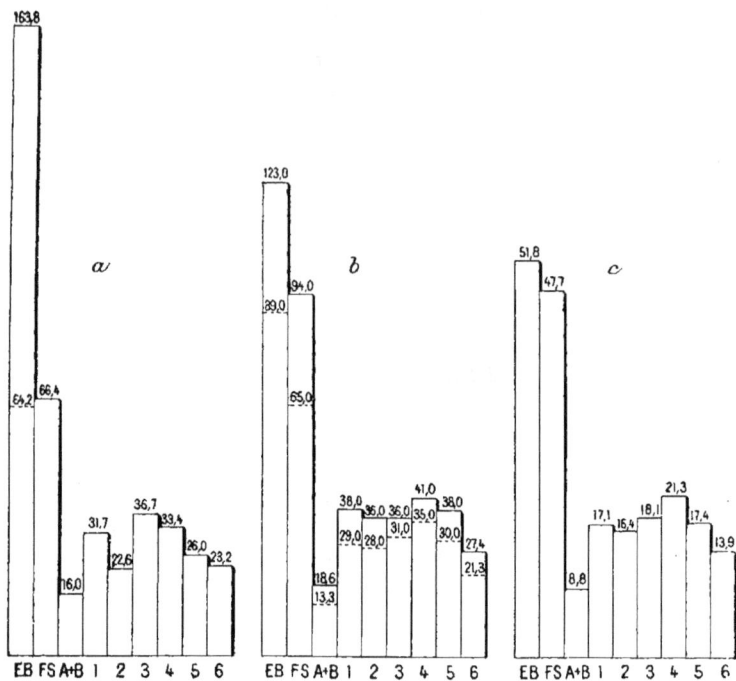

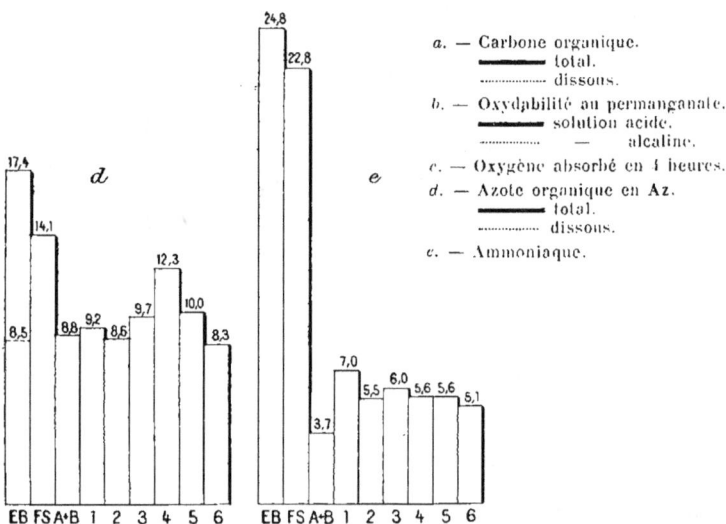

Graphiques n° 8. — Analyses du 5 au 11 mars 1912.

EB. Eau brute. — FS. Effluent des fosses septiques. — A-B. Effluent des lits bactériens A et B. — 1. Effluent du lit bactérien n° 1. — 2. Effluent du lit bactérien n° 2. — 3. Effluent du lit bactérien n° 3. — 4. Effluent du lit bactérien n° 4. — 5. Effluent du lit bactérien n° 5. — 6. Effluent du lit bactérien n° 6.

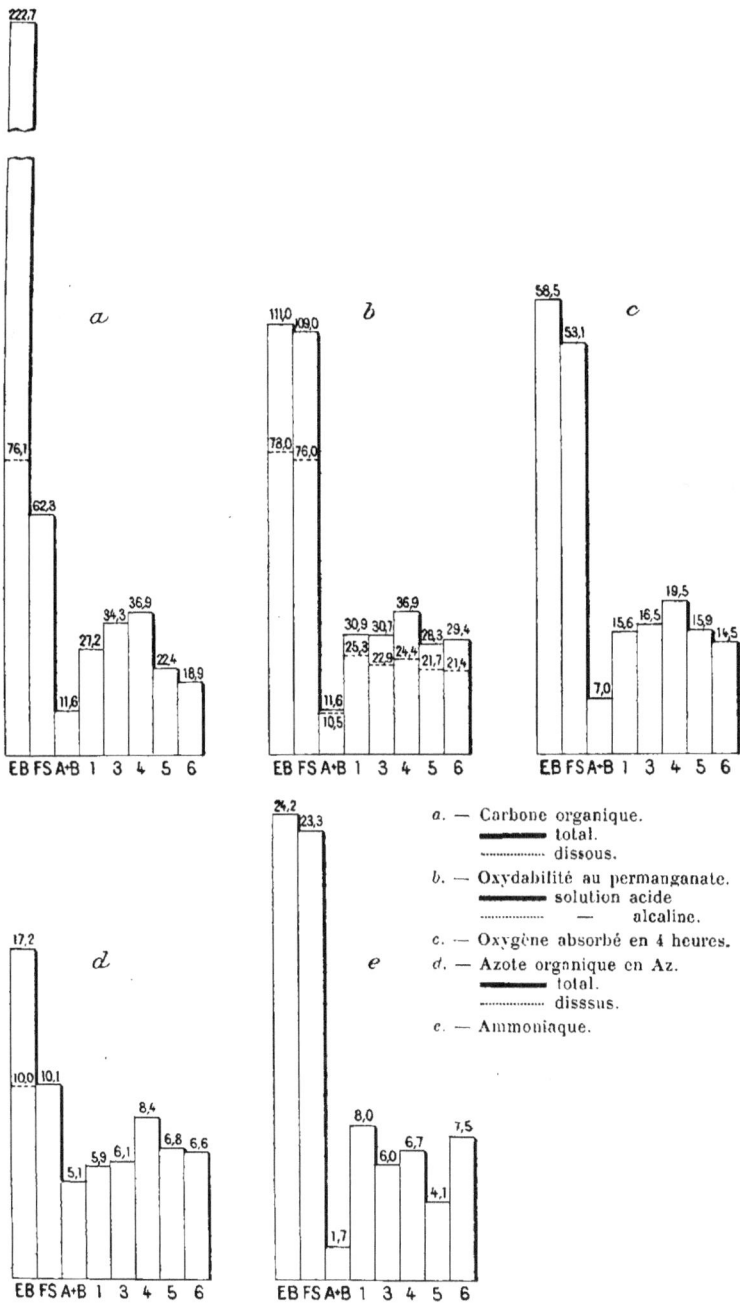

Graphiques n° 9. — Analyses du 25 au 29 Juin 1912.

EB. Eau brute. — FS. Effluent des fosses septiques. — A-B. Effluent des lits bactériens A et B.
— 1. Effluent du lit bactérien n° 1. — 2. Effluent du lit bactérien n° 2. — 3. Effluent du lit
bactérien n° 3. — 4. Effluent du lit bactérien n° 4. — 5. Effluent du lit bactérien n° 5. — 6.
Effluent du lit bactérien n° 6.

a

47,9
42,0
13,5
7,9
15,1 15,0
17,1
14,3
12,0

EB FS A+B 1 2 3 4 5 6

b

62,0
58,0
19
9
15
17
20
17
16

EB FS A+B 1 2 3 4 5 6

c

7,3 7,3
6,5
6,5
5,8 5,7
5,2
5,7
5,4
5,0 4,5
4,4
2,9
2,6

A+B 1 2 3 4 5 6

d

20,8 20,8
6,3 6,7
7,5
8,4
7,2
5,8
3,2

A+B FS A+B 1 2 3 4 5 6

e

15,3
8,5
10,1
13,1
11,1
14,7 14,6

A+B 1 2 3 4 5 6

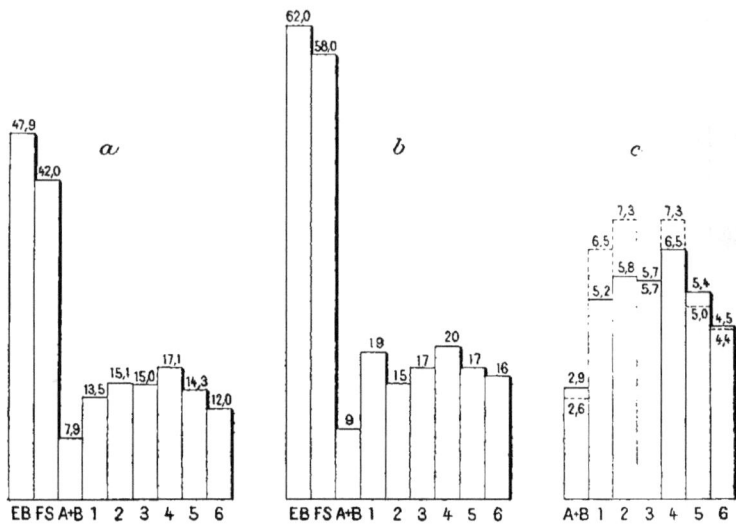

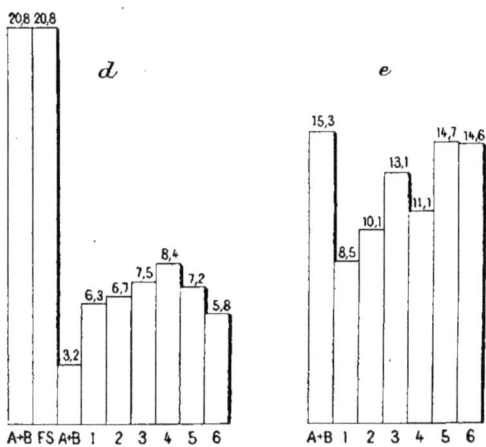

a. — Oxygène absorbé en 4 heures.
b. — Indice d'iode.
c. — Oxygène absorbé en 5 minutes.
— avant incubation.
— après incubation.
d. — Ammoniaque.
e. — Nitrates.

Graphiques n° 10. — Moyennes annuelles.

EB. Eau brute. — FS. Effluent des fosses septiques. — A-B. Effluent des lits bactériens A et B. — 1. Effluent du lit bactérien n° 1. — 2. Effluent du lit bactérien n° 2. — 3. Effluent du lit bactérien n° 3. — 4. Effluent du lit bactérien n° 4. — 5. Effluent du lit bactérien n° 5. — 6. Effluent du lit bactérien n° 6.

CHAPITRE IV

STATION D'ÉPURATION BIOLOGIQUE DES EAUX D'ÉGOUT DU QUARTIER DE L'ABATTOIR, A LILLE

Nous avons exposé dans le précédent volume (¹) les résultats obtenus pendant la première année de fonctionnement de la station d'épuration biologique des eaux d'égout du quartier de l'abattoir à Lille.

La ville de Lille ayant décidé en 1907 de faire établir une installation d'essai d'épuration des eaux d'égout dont les résultats devaient servir de base à l'établissement d'un projet définitif et complet d'assainissement, le quartier de l'abattoir fut choisi comme étant celui qui contribue le plus à polluer la Deûle, par le rejet d'eaux résiduaires particulièrement chargées et difficiles à épurer.

Un réseau d'égouts du système séparatif fut établi conformément au plan (fig. 1). En tête de chacune des conduites un réservoir de chasse assure la propulsion des matières dans un réservoir, d'où elles sont refoulées jusqu'à la station d'épuration par l'intermédiaire d'un poste d'éjecteurs *Shone*, fonctionnant au moyen de l'air comprimé.

L'épuration est réalisée par le système biologique artificiel. Les eaux arrivent à la station dans un appareil *Kremer*, d'où elles s'écoulent dans deux fosses à sables et en sortent par déversement. Ces fosses à sables, qui avaient été établies dans le projet primitif, n'ont actuellement que peu d'utilité par suite de la présence de l'appareil *Kremer*. Cependant, il s'y produit une certaine décantation et les boues en sont extraites à la drague. La fosse septique, d'une capacité de 1200 mètres cubes, a une longueur de 50 mètres et une largeur de 8 mètres.

1. *Ces Recherches*, VIIe volume, p. 108.

La profondeur varie de 5ᵐ,20 aux extrémités, à 5ᵐ,80 au centre. Des chicanes incomplètes la divisent en quatre parties. À l'extrémité de la fosse septique se trouve un plancher perforé supportant un filtre en scories que les eaux doivent traverser de bas en haut. Une rigole, partant de la fosse, dirige les eaux vers les deux lits bactériens.

Les lits bactériens sont construits, partie entre murs bas

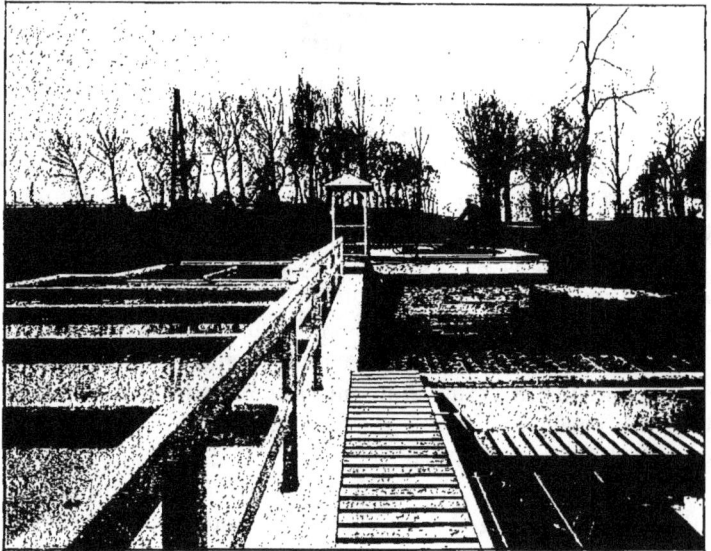

Fig. 3. — Station d'épuration des eaux d'égout du quartier de l'Abattoir, à Lille.
A droite : lits bactériens ; à gauche : fosses septiques ; au fond : appareil *Kremer*.

perforés à la base et traversés par les drains d'évacuation, partie en talus, sur 1ᵐ,75 de hauteur. Ils sont constitués par des scories mélangées d'un vingtième environ de pierres calcaires : au fond, les matériaux sont très gros pour former drainage ; à la surface, au contraire, ils sont très fins. Une rigole d'alimentation traverse chacun des deux lits pour distribuer l'eau à 4 réservoirs de chasses intermittentes. La répartition à la surface des scories est obtenue au moyen de drains en poterie mis bout à bout, sauf pour un seul bassin qui déverse les eaux dans des tuyaux de fonte perforés comme ceux de notre installation expérimentale de La Madeleine.

Bien que les rues soient canalisées comme il était prévu au projet, peu de maisons sont encore reliées aux nouveaux égouts. On peut dire que les eaux traitées proviennent principalement du quartier militaire du train des équipages et des abattoirs; aussi est-il inutile que l'usine de refoulement fonctionne le dimanche; le bassin d'alimentation des éjecteurs et les canalisations permettent la réserve pendant ce jour.

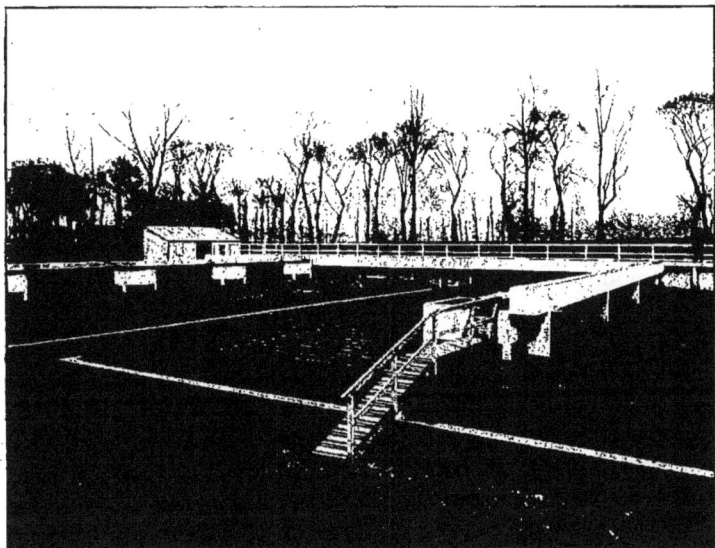

Fig. 4. — Station d'épuration des eaux d'égout du quartier de l'Abattoir, a Lille. Lits bactériens; au fond : fosse septique.

Les appareils élévatoires ne fonctionnent qu'en semaine à l'exclusion du dimanche, le débit étant alors sensiblement nul. Ces appareils ont une durée effective de fonctionnement de 6 heures en moyenne par jour, répartie sur une durée totale de 10 heures, de 6 heures du matin à midi, et de 2 à 6 heures du soir. Pendant les périodes d'analyses complètes les volumes ont été en moyenne :

7 au 12 novembre 1911	612 mètres cubes
15 au 18 janvier 1912	594 —
11 au 16 mars.	698 —
3 au 8 juin.	665 —

Il y a lieu de remarquer que le temps pendant lequel s'effectue l'épuration sur les lits bactériens est plus long que celui de fonctionnement des éjecteurs *Shone* par suite des retenues d'eau aux différents stades de traitement.

Nous n'avons pas établi de contrôle permanent de la station comme nous l'avons fait à La Madeleine, car la disposition des lieux ne nous permet pas de recueillir toute l'année des échantillons moyens des eaux aux différentes phases de l'épuration. Mais nous avons effectué des analyses journalières de l'effluent tel qu'il est rejeté au canal et, pendant des périodes de 4 à 6 jours, nous avons fait des analyses complètes. Les moyennes des résultats de ces analyses sont relevées dans les tableaux I et II.

Pour les analyses complètes, on mesurait toutes les demi-heures un litre qu'on versait dans un baquet; le tout était mélangé soigneusement à la fin de la journée et on en prélevait quelques litres pour être portés au laboratoire.

L'échantillon journalier était prélevé à la sortie de la station dans la matinée, après quatre heures environ de fonctionnement.

Décantation dans l'appareil Kremer. — Nous avons l'an dernier donné la description de l'appareil *Kremer* tel qu'il a été établi à la station du quartier de l'Abattoir.

Le pourcentage de retenue des matières en suspension obtenu par le passage des eaux dans l'appareil a été, pendant les périodes d'analyses :

7 au 12 novembre 1911	59,2 %
15 au 18 janvier 1912	49,4 %
11 au 16 mars —	75,4 %
3 au 8 juin —	56,9 %
Soit en moyenne	59,7 %

Ces résultats sont comparables à ceux de 1910-1911, et même un peu meilleurs; ils peuvent être considérés comme satisfaisants si l'on tient compte de la nature toute spéciale des eaux traitées.

Rôle de la fosse septique. — Les nombres que nous venons de rapporter montrent que 40,3 pour 100 des matières en suspension dans l'eau brute échappent de l'appareil *Kremer* et se rendent dans la fosse septique.

L'activité des fermentations dans la fosse septique, qui pendant la première année de fonctionnement avait tardé à se manifester, a continué à être très importante, comme le montrent les résultats comparatifs des analyses de l'effluent de l'appareil *Kremer* et celui de la fosse septique. Les dépôts qui sembleraient devoir se produire dans cette fosse sont insignifiants, et le dernier jaugeage, effectué en juin 1912, n'a donné qu'une épaisseur de boues au fond de la fosse variant, suivant les endroits, de 4 à 10 centimètres. Notre supposition de l'an dernier se vérifie donc : il ne sera jamais utile de draguer la fosse septique.

Malgré ces conditions très favorables, l'effluent de la fosse septique renferme encore, d'après les résultats des périodes d'analyses complètes, 19,5 pour 100 des matières en suspension totales, — sensiblement moins que pendant la première année.

Nous avons recherché de nouveau la proportion de la partie organique et de la partie minérale dans les matières en suspension aux divers stades de l'épuration :

	Matières organiques	Matières minérales
Eau brute	76,9 %	23,1 %
Effluent de l'appareil Kremer . . .	73,2 %	26,8 %
Effluent de la fosse septique . . .	65,0 %	35,0 %
Effluent des lits bactériens	60,5 %	39,5 %

Il apparaît clairement que dans l'appareil *Kremer* les matières organiques solides assez volumineuses sont retenues et qu'aux deux autres phases de l'épuration la matière organique est détruite de plus en plus.

Matières colloïdales. — Nous rappelons que nous opérons la séparation des matières colloïdales en agitant 100 centimètres cubes d'eau avec 20 grammes de talc. Nous avons, pendant les quatre périodes d'analyses complètes, évalué la matière organique par la quantité d'oxygène absorbé en quatre heures sur l'eau avant traitement et sur l'eau traitée par le talc et filtrée ; la différence nous donne la proportion de matière précipitée. Nous avons aussi, seulement pendant les deux dernières périodes, déterminé l'indice d'iode sur les mêmes échantillons, pour la comparaison de ces deux méthodes. Les résultats ainsi obtenus sont rapportés dans le tableau IV.

Comme nous l'avons fait remarquer antérieurement, on constate une diminution des matières colloïdales, au fur et à mesure des progrès de l'épuration, non seulement en considérant les résultats bruts, mais encore en comparant les proportions relatives des matières dissoutes et des matières précipitées. Ainsi, dans la première période, la proportion de matières colloïdales dans l'eau brute est de 77,7 pour 100, tandis que, dans l'effluent des lits bactériens, elle n'est plus que de 32,8 pour 100.

La diminution est très faible pendant le passage dans l'appareil *Kremer*; assez peu importante pendant le séjour dans la fosse septique, mais souvent considérable dans l'effluent des lits bactériens.

Si l'on obtient des résultats de même sens par la détermination de l'indice d'iode, ils ne sont pas aussi accusés. On peut en déduire que les matières colloïdales fixent beaucoup moins d'iode que les matières en solution vraie.

Épuration sur les lits bactériens. — Nous avons réuni dans le tableau III les pourcentages d'épuration calculés en prenant pour base, d'une part l'effluent de l'appareil *Kremer*, considéré comme eau brute entrant dans l'installation d'épuration biologique proprement dite, d'autre part l'effluent de la fosse septique, pour nous rendre compte de l'épuration obtenue après passage sur les lits bactériens.

L'examen du tableau II montre la régularité de l'épuration à toutes les époques de l'année. On ne constate qu'un léger fléchissement de la nitrification pendant les mois de novembre et décembre 1911. Les effluents se sont toujours montrés imputrescibles, même dans les conditions anormales obtenues pour l'épreuve d'incubation. Dans ce dernier cas, il se produit généralement une diminution des nitrates, quoiqu'on puisse parfois constater au contraire une augmentation. On remarque aussi, dans cette épreuve, une clarification parfaite de l'effluent avec dépôt d'un léger sédiment.

Il est très difficile d'obtenir une décantation complète des matières en suspension, ou films très légers, entraînées avec les effluents. Les essais ont montré cependant qu'on peut réduire leur quantité d'une façon très appréciable et inférieure à celle généralement admise comme limite tolérée.

Les résultats ont confirmé ceux obtenus pendant la première année de fonctionnement de l'installation et montrent que les eaux résiduaires d'abattoirs peuvent être facilement épurées par les méthodes biologiques.

TABLEAU I. — **Périodes d'analyses complè**

DATE DE LA PRISE	NATURE DE L'ÉCHANTILLON	ALCALINITÉ EN CO³Ca	MATIÈRES EN SUSPENSION			OXYGÈNE ABSORBÉ		
			TOTALES	ORGANIQUES	MINÉRALES	EN 3 MINUTES	EN 4 HEURES	APRÈS 7 JOURS
Du 7 au 12 novembre 1911.	Eau brute :							
	— avant appareil Kremer.	484	480,6	363,5	117,5	»	62,9	
	— après —	468	196,1	144,5	51,6	»	54,5	
	Effluent de la fosse septique.	662	66,1	43,3	22,8	»	45,1	
	Effluent des lits bactériens. .	558	36,6	22,3	14,5	5,9	14,5	
Du 15 au 18 janvier 1912.	Eau brute :							
	— avant appareil Kremer.	457	558.2	419,0	119,2	»	69,7	
	— après —	457	272,2	204,0	68,2	»	62,1	
	Effluent de la fosse septique.	597	150,7	96,7	54,0	»	54,5	
	Effluent des lits bactériens. .	525	33.2	22,6	10,6	5,4	14,7	
Du 11 au 16 mars 1912.	Eau brute :							
	— avant appareil Kremer.	446	688.5	533,0	155,5	»	68,4	
	— après —	455	185,5	135,0	50,0	»	55,7	
	Effluent de la fosse septique.	576	84,1	55,4	28,7	»	58,6	
	Effluent des lits bactériens. .	347	48,2	27,2	21,0	5.8	15,7	
Du 5 au 8 juin 1912.	Eau brute :							
	— avant appareil Kremer.	455	457,0	350,0	107,0	»	60,0	
	— après —	447	197,0	144,0	55,0	»	55,7	
	Effluent de la fosse septique.	549	117,0	78,0	59,0	»	57,3	
	Effluent des lits bactériens. .	269	11,0	6,0	5,0	4,0	12,8	

station du quartier de l'Abattoir, a Lille.

MATIÈRES ORGANIQUES dosage au manganate oxygène. EN SOLUTION ALCALINE	CARBONE ORGANIQUE EN C			AMMONIAQUE EN Az H⁵	AZOTE EN Az					NITRATES EN Az²O⁵	NITRITES EN Az²O³	PUTRESCIBILITÉ
	TOTAL	DISSOUS	EN SUSPENSION		AMMONIACAL	ORGANIQUE TOTAL	DISSOUS	EN SUSPENSION				
154	576,9	189,5	187,4	50,3	24,8	75,6	55,9	19,7	»	»	»
131	247,5	176,0	71,5	31,0	23,4	50,0	43,5	6,5	»	»	»
69	94,0	68,5	25,5	62,5	51,1	57,5	32,9	4,6	»	»	»
24,9	»	44,0	»	25,9	21,2	»	11,9	»	67	4,6	0/6
172	467,5	253,2	254,1	25,7	21.0	80,3	54,1	25,9	»	»	»
139	301,0	201,7	99,5	25,2	20,7	71,2	55,1	16,1	»	»	»
62	91,5	68,5	25.2	56,2	46,1	32,5	23.5	8,8	»	»	»
27	»	52,1	»	26,0	21,3	»	15,8	»	76	4,4	0/4
155	479,7	210,0	269,7	50,8	25,3	79,7	55,4	24,3	»	»	.
105	241,4	167,4	74,0	29,1	25,9	54,5	43,4	11,1	»	»	»
64	91,5	70,0	21,5	60,8	49.9	21,6	17,2	4,4	«	»	»
27	47,2	31,8	15,7	26,5	21,6	12,2	9,8	2,4	109	10,6	0/6
125	552,5	174,4	157.9	55.6	27,6	54.4	54,8	19,6	»	»	»
150	251,5	156.0	95,5	52,0	26,2	44.5	35,1	9,2	»	»	»
48	84,2	61,0	23,2	55,4	43,4	20,2	13,6	6,6	»	»	»
15,8	26,1	21,8	4,5	16,1	15,2	9,8	9.0	0,8	95	4,7	0/6

TABLEAU II. — **Analyse de l'effluent des lits bactériens.**

DATES	OXYGÈNE ABSORBÉ EN 4 HEURES	INDICE D'IODE	OXYGÈNE ABSORBÉ EN 3 MINUTES		AMMONIAQUE	NITRATES	NITRITES
			AVANT INCUBATION	APRÈS INCUBATION			
Juillet 1911.	15,0	»	5,6	4,7	16,9	93	6,9
Août —	15,6	»	5,9	3,9	20,6	97	5,9
Septembre —	17,2	»	6,8	4,0	29,0	108	5,4
Octobre —	13,4	»	5,8	3,0	25,9	130	3,9
Novembre —	13,7	12	5,5	2,6	22,5	79	4,9
Décembre —	19,1	20	8,1	3,5	26,5	79	5,8
Janvier 1912.	16,3	14	6,0	3,8	27,6	97	4,3
Février —	18,2	16	7,6	3,1	29,9	94	4,0
Mars —	16,4	14	5,6	2,8	25,2	111	9,6
Avril —	18,7	14	6,3	2,9	24,0	102	8,8
Mai —	16,4	12	5,5	3,2	23,0	101	4,0
Juin —	13,7	12	4,7	3,6	17,2	105	5,5
Moyennes	16,1	14	6,1	3,4	24,0	100	5,7

TABLEAU III. — **Pourcentage d'épuration.**

	PAR RAPPORT A L'EAU DÉCANTÉE DANS L'APPAREIL KREMER		PAR RAPPORT A L'EFFLUENT DE LA FOSSE SEPTIQUE
	EFFLUENT DE LA FOSSE SEPTIQUE	EFFLUENT DES LITS BACTÉRIENS	EFFLUENT DES LITS BACTÉRIENS
Oxygène absorbé en 4 heures	31,5	74,5	62,5
Matières organiques solution acide	51,1	82,7	64,6
Matières organiques solution alcaline.	51,5	81,2	61,2
Carbone organique dissous	61,8	81,8	51,7
Azote — —	53,5	77,2	49,1
Ammoniaque	»	»	59,8

TABLEAU IV. — Précipitation par le talc.

PÉRIODES		EAU BRUTE AVANT KREMER	EAU BRUTE APRÈS KREMER	FOSSE SEPTIQUE	EFFLUENT DES LITS BACTÉRIENS
	Oxygène absorbé en 4 heures. (En milligrammes par litre.)				
Du 7 Nov. au 15 Nov. 1911	Matières oxydables totales	62,9	54,5	43,1	14,5
	— — dissoutes	15,3	14,4	14,6	7,1
	— — précipitées	47,6	40,1	28,5	7,4
	Proportion pour 100.				
	Matières dissoutes	24,3	26,4	33,9	49,0
	— précipitées	75,7	73,6	66,1	51,0
Du 15 Janv. au 18 Janv. 1912	Matières oxydables totales	69,7	62,1	34,5	14,7
	— — dissoutes	16,4	15,5	12,0	8,4
	— — précipitées	53,3	46,6	22,5	6,3
	Proportion pour 100.				
	Matières dissoutes	23,5	25,0	34,8	57,1
	— précipitées	76,5	75,0	65,2	42,9
Du 11 Mars au 16 Mars 1912	Matières oxydables totales	68,1	53,7	38,6	15,7
	— — dissoutes	16,1	12,9	10,9	7,6
	— — précipitées	52,0	40,8	27,7	8,1
	Proportion pour 100.				
	Matières dissoutes	23,6	24,0	28,2	48,4
	— précipitées	76,4	76,0	71,8	51,6
Du 3 Juin au 8 Juin 1912	Matières oxydables totales	60,0	53,7	37,3	12,8
	— — dissoutes	13,4	12,1	10,0	8,6
	— — précipitées	46,6	41,6	27,3	4,2
	Proportion pour 100.				
	Matières dissoutes	22,3	22,5	26,8	67,2
	— précipitées	77,7	77,5	73,2	32,8
	Indice d'iode (En milligrammes d'iode par litre.)				
Du 11 Mars au 16 Mars 1912	Iode fixé par les matières organ. totales	51	44	43	12
	— — — dissoutes	27	23	30	8
	— — — précipitées	24	21	13	4
	Proportion pour 100.				
	Iode fixé par les matières organ. dissoutes	53	52	65	66
	— — — précipitées	47	48	35	34
Du 3 Juin au 8 Juin 1912	Iode fixé par les matières organ. totales	59	54	43	13
	— — — dissoutes	25	25	28	9
	— — — précipitées	54	29	15	4
	Proportion pour 100.				
	Iode fixé par les matières organ. dissoutes	42	46	65	69
	— — — précipitées	58	54	35	31

TABLEAU V. — **Analyses de l'effluent des lits bactériens
avant et après 7 jours d'incubation à 30°.**

DATES	OXYGÈNE ABSORBÉ EN 5 MINUTES		AMMONIAQUE		NITRATES		NITRITES	
	AVANT INCUBATION	APRÈS INCUBATION	AVANT INCUBATION	APRÈS INCUBATION	AVANT INCUBATION	APRÈS INCUBATION	AVANT INCUBATION	APRÈS INCUBATION
Du 7 au 12 Novembre 1911 . .	5,9	3,7	25,9	29,2	67	51	4,6	4,0
Du 15 au 18 Janvier 1912 . . .	5,4	4,6	26,0	28,1	76	75	4,4	2,5
Du 11 au 16 Mars 1912.	5,8	2,9	26,5	27,8	109	89	10,6	4,8
Du 3 au 8 Juin 1912.	4,0	5,8	16,1	18,0	95	111	4,7	5,8

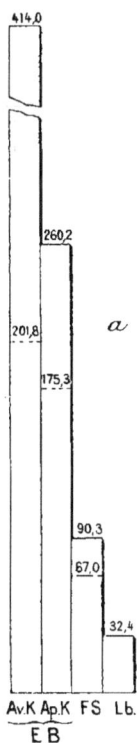

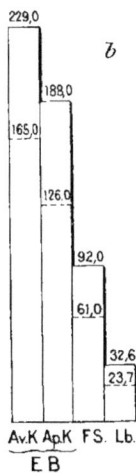

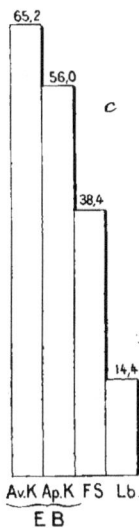

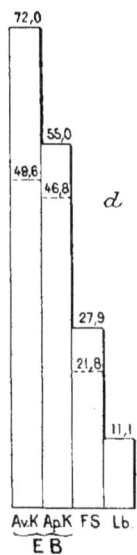

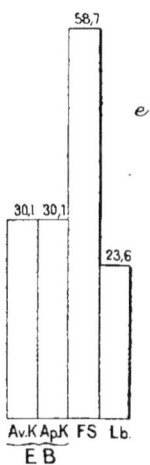

Graphiques 11.

EB. Eau brute : Av K. avant appareil Kremer; Ap K. après appareil Kremer. — FS, Effluent de la fosse septique. = Lb, Effluent des lits bactériens.

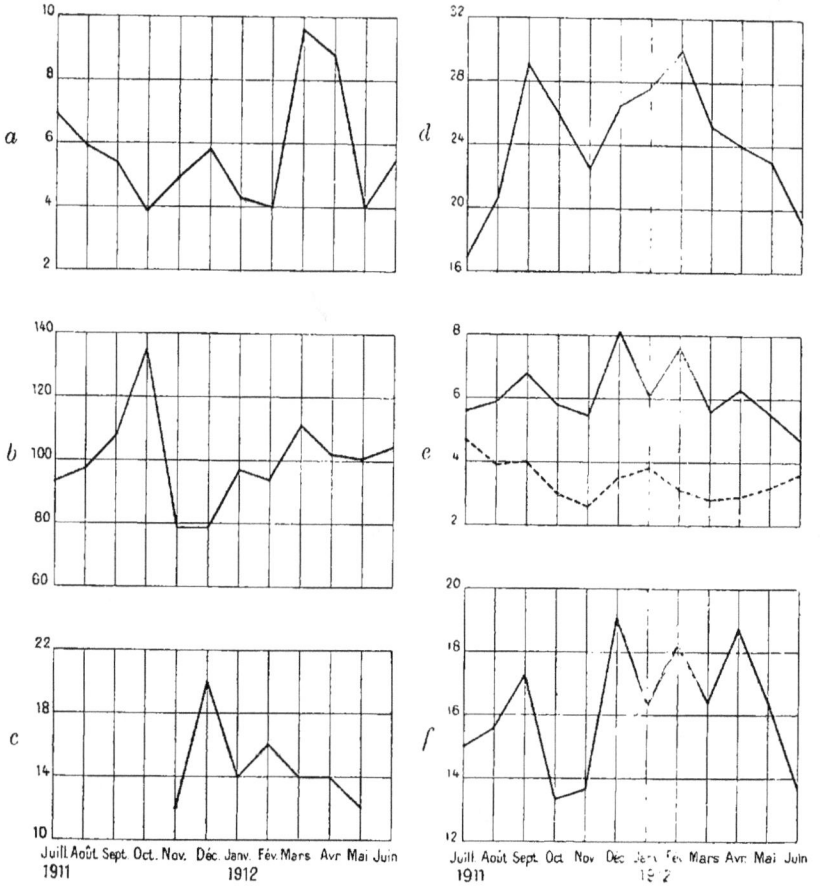

Graphiques n° 12. — Épuration biologique des eaux d'égout du quartier de l'Abattoir à Lille.

a. — Nitrites.
b. — Nitrates.
c. — Indice d'iode.
d. — Ammoniaque.

e. — Oxygène absorbé en 5 minutes.
——— avant incubation.
.... après —
f. — Oxygène absorbé en 4 heures.

CHAPITRE V

NOUVELLE CONTRIBUTION A L'ÉTUDE DES FOSSES SEPTIQUES ET DE L'ÉPURATION DES EAUX USÉES DES HABITATIONS

Si on le compare au *tout au ruisseau*, l'emploi des fosses fixes a été un progrès incontestable. Après avoir été adopté pendant près de quatre cents ans[1], ce système ne peut plus satisfaire les exigences de l'hygiène moderne. Les fosses d'aisance présentent en effet de graves inconvénients : manque d'étanchéité des parois qui laissent toujours suinter, en plus ou moins grande quantité, des liquides dangereux pouvant contaminer les nappes souterraines ; odeurs répandues par les matières excrémentitielles en fermentation ; impossibilité d'installer des effets d'eau dans les cabinets, sous peine de vidanges dispendieuses trop fréquentes.

C'est à ce dernier inconvénient qu'on a voulu d'abord remédier en proposant ce qu'on a appelé les *vidangeuses automatiques*. Le premier dispositif breveté en 1881 par *Mouras* [2] fut vulgarisé en 1885 par l'*abbé Moigno*. La fosse *Mouras* se compose simplement d'une fosse étanche et fermée qu'on remplit

[1] La création des fosses d'aisance fut rendue obligatoire à Paris par un arrêté du Parlement en date du 13 septembre 1533, confirmé par un édit de François Ier de 1539.

[2] Il faut citer comme antériorité la *fosse à siphon* de *Delplanque* (vers 1860) qui était aussi fermée hermétiquement et dont le tuyau de chute plongeait dans les liquides. La fosse était d'abord remplie d'eau de chaux jusqu'au niveau du point culminant du siphon d'évacuation. On comptait beaucoup sur la désinfection des matières fécales par la chaux ; mais les essais semblent n'avoir pas réussi. D'après le rapport de *F. Boudet* au Conseil d'Hygiène de la Seine, pendant trois mois le liquide de trop plein fut presque incolore et peu odorant ; au bout de ce temps, il devint trouble et infect, et l'on dut supprimer les latrines publiques établies de la sorte, quai de la Mégisserie (Tardieu, *Dictionnaire d'Hygiène*, t. II, p. 305).

d'eau au moment de la mise en service. Le tuyau de chute et le tuyau d'écoulement plongent dans le liquide, ce qui empêche le reflux des gaz de la fosse. Lorsque les matières solides ou liquides y tombent, « au bout d'un temps court, et sans aucune addition d'ingrédients chimiques, elles sont transformées en un liquide homogène à peine trouble, qui tiendrait tout en suspension à l'état de filaments ou de grains à peine visibles, sans rien laisser déposer, ni contre les parois du tuyau d'évacuation, ni au fond du canal-égout. Chaque volume de déjection nouvelle fait sortir immédiatement un volume égal de déjection ancienne, élaborée, fluidifiée, sous forme d'un liquide à peine odorant, auquel rien ne manque des éléments organiques ou inorganiques des déjections »[1].

A titre d'essai, l'administration avait autorisé à *Paris*, en 1882, l'installation dans quelques maisons particulières de ce système de vidange[2]. Les visites qui ont été faites à plusieurs reprises dans ces immeubles ont montré qu'il se forme au fond de la fosse et au-dessus du niveau de l'eau une croûte de matières solides qui s'épaissit continuellement et qui nécessite une vidange si l'on veut que le système fonctionne bien. A la vérité, quand on ouvre le récipient il ne se dégage aucune émanation; mais si l'on perce la croûte solide, soit pour sonder, soit pour faire un prélèvement de liquide, on sent aussitôt une odeur tellement infecte qu'il faut immédiatement refermer l'ouverture. Les liquides déversés à l'égout contiennent de l'hydrogène sulfuré et, par suite, ce système fait courir du danger au personnel chargé du curage des égouts.

M. *Marié Davy*, chargé par la Commission supérieure d'Assainissement de la Seine d'analyser les eaux qui sortent de la fosse *Mouras*, a conclu en ces termes dans un rapport spécial[3].

« Ces eaux, cinq ou six fois plus riches en azote organique que la moyenne des eaux d'égout, sont moins de deux fois plus chargées de matière combustible. Au point de vue de

[1] Napias et A. J. Martin. *Étude de l'Hygiène publique en France, de* 1878 à 1882, p. 205.
[2] D'après le rapport de Brouardel, Bergeron et A. J. Martin au *Comité consultatif d'Hygiène publique*, 4 juillet 1887.
[3] Cité dans ce même rapport.

ces matières, cette vidangeuse n'apporterait qu'un changement insignifiant à la composition des eaux d'égout, dont le volume est considérable; mais, contrairement à l'assertion de son inventeur, l'odeur repoussante qu'elle possédait le 25 janvier et que l'eau du même appareil possède encore le 29 janvier, la rapproche des eaux de vidange fermentées qui doivent être exclues des égouts à cause de leurs gaz toxiques et de l'incommodité qu'elles produisent.

	Produits volatils ou combustibles	Produits minéraux
Eau d'égout par litre	$1^{gr},048$	$1^{gr},610$
Eau de la vidangeuse le 25 janv.	$1^{gr},925$	$2^{gr},090$

« Cet appareil est donné comme opérant la dilution par fermentation sans odeur pour les liquides écoulés. Cette affirmation s'est vérifiée pendant près de deux mois à *Montsouris*, quand la quantité d'eau introduite dans la vidangeuse était considérable, et que, d'ailleurs, l'installation était récente; elle ne se réalise plus quand l'eau donnée descend à 25 litres par tête, ce qui est encore assez considérable. L'hydrogène sulfuré n'apparaît pas parce que l'air dissous dans l'eau suffit à le brûler à mesure qu'il se forme; les produits de la fermentation putride peuvent être masqués par la grande dilution, mais ils apparaissent par leur concentration, et l'hydrogène sulfuré se montrerait lui-même si l'afflux de l'eau aérée diminuait encore.

« Cette vidangeuse, d'ailleurs, paraît incompatible avec les désinfectants métalliques, qui pourraient retarder, sinon suspendre entièrement, la fermentation sur laquelle elle s'appuie. La projection de ces eaux dans les égouts ne semble pas devoir exposer les égoutiers à de sérieux inconvénients dans les galeries où les appareils seraient un peu nombreux et qui ne disposeraient pas d'une grande main-d'œuvre. »

A la suite de ces constatations la Commission supérieure d'Assainissement de la Seine n'a pas cru devoir émettre un avis favorable à ce système.

En 1887 un projet d'assainissement de *Toulon* fut soumis au Comité consultatif d'hygiène publique, comportant l'installation d'une fosse *Mouras* dans chaque maison, et fut l'objet d'un rapport dont il vient d'être cité quelques extraits ([1]).

La Société qui présentait alors ce projet prétendait que, « quel que soit le fonctionnement de la vidangeuse *Mouras*, durât-il vingt ans, quelque énorme qu'ait été la quantité de matières fécales entrée dans ses flancs, à la seule condition qu'on aura laissé pénétrer en même temps les urines, les eaux ménagères et pluviales, il n'en sortira jamais que le liquide, à peine nuageux et coloré, qui est la seule vidange de la fosse hermétiquement fermée. Et cela, parce qu'il se fait au sein de la vidangeuse un travail de fermentation complètement imprévu, qui dissout, dans un temps plus ou moins court, les matières fécales les plus solides et divise les corps étrangers en grains ou filaments si ténus qu'on les voit à peine flotter dans le liquide trouble, sans que celui-ci forme de dépôt adhérent aux parois des vases ou des tuyaux dans lesquels il s'écoule. »

D'après des expériences faites à *Paris*, à l'aide d'une fosse à parois de verre, la société avait reconnu les faits suivants :

« 1° Des matières fécales introduites avec de l'urine, des eaux de savon et de vaisselle sont complètement délayées au bout de vingt-cinq jours. Les corps légers, tels que débris d'aliments non digérés, papiers, etc., après avoir surnagé un certain temps, finissent par disparaître et comme se dissoudre dans le liquide.

« 2° L'eau qui sort de la fosse n'a qu'une faible odeur.

« 3° Une vessie, adaptée à l'aide d'un tube au-dessus de la fosse d'expérience, ne se gonfle pas, mais s'aplatit davantage; donc, au lieu de dégagement de gaz, il y aurait plutôt absorption.

« 4° La désagrégation des matières en suspension est d'autant plus active qu'il y entre plus d'eau. Donc le remplissage de la fosse par l'eau et la fermeture hydraulique sont les deux conditions nécessaires et suffisantes pour le fonctionnement de la vidangeuse automatique. »

Les officiers du génie militaire à *Marseille*, consultés à ce sujet, déclarèrent que ce système présentait des avantages, mais ils font aussi observer que, dans l'établissement de ces

----

([1]) *Loc. cit.*

fosses on devra « prendre les précautions nécessaires pour empêcher l'obstruction des conduits par les matières solides qui ne peuvent se diluer dans la fosse; introduire une quantité d'eau, qui devrait, autant que possible, être de 10 litres par jour et par personne; construire la fosse de façon qu'elle soit parfaitement étanche, pour éviter les mauvaises odeurs qui s'en échapperaient et les dangers provenant de la nature des gaz qui sont énormément inflammables; enfin jeter les liquides de vidanges à l'égout afin d'éviter l'infection qu'ils pourraient produire en circulant à l'air libre et augmenter la quantité d'eau à introduire dans la fosse, de façon que toutes les matières contenues y soient diluées dans le courant d'eau. »

Les rapporteurs MM. *Brouardel, Bergeron* et *A.-J. Martin* signalent que l'installation des fosses *Mouras* présente principalement les inconvénients suivants : « le maintien dans les habitations des matières de vidanges, sans que les habitations soient suffisamment prémunies contre leurs émanations, et la projection, hors des immeubles, de liquides qui ne paraissent pas pouvoir être absolument inoffensifs, pour peu qu'ils soient mis en contact avec l'air extérieur. »

« Il faudrait tout au moins, ajoutent-ils, que l'appareil *Mouras*, ou tout appareil analogue, remplisse les conditions suivantes :

« 1° Récipient métallique, divisé en deux compartiments par une cloison largement perforée et facilement démontable, qui empêcherait les corps flottants d'être évacués avant leur dilution complète;

« 2° Mise en communication avec l'égout ou le ruisseau par un siphon placé sur le côté et en dehors de l'appareil, et disposé de manière à assurer le niveau du liquide à une hauteur convenable pour empêcher le retour des gaz par le tuyau de chute;

« 3° Installation sur les tuyaux de chute et de surverse de tubulures de chasse d'eau;

« 4° Installation à la partie supérieure du récipient d'un tuyau de ventilation.

« Avec ces modifications, on serait tout au moins assuré que les matières solides pourraient être facilement enlevées, que les fermetures hydrauliques sépareraient le récipient de

l'habitation et de la canalisation, que des chasses d'eau suffisantes balaieraient la partie supérieure du récipient et que
toutes les parties de l'appareil|pourraient être facilement
visitées et nettoyées. »

Après avoir déclaré que « tout au plus de tels systèmes
peuvent-ils servir de palliatifs, lorsque le sol d'une agglomération ne peut comporter de canalisation, ou en attendant
l'achèvement du réseau des égouts, généraux ou spéciaux,
d'une ville », les rapporteurs concluent :

« Il n'est pas scientifiquement démontré que l'emploi de la
vidangeuse *Mouras*, même avec les modifications indiquées
dans le projet, puisse garantir l'habitation contre les émanations dangereuses. On ne saurait admettre l'existence, dans
les habitations, d'appareils de retenue des matières usées,
solides ou liquides, qu'autant que ces appareils présentent un
ensemble de précautions contre tout retour d'émanations,
qu'ils maintiennent les matières sous une couche d'eau fréquemment renouvelée et aérée, et qu'enfin ces matières
puissent être enlevées à des intervalles suffisamment rapprochés ».

En 1891 *Richard* et *J. Rochard* ([1]) ne se montrent nullement
partisans de ces fosses. « On ne voit pas bien, disent-ils,
l'avantage qu'il peut y avoir à retenir les matières dans la
fosse, au lieu de les envoyer directement à l'égout, puisqu'il
faut toujours qu'elles y arrivent. »

Et plus loin : « Les fosses du genre *Mouras* sont, en
somme, d'énormes siphons dans lesquels les matières
séjournent, où elles ont le temps de se déposer en partie et de
fermenter.... En somme, ces fosses sont des siphons, et, nous
pouvons ajouter, de détestables siphons ».

On avait cependant déjà apporté quelques perfectionnements
aux vidangeuses automatiques, car le Dr *E. Vallin* leur consacre
une revue en 1892 ([2]). Ce système lui avait pourtant toujours
paru fort médiocre. « Alors que, dit *Vallin*, pour l'éloignement des immondices, le grand principe admis par tous les
hygiénistes est l'enlèvement immédiat et la circulation
continue, les fosses *Mouras* retiennent indéfiniment les

([1]) *Encyclopédie d'Hygiène et de Médecine publique*, tome III.
([2]) *Revue d'Hygiène*, 1892, p. 528.

matières solides dans nos demeures ; quand on leur fournit peu d'eau, elles ne sont que des appareils diviseurs, d'un modèle particulier il est vrai, mais dont la vidange périodique est nécessaire ; quand elles en reçoivent beaucoup, ce sont des dilueurs, qui se bornent à transformer les déjections solides en matières diarrhéiques. Cette dernière considération toutefois, n'est pas à dédaigner.

« Le principal danger des vidangeuses *Mouras* est de conserver, au-dessous et auprès de nos habitations, des fosses fixes dont l'étanchéité est très difficile à obtenir ; c'est une menace constante d'infiltration du sous-sol, parfois au voisinage du puits dont on maintient l'usage. Si la vidangeuse est construite en forte tôle, l'imperméabilité est assurée, mais le récipient ne pouvant être que de faible capacité (3 à 4 mètres cubes), ce n'est plus qu'un dilueur, et tout est entraîné dans l'égout qui se colmate ; si la fosse est de grande capacité, de 30 à 50 mètres cubes, comme cela est nécessaire dans les habitations collectives (casernes, écoles) on ne peut employer que le béton et le ciment, et on est d'autant moins garanti contre les fissures, que la fosse n'ayant, en principe, jamais besoin d'être vidangée (vidangeuses automatiques), l'inspection de ses parois intérieures est à peu près impossible. »

Malgré ces inconvénients, les fosses *Mouras* avaient, déjà à cette époque, pris une certaine extension, notamment à *Marseille* et à *Bordeaux*.

Bordeaux se trouvait dans une situation particulière par rapport à l'évacuation des vidanges : plus de la moitié des immeubles ne recevaient pas l'eau de distribution, les égouts n'étaient ni imperméables, ni lisses, ni de forme ovoïde ; les marées refluaient dans un certain nombre de collecteurs ; enfin on ne trouvait pas au voisinage de la ville de terrains propres à l'épandage. Pour ces raisons et aussi pour le fait que les gaz infects ne refluent pas dans les cabinets, « presque le seul avantage des fosses *Mouras* », dit *Vallin*, ces appareils se sont répandus dans cette ville et une instruction a été rédigée pour leur construction par son Ingénieur en chef.

Dans la fosse de *Bordeaux*, on a cherché avant tout à assurer l'absence de tout contact de l'air avec le contenu de la fosse. Elle est divisée en deux compartiments réunis par un siphon

dont le sommet touche la voûte et dont les branches des-
cendent jusqu'au tiers de la hauteur, de façon à retenir dans
la première chambre tous les dépôts. La sortie du liquide
s'effectue encore par un siphon dont la branche extérieure
plonge dans une petite cuvette placée devant le tuyau de
raccord aux égouts. Un tuyau d'aération part de la première
chambre pour aboutir à la cuvette; il sert surtout à empêcher
les excès de tension des gaz non dissous. Les deux chambres
et la cuvette sont surmontées de regards de visite à fermeture
hermétique. La fosse doit être remplie d'eau au début du fonctionnement; les matières fécales qui tombent par le tuyau de
chute se précipitent ou plus souvent remontent d'emblée à la
surface du liquide; elles s'y accumulent jusqu'à ce que les gaz
et l'air, qu'elles contenaient au moment de l'expulsion ou par
suite de fermentations ultérieures, soient mis en liberté et se
dissolvent dans l'eau; les matières ainsi désagrégées ont, dès
lors, une densité supérieure à celle de l'eau et se déposent lentement au fond du réservoir. Les matières encore flottantes
ne sont donc jamais au contact de l'air; elles sont complètement noyées, et il faut même une certaine pression dans le
tuyau de chute pour faire refluer l'eau bien décantée à travers
le siphon terminal ([1]).

D'après l'instruction citée plus haut, la fosse doit avoir une
capacité de 0 m³ 333 par personne devant l'utiliser, soit un
mètre cube pour 3 personnes. L'observation a montré, à
Bordeaux, que la transformation des matières exigeait pour
être complète une trentaine de jours. *Vallin* dit qu'il est probable que ces transformations sont produites par des micro-
organismes anaérobies plutôt qu'aérobies. M. *Blarez* n'a pas
trouvé d'hydrogène sulfuré dans ces fosses et M. *Mauriac* dit
dans un rapport au Conseil départemental d'hygiène de la
Gironde qu'on ne les vidange jamais. En faisant remarquer
ces contradictions avec les expériences de *Marié-Davy* à *Paris*,
Vallin ajoute que « c'est bien ici qu'on aurait pu répéter que
les vidangeuses automatiques ne sont que l'hypocrisie du tout
à l'égout ».

Dans cette revue, *Vallin* signale aussi les essais tentés à

([1]) VALLIN, *loc. cit.*

Rome par *Pagliani* et *Monari* pour désodoriser et, par surcroît, épurer les liquides effluents des fosses *Mouras* par un lit de tourbe. Bien que les résultats annoncés aient été intéressants, il déclare cependant que ce n'est qu'un pis-aller en attendant mieux.

Il ne semble pas que l'usage de la fosse *Mouras* se soit répandu jusqu'en 1900. On ne signale à cette époque (¹) qu'une seule modification, c'est la fosse à *séparateur siphon* et à *vidange hydraulique* qu'*Amondruz* avait installée depuis 1881 à Genève et aux environs.

Le succès du *septic tank* de *Cameron* en Angleterre, pour l'épuration des eaux d'égout, appela alors de nouveau l'attention sur les vidangeuses automatiques et, depuis cette époque, de nombreux modèles ont été inventés et installés un peu partout en France.

La multiplication de ces appareils se fit malgré l'opposition des hygiénistes. Le Comité consultatif d'hygiène publique de France adoptait le 22 février 1904 les conclusions de MM. *Gariel* et *Ogier* qui proposaient de donner un avis défavorable au projet de déversement dans la Saône (à *Mâcon*) de liquides issus des appareils, dits fosses *Mouras*. Il est incontestable, en effet, que les liquides sortant des fosses liquéfiantes, jetés directement dans les cours d'eaux, lacs ou étangs, produisent une grave contamination des eaux (²).

Ces appareils, dès lors appelés *fosses septiques*, s'étant beaucoup répandus dans le département de la Seine, le préfet demanda au Conseil d'hygiène de la Seine, en 1906, de procéder à une étude d'ensemble en vue d'une réglementation à établir. Une Commission fut nommée et M. *Laveran* présenta en son nom un rapport dont les conclusions furent adoptées par ce Conseil le 2 août 1907 :

« 1° Aucun des modèles de fosses septiques examinés par la Commission n'assure l'épuration des produits de vidange; le déversement des effluents de ces fosses dans des puisards absorbants ou dans des égouts ou conduites allant dans des cours d'eau doit donc être interdit;

(¹) IMBEAUX. *L'alimentation en eau et l'assainissement des villes.* Paris, Bernard, 1902.

(²) E. BONJEAN. *Revue pratique d'hygiène municipale*, 1906, p. 452.

« 2° Il est à désirer que le réseau d'égouts des communes de la Seine soit achevé aussitôt que possible, ainsi que l'installation d'épuration des eaux d'égout et que le système du tout à l'égout puisse être installé dans ces communes;

« 3° Provisoirement et jusqu'à l'installation du tout à l'égout, les fosses septiques peuvent être tolérées à la condition que les liquides provenant de ces fosses soient conduits par des tuyaux étanches sur des terrains d'épandage ou sur des lits bactériens d'oxydation acceptés par l'Administration et placés sous sa surveillance. »

Cette question fut portée devant le Conseil supérieur d'Hygiène et, après discussion du rapport de M. *Bonjean*, la première section de ce Conseil émit les conclusions suivantes :

« 1° Le déversement des effluents des fosses septiques dans les puisards absorbants ou dans des égouts ou conduites allant dans un cours d'eau doit être interdit;

« 2° Les fosses septiques peuvent être tolérées à la condition que les liquides provenant de ces fosses soient conduits par des conduites étanches sur des terrains d'épandage ou sur des lits bactériens d'oxydation acceptés par l'Administration et placés sous sa surveillance. »

A la suite de ces délibérations, le préfet de police soumit au Conseil d'hygiène de la Seine et au Conseil supérieur d'Hygiène un projet d'ordonnance tendant à réglementer leur installation dans ce département. Après avis de ces Conseils le préfet de police publia le 1er juin 1910 l'ordonnance suivante :

Ordonnance concernant les fosses septiques.

NOUS, Préfet de police,

Vu les arrêtés des Consuls des 12 messidor an VIII et 5 brumaire an IX ;

Les lois des 15 février 1902 et 7 avril 1903 ;

L'article 97 de la loi du 5 avril 1884 ;

L'ordonnance de police en date du 1er décembre 1855, et notamment son article premier ainsi conçu : « Les privés seront desservis, sauf les exceptions ci-après, soit par des fosses en maçonnerie, soit par des appareils de fosses mobiles inodores ou tous autres appareils que le Préfet de police aurait reconnu pouvoir être employés concurremment avec ceux-ci » ;

Considérant que l'usage des appareils dits « fosses septiques » tend à se généraliser dans les communes du département de la Seine et qu'il importe d'en réglementer le fonctionnement de telle sorte qu'ils ne puissent être un danger pour la santé publique par l'infection possible des nappes souterraines et des cours d'eau ;

Considérant, d'autre part, que les appareils en usage actuellement ont été installés sans notre autorisation, contrairement aux dispositions sus-relatées de l'ordonnance du 1er décembre 1855 ;

Vu l'avis exprimé par le Conseil d'hygiène dans ses séances des 20 juillet et 2 août 1907 et 19 juin 1908 ;

Les instructions de M. le Président du Conseil, Ministre de l'Intérieur et des Cultes, en date du 19 janvier 1910 ;

Sur la proposition du Secrétaire général.

ORDONNONS :

ARTICLE PREMIER.

Il est interdit de mettre en service dans les communes du département de la Seine des appareils pour l'évacuation des matières de vidange dits « fosses septiques », ou tous autres systèmes reposant sur des principes analogues, dont le type n'aurait pas fait l'objet d'un certificat de vérification délivré par nous, après avis du Conseil d'hygiène publique et de Salubrité du département de la Seine, et pour lesquels il n'aurait pas été délivré le récépissé de déclaration dont il sera parlé plus loin.

CHAPITRE PREMIER

VÉRIFICATION DES SYSTÈMES D'APPAREILS. CONDITIONS IMPOSÉES POUR LA DÉLIVRANCE DU CERTIFICAT DE VÉRIFICATION

ART. 2.

Les constructeurs d'appareils qui voudront obtenir le certificat de vérification ci-dessus spécifié devront nous en adresser la demande. Cette demande devra être accompagnée de la description (avec plan à l'appui) de l'appareil et de l'exposé de son fonctionnement, ainsi que de l'indication des procédés d'épuration de l'effluent. S'il est fait usage de lits bactériens d'oxydation, la composition exacte en sera donnée.

ART. 3.

Le demandeur devra, pour permettre d'apprécier le fonctionnement de son appareil, faire, à ses frais, une installation modèle à proximité de Paris, dans un immeuble agréé par nous. Cette installation devra répondre aux conditions suivantes :

a) Toutes les parties de l'appareil seront facilement accessibles ;

b) Les délégués de la Préfecture de police pourront visiter à l'improviste l'installation dans toutes ses parties ;

c) Des dispositions convenables seront prises pour qu'il soit facile de prélever des échantillons liquides dans la fosse septique et à la sortie de l'effluent des lits bactériens d'oxydation ou des terrains d'épandage ;

d) Les cabinets alimentant la fosse septique ne devront être utilisés que par un nombre de personnes dont le chiffre moyen sera connu et peu variable ;

e) Des renseignements précis seront fournis sur la quantité d'eau introduite journellement dans la fosse septique ;

Aucun antiseptique ne sera jeté dans les cabinets.

CHAPITRE II

INSTALLATION DES APPAREILS. CONDITIONS IMPOSÉES POUR LEUR MISE EN SERVICE

ART. 4.

Avant de mettre en service les appareils faisant l'objet de la présente ordonnance, les propriétaires, locataires ou occupants devront adresser au maire de la commune une déclaration accompagnée de la copie du certificat de vérification délivré au constructeur, ainsi que du plan de l'installation.

Cette déclaration indiquera le mode d'écoulement de l'effluent de l'appareil et, s'il en est fait usage, la situation des terrains d'épandage.

ART. 5.

En aucun cas, les effluents des fosses septiques ne pourront être déversés dans des puisards absorbants.

Ils ne pourront être déversés dans des fossés, rigoles, égouts ou cours d'eau qu'à la condition d'être épurés sur des terrains d'épandage ou sur des lits bactériens d'oxydation, ou d'être traités par tout autre procédé qui en assure la désinfection, la désodorisation et l'épuration, de manière qu'ils satisfassent aux conditions imposées par les instructions du Conseil supérieur d'hygiène du 12 juillet 1909 (¹).

(¹) Extrait des Instructions arrêtées par le Conseil supérieur d'Hygiène publique de France, dans sa séance du 12 juillet 1909 :

« L'épuration est satisfaisante :

« 1° Lorsque l'eau épurée ne contient pas plus de 0 gr. 03 de matières en suspension par litre ;

« 2° Lorsque, après filtration sur papier, la quantité d'oxygène que l'eau

Lorsqu'ils devront être épurés sur des lits bactériens ou des terrains d'épandage, les effluents des fosses septiques devront y être conduits par tuyaux étanches d'un diamètre suffisant pour en assurer le facile écoulement.

Art. 6.

Le maire ne délivrera le récépissé de la déclaration de mise en service qu'après s'être assuré que l'appareil est identique à celui décrit dans le certificat de vérification et que les conditions des articles précédents sont remplies.

Art. 7.

Les fosses septiques devront être installées de manière que toutes les parties en soient facilement accessibles et visitables.

Des dispositions spéciales devront être prises pour que les échantillons destinés à l'analyse de l'effluent puissent toujours être prélevés facilement.

Art. 8.

Le fonctionnement des appareils pour lesquels le récépissé de déclaration aura été délivré restera soumis à la surveillance de l'autorité municipale et des services compétents de la Préfecture de police. Le laboratoire de chimie fera les prélèvements et les analyses nécessaires.

Les propriétaires d'appareils devront se conformer aux prescriptions qui leur seraient imposées dans le cas où le fonctionnement de l'appareil serait défectueux ou l'épuration insuffisante.

Art. 9.

L'usage d'une fosse septique établie dans les conditions précitées pourra être ultérieurement interdit, lorsque la surveillance exercée, ainsi qu'il est dit ci-dessus, aura révélé que le fonctionnement de l'appareil est défectueux ou l'épuration de l'effluent insuffisante, et que n'auront pas été prises les mesures propres à modifier le fonctionnement de l'appareil dans le délai qui aura été imparti.

épurée emprunte au permanganate de potassium, en trois minutes, reste sensiblement constante avant et après sept jours d'incubation à la température de 30 degrés, en flacon bouché à l'émeri ;

« 3° Lorsque, avant et après sept jours d'incubation à 50 degrés, l'eau épurée ne dégage aucune odeur putride ou ammoniacale ;

« 4° Enfin, lorsque l'eau épurée ne renferme aucune substance chimique susceptible d'intoxiquer les poissons et de nuire aux animaux qui s'abreuveraient dans le cours d'eau où elle est déversée. »

CHAPITRE III

DISPOSITIONS APPLICABLES AUX APPAREILS ACTUELLEMENT EN USAGE

Art. 10.

Les fosses septiques installées antérieurement à la publication de la présente ordonnance devront faire l'objet d'une déclaration au maire de la commune.

Art. 11.

Dans le délai d'un an à dater de la publication de la présente ordonnance, les appareils actuellement en usage dont le système n'aurait pas été l'objet du certificat de vérification prévu à l'article premier devront être supprimés.

CHAPITRE IV

DISPOSITIONS GÉNÉRALES

Art. 12.

Les contraventions aux articles 1, 4, 5, 7, 8, 10 et 11 feront l'objet de procès-verbaux qui seront transmis au Tribunal compétent.

Art. 13.

La présente ordonnance sera publiée et affichée.

Le chef de la deuxième division et le directeur du laboratoire de chimie de la Préfecture de police;

Les maires des communes du département de la Seine, les commissaires de police des circonscriptions suburbaines et les agents placés sous leurs ordres, sont chargés, chacun en ce qui le concerne, de l'exécution de la présente ordonnance.

Art. 14.

Amplification de la présente ordonnance sera transmise à M. le Préfet de la Seine (direction des affaires départementales,

Le Préfet de police.

LÉPINE.

Par le Préfet de police :
Le Secrétaire général.

E. LAURENT.

Les travaux du Conseil d'hygiène de la Seine, dont la sanction a été l'ordonnance du Préfet de Police, a eu cet heureux résultat qu'il est impossible d'ignorer, pour qui s'occupe de ces questions, « que la fosse septique est un appareil incomplet et qu'il est indispensable, pour épurer les eaux sortant de cette fosse, de les faire passer sur des lits bactériens oxydants » ([1]). C'est ce que nous n'avons cessé d'affirmer dans tous nos travaux sur l'épuration biologique des eaux d'égout. Ainsi, en 1901, l'un de nous disait à la Société de Médecine publique ([2]) après avoir décrit les actions microbiennes qui s'accomplissent dans les fosses septiques : « L'épuration proprement dite, c'est-à-dire l'oxydation de la matière organique, s'effectue exclusivement sur les lits aérobies. » Malgré cela, les constructeurs continuèrent à proclamer, dans leurs écrits et leurs prospectus, que, dans les fosses septiques, on obtenait 50, 60 et même 75 pour 100 d'épuration, et la confusion était si grande que, récemment encore, dans un travail que nous avons analysé ([3]), le pourcentage d'épuration qui devait s'y produire était discuté.

Un autre résultat très heureux a été que les constructeurs se sont ingéniés à améliorer leurs systèmes. Le certificat de la Préfecture de Police de la Seine étant la meilleure référence, tous s'efforcent de l'obtenir, et si certains échouent, ce sera un avantage pour ceux qui auront subi avec succès les épreuves de cet examen. Cette mesure était donc très utile, car elle a déjà permis d'éliminer un certain nombre d'appareils (par exemple 6 en 1910).

La garantie que donnera le certificat de la Préfecture de Police de la Seine sera suffisante dans ce département en appliquant les articles 8 et 9 de l'ordonnance, mais en sera-t-il de même partout ailleurs ? Nous l'espérons, quoique nous conservions un doute comme nous l'expliquons par la suite.

Il n'est pas douteux que la substitution des appareils certifiés à ceux si défectueux employés généralement jusqu'ici ne constitue un progrès sensible, mais nous pensons que leur

---

[1] *Rapport Laveran*, déjà cité.
[2] *Revue d'Hygiène*, mars 1901.
[3] Rôle des fosses septiques dans l'épuration biologique des eaux d'égout. *Revue d'Hygiène*, octobre 1911.

généralisation dans les villes, et c'est là qu'ils sont et seront les plus nombreux, présente de graves inconvénients à côté d'avantages indiscutables.

Le principal avantage est d'éviter la vidange des fosses ou le transport des tinettes, opérations malpropres et dangereuses quelques soins qu'on prenne. On peut aussi espérer que les fosses, mieux établies, seront étanches; mais si l'étanchéité n'est pas obtenue, la contamination des nappes aquifères souterraines sera peut-être plus à craindre, les matières plus diluées s'infiltront plus facilement par les fissures. Ce système permet seul l'emploi des cabinets à chasse d'eau, prohibés pour les fosses fixes par suite de vidanges trop répétées et par suite onéreuses. Les liquides bien épurés pourront donc être reçus sans danger dans les égouts, mais comme ces appareils, toujours plus coûteux que la simple fosse fixe, ne seront jamais que relativement en petit nombre dans les villes, on ne supprime pas ainsi l'obligation d'épurer toutes les autres eaux d'égout avant leur rejet à la rivière.

Les inconvénients sont de diverses natures. Les appareils les mieux construits ne sont efficaces que pour un certain volume d'eau, et il est à craindre que par économie le propriétaire ne fasse installer un modèle insuffisant ou trop petit pour parer aux augmentations possibles du nombre des habitants de la maison. D'autre part, l'épuration biologique artificielle ne peut s'effectuer convenablement que si les liquides sont suffisamment dilués; en d'autres termes il faudra fournir aux appareils un volume par jour et par habitant qui ne devra pas descendre au-dessous d'un minimum donné, et on peut penser que, toujours par économie, le volume d'eau ainsi déversé dans la fosse ne soit souvent insuffisant. Enfin, nous ne saurions trop protester contre une affirmation de la plupart des constructeurs, qui est que les appareils fonctionnent automatiquement et sans surveillance aucune. Nous pensons, au contraire, que tout appareil d'épuration, par quelque procédé que ce soit, doit être surveillé fréquemment, de façon à remédier aux imperfections possibles. On éviterait ainsi les très mauvais résultats constatés pour les installations abandonnées à leur seule automaticité.

Ces inconvénients seront évités dans des cas très rares,

lorsque le propriétaire et le locataire seront conscients de leur devoir qui est de faire produire à l'appareil toute l'épuration qu'il doit pouvoir donner, ou dans les villes où un contrôle permanent sera établi (et le sera-t-il même dans le département de la Seine? car il nécessitera la création d'un laboratoire avec un personnel spécial d'autant plus nombreux que les appareils se multiplieront). Dans tous les autres on n'obtiendra souvent que « l'hypocrisie du tout à l'égout ».

La question des odeurs ne sera pas résolue par la généralisation des fosses septiques, car si on a remarqué qu'elles sont considérablement diminuées lorsque les fosses sont alimentées par une grande quantité d'eau pure, par rapport au nombre des habitants desservis, par suite de l'apport d'oxygène sous forme libre ou de nitrate, il n'en est pas de même lorsqu'on n'emploiera qu'une quantité d'eau faible ou insuffisante, comme ce sera le cas le plus général. On peut même craindre alors que les fermentations étant plus actives dans un liquide plus dilué que celui des fosses fixes, les gaz malodorants se dégageront plus abondamment. Dans ces conditions, de la multiplicité des fosses septiques il pourrait résulter que la salubrité urbaine serait, bien loin d'être améliorée, rendue plus mauvaise encore qu'avec le régime des fosses fixes.

Il est un inconvénient beaucoup plus grave de l'établissement d'appareils d'épuration domestiques dans les agglomérations. Comme on l'a justement dit : « chaque fosse septique ou fixe qu'on construit est un clou dans le cercueil du système d'égouts, et un vote contre tout arrêté municipal qui pourrait être pris dans ce but [1]. » Très peu de villes possèdent un réseau complet d'égouts; certaines, et non des moindres, n'ont qu'une partie de leur territoire drainé ; les autres n'ont aucun égout. Si quelques immeubles y peuvent être pourvus d'un système d'épuration, tous les autres devront rejeter les eaux ménagères à la rue et les matières fécales dans les fosses fixes. Les rivières seront de plus en plus polluées, d'autant que les puits absorbants étant partout interdits par les règlements sanitaires, si on conserve ceux qui existent, on n'en établit guère de nouveaux.

[1] Hodgetts. La limitation des fosses septiques pour les habitations particulières. *San. Rec.*, 3 novembre 1910, p. 447.

La construction d'un réseau complet d'égout exige de grandes dépenses, et les municipalités écartent autant que possible cette éventualité, craignant que l'importance hygiénique de l'assainissement ne soit pas comprise des contribuables; certaines même ont accueilli favorablement les demandes d'autorisation de construction de fosses septiques seules, sans épuration sur lits bactériens, avec certainement cette arrière-pensée qu'on reculerait ainsi l'époque à laquelle l'assainissement devra être réalisé.

Il est évident que le rejet de l'effluent de ces appareils domestiques, s'ils fonctionnent convenablement, dans les égouts, ne nuira pas à la salubrité, mais elle ne l'améliorera nullement, et ce qu'on ne devrait jamais se lasser de réclamer, c'est l'établissement du tout à l'égout avec, bien entendu, l'épuration des eaux usées avant leur rejet à la rivière. A cette seule condition on assainira les villes d'une façon efficace et on diminuera dans une très large mesure les causes de maladie et de mortalité.

Il est cependant des cas où ces appareils rendront de réels services : c'est lorsqu'une habitation ou un groupe d'habitations (asiles, hôpitaux, écoles, etc...) sont isolés. Leur emploi est tout à fait rationnel, car on complète ainsi l'assainissement de cette petite collectivité. Il y a lieu cependant de s'inquiéter toujours de la destinée des effluents : l'irrigation *sous* le sol, à faible profondeur, donnera les meilleurs résultats; les puisards ne seront tolérés que s'il est établi qu'on ne risque pas ainsi de polluer une nappe aquifère.

Il est donc utile de bien préciser les conditions auxquelles ces appareils doivent répondre. Elles sont déjà connues par ce que nous avons dit précédemment; il nous suffira de les rappeler et de les coordonner.

Nos critiques devant garder un caractère général, nous ne citerons nominativement aucun des appareils exploités actuellement par leurs inventeurs et protégés par des brevets; nous indiquerons par contre certains dispositifs sur l'adoption desquels les auteurs ne se sont réservé aucun droit.

1° **Nature des eaux**. — Les opinions à ce sujet varient considérablement avec les constructeurs. Les uns n'admettent dans les fosses que les matières de vidanges seules, plus ou moins diluées; les autres y ajoutent toutes les eaux usées de l'habitation; d'autres les eaux de bains; d'autres enfin les eaux pluviales.

Les eaux des bains et les eaux pluviales doivent en être exclues, car, d'une part, elles sont très peu ou pas polluées; d'autre part, elles arrivent dans la fosse, surtout les premières, en volume relativement considérable, ce qui trouble les actions de décantation et de solubilisation qui s'y produisent. Les matières de vidanges et les eaux ménagères doivent donc seules être reçues dans les fosses.

2° **Fosses septiques proprement dites.** — Le plus grave défaut de la plupart des fosses septiques est leur exiguïté. On a surtout cherché à éviter l'encombrement qu'elles peuvent produire.

La capacité des premières fosses *Mouras* était calculée de 240 à 500 litres par habitant. Nous avons consulté les notices de 12 constructeurs et nous avons constaté que cette capacité variait de 26 à 190 litres par habitant. Un seul la prévoyait beaucoup plus importante. On pourrait croire que la capacité d'une fosse doit croître en proportion exacte avec le nombre d'habitants, et pourtant nous trouvons dans une notice que, pour 6 personnes, la capacité sera de 80 litres par personne, tandis que pour 10 fois plus, soit 60 personnes, elle tombe à 26 litres par personne! Ce constructeur a eu plusieurs imitateurs.

M. Périssé, dans une communication à la Société de Médecine publique([1]), dit que « la fosse septique doit avoir une capacité de liquide de 8 à 20 fois celle du volume journalier envoyé à la fosse par les tuyaux de chute. Lorsque les eaux grasses de cuisine vont à la fosse, le volume de celle-ci doit être de 15 fois au moins. Avec une capacité moindre, la transformation est moins complète. Les matières fécales doivent être diluées dans un volume d'eau suffisant, au minimum de 10 à 15 litres par habitant et par jour; une proportion double donne de meilleurs résultats ».

([1]) S. PÉRISSÉ. L'épuration biologique des eaux usées dans la fosse même de l'habitation. *Revue d'hygiène*, 1909, p. 1586.

Nous avons estimé déjà [1] que la capacité d'une fosse doit être de 10 fois le volume qu'elle peut être appelée à recevoir journellement. Ce volume journalier par personne est déterminé de la façon suivante : 25 litres pour les water-closets, 15 litres pour les eaux de toilette, 6 litres pour les eaux de cuisine. Comme ces dernières eaux contiennent beaucoup de graisses, si leur volume est important il faut augmenter la capacité de la fosse septique et la porter à 20 fois le volume total journalier. Nous avons cité comme exemple une fosse septique **corres**pondant à une famille de 6 personnes. Cette fosse aurait les dimensions ci-après suivant la provenance des eaux reçues :

1°	$6 \times 25 \times 10 = 1\,m^3\,500$	Eaux de W.-C.
2°	$6 \times 40 \times 10 = 2\,m^3\,400$	— et de toilette.
3°	$6 \times 46 \times 20 = 5\,m^3\,520$	— — et de cuisine.

Ces deux indications concordent donc, mais nous pensons qu'elles doivent être considérées comme des minima, car, recevant la totalité des déchets organiques, elles ne correspondent qu'à 46 litres par habitant et on compte généralement pour les eaux d'égout 100 litres par habitant et par jour.

Il n'est pas utile d'insister sur l'étanchéité absolue de la fosse : l'accord est unanime à ce sujet.

La fosse doit-elle comprendre deux compartiments? C'est ce qu'ont jugé la plupart des constructeurs. En tout cas il est reconnu que l'effluent doit provenir de la couche moyenne du liquide, la partie supérieure étant encombrée par les matières flottantes formant « le chapeau » et la partie inférieure par les matières plus lourdes en voie de dissolution. Un seul constructeur voulant éviter la formation du chapeau, de façon que les matières soient toujours immergées et par suite soumises à l'action des bactéries, évacue l'effluent par la partie supérieure après l'avoir filtré par des disques perforés. Nous jugeons cette disposition défectueuse, car le principal résultat sera de désagréger les matières flottantes et de les réduire en très petites particules qui viendront colmater le lit bactérien. Nous préférons une disposition qui nous a été in-

[1] *Ces Recherches*, 3ᵉ volume, p. 131.

diquée par *M. Parenty* ([1]) et qui consiste à diviser la fosse septique en deux compartiments : dans l'un, le volume de l'eau reste constant, dans l'autre le volume varie suivant l'afflux et règle le débit des eaux admises sur le lit bactérien. Ces deux compartiments sont réunis soit par un tube plongeant, soit simplement par une chicane de surface suivie d'un déversoir.

Les tuyaux de chute doivent plonger de 5 centimètres au-dessous du niveau du liquide dans la fosse ; une plus grande plongée entraîne des inconvénients dans le fonctionnement des water-closets.

5° **Lit bactérien.** — La régulation du débit des eaux déversées sur le lit bactérien a été et est encore généralement méconnue. Dans une fosse, surtout si elle ne sert que pour les water-closets, les afflux d'eau sont extrêmement irréguliers, très abondants à certains moments, nuls à certains autres et surtout la nuit. Aussi il en résulte qu'à certaines heures les lits reçoivent un volume d'eau qui, rapporté à 24 heures, représente un cube considérable en regard de la surface des lits. On peut alors se convaincre que, si l'épuration peut être excellente à certains moments, elle sera insuffisante ou nulle à certains autres : nous l'avons du reste vérifié. Le dispositif de *M. Parenty* que nous indiquions plus haut, ou tout autre réalisant le même but, est donc indispensable si l'on veut construire un lit bactérien qui ne soit pas de trop grandes dimensions.

Il est aussi nécessaire que l'alimentation du lit bactérien soit intermittente : elle doit donc être réglée par un réservoir de chasse automatique. De plus, la répartition sera aussi parfaite que possible à la surface du lit.

Pour éviter les odeurs, le lit bactérien sera établi dans une enceinte fermée, des parois de laquelle il sera autant que possible isolé. La différence de niveau entre la sortie de l'effluent de la fosse septique et le tuyau d'évacuation de l'effluent du lit bactérien doit être au minimum de 1^m,80, com-

([1]) M. Parenty, directeur de la manufacture des Tabacs, à Lille, est l'inventeur du siphon de chasse, du régulateur et d'autres appareils bien connus.

prenant: $0^m,60$ pour le réservoir de chasse, $1^m,10$ hauteur des scories et $0^m,10$ drainage d'évacuation.

C'est cette partie de l'installation qui devra être la plus soignée et surtout la plus surveillée, pour se rendre compte s'il ne se produit pas de colmatage et y remédier si on en constate.

Les dimensions du lit bactérien en surface seront aussi grandes que possible et calculées au moins sur la base d'une épuration de 500 litres par mètre carré et par jour. Nous estimons qu'on ne doit pas descendre au-dessous de $0^{m2},500$, même si le cube d'eau à épurer ne comporte pas cette surface d'après l'évaluation ci-dessus. Il y a lieu en effet de veiller à ce qu'aucune partie de l'eau à épurer ne soit projetée en dehors des scories ou autres matériaux utilisés, car elle ne subirait aucune épuration.

$4°$ **Ventilation.** — Cette question a été très discutée pour la fosse septique. On a pensé longtemps que le maximum de solubilisation des matières organiques solides s'opérait en milieu strictement anaérobie et que, par suite, on ne devait établir aucune ouverture, si ce n'est celles pour l'entrée et la sortie des liquides. Pourtant on doit remarquer que les eaux qui tombent dans la fosse septique, surtout celles des water-closets, sont très aérées et que de plus la décomposition des matières organiques, principalement celle des matières hydro-carbonées, s'accompagne de dégagements de gaz. Il est donc indispensable de permettre l'évacuation de cet air et de ces gaz qui, si la fosse était hermétiquement close, créeraient une pression nuisible, favorisant la production et l'élargissement des fissures. Le tuyau de ventilation pourra du reste être réuni à l'un de ceux du lit bactérien.

C'est pour le lit bactérien que la ventilation doit surtout être assurée de la manière la plus parfaite, car toute l'épuration dépend de la quantité d'oxygène fournie aux microbes pour oxyder la matière organique. Pour l'obtenir, un tuyau de $0^m,15$ de diamètre très peu élevé, $2^m,50$ au maximum, éloigné de toute fenêtre ouvrante, amènera l'air frais à la surface du lit bactérien. Un autre tuyau de même diamètre aspirera l'air pris au-dessous du lit; il s'élèvera jusqu'au faîte de l'habitation et sera surmonté d'une girouette aspiratoire.

5° **Tampons de visite.** — Des tampons de visite seront établis au-dessus de la fosse septique pour en permettre la vidange si elle devenait nécessaire, par exemple si des matières solides minérales (cendres, charbon, scories, etc...) trouvaient accès dans la fosse. Une trappe de plus grande dimension sera aussi établie sur le lit bactérien et à la sortie de ce dernier pour permettre la surveillance et la prise d'échantillons de l'effluent. Pour cette prise on devra toujours aménager, avant le tuyau d'évacuation, une petite cuvette de retenue de 2 à 3 litres de capacité que l'eau traversera.

On veillera enfin à ce qu'aucune odeur, aucun gaz, ne puissent s'échapper par d'autres voies que par les tuyaux d'évacuation disposés pour leur collecte et pour leur rejet dans l'atmosphère, à une hauteur telle qu'ils ne constituent aucune gêne pour le voisinage.

Telles sont les conditions que doivent remplir les *appareils épurateurs* et qu'il est indispensable d'exiger rigoureusement lorsque les circonstances imposent leur adoption.

CHAPITRE VI

ÉPURATION DES EAUX RÉSIDUAIRES DE TANNERIE

Le travail de la tannerie comprend deux phases : la préparation des peaux et le tannage proprement dit ([1]).

La préparation des peaux pour le tannage a pour but de transformer les *peaux dites « en poils »*, fraîches ou conservées, en *peaux en « tripes »*. Les opérations nécessaires pour arriver à ce but nécessitent pour la plupart d'assez grands volumes d'eaux qui doivent être évacuées après avoir été fortement polluées par les nombreuses impuretés qui souillent les peaux et aussi par les déchets des fermentations qu'elles subissent. Ces opérations comprennent le *reverdissage*, l'*épilage*, le *lavage* avec ou sans *déchaulage*, et le *gonflement des peaux*.

Dans le *reverdissage*, les peaux sont trempées dans l'eau pour en éliminer les impuretés (crotte, sang, etc.), ainsi que les substances employées pour leur conservation. Les eaux de reverdissage contiennent donc des matières excrémentitielles et du sang, auxquelles s'ajoutent, pour les peaux conservées, le sel principalement et quelquefois de l'arsenic. Dans certaines usines, les bains de reverdissage sont très rarement renouvelés : ils sont alors extrêmement chargés de matières organiques en putréfaction.

D'après le Dr *F. Heim* ([2]) la composition chimique type par litre des eaux de reverdissage est la suivante :

Matières en suspension organiques	0^{gr},182
— minérales	0,095
Résidu sec matières organiques.	0,690
— minérales	0,560

([1]) L. MONNIER et C. VANEY. *La Tannerie*. — Gauthier-Villars, Paris, 1903.
([2]) Rapports scientifiques sur les travaux entrepris au moyen des subventions de la Caisse des Recherches Scientifiques en 1909. — Melun, Imp. adm., 1910.

Oxydabilité (Test d'incubation)	0,0096
Carbone total	0,267
Azote total	0,126
— ammoniacal	0.005
— nitrique	néant
Graisses libres	0,008
Graisses combinées	0,008
Gaz dissous	114 cc.
Acide carbonique	52 cc.
Oxygène	15 cc.
Azote	45 cc.
Hydrogène sulfuré	2 cc.

Parmi les procédés employés pour obtenir l'*épilage*, certains comme l'*épilage à l'échauffe*, ou l'*épilage aux pâtes de sulfure d'arsenic* ou *aux solutions concentrées de sulfures alcalins*, produisent peu ou pas d'eaux résiduaires. Il n'en est pas de même de l'*épilage à la chaux* ou *pelanage*.

Le *pelanage* s'opère dans une série de cuves en maçonnerie appelées *pelains* : le *pelain neuf ou vif* n'ayant pas encore été utilisé, le *pelain faible ou gris*, ayant servi, mais possédant encore une certaine activité, et le *pelain mort* qui a presque entièrement perdu sa force. Les peaux sont d'abord trempées dans le pelain mort, puis dans le pelain gris et enfin dans le pelain vif. Après trois immersions des peaux, un pelain est généralement rétrogradé. Le pelain mort est vidé et rechargé pour devenir pelain vif.

Ce pelain mort est composé d'une liqueur claire et de boues.

D'après *Schroeder* et *Schmitz Dumont* ([1]) un bain de pelanage ayant été employé plusieurs mois avait la composition suivante :

Liqueur claire. Matière organique	11gr,856 par litre.
— — minérale	3,153 —
— Se décomposant en chaux libre dissoute.	0,332 —
— — chaux combinée	1,678 —
— — magnésie	0,015 —
— — chlorure et sulfate alcalins	1,130 —
Dépôt. . . . . Carb. de chaux	8,22 %
— Chaux libre en CaO	43,99 %
— Chaux combinée à la mat. organique	8,82 %
— Substance organique	38,97 %

([1]) L. MEUNIER et C. VANEY. *Loc. cit.*

Il se produit pendant le pelanage une dissolution de la peau d'autant plus forte que le pelanage est plus long et que la température à laquelle il est effectué est plus élevée; elle est également d'autant plus importante que le bain est plus vieux.

Ainsi d'après *Eitner* ([1]) :

	Pelain fraiche- ment préparé	Pelain ayant servi
Substance dissoute %₀ de peau sèche. 1ʳᵉ Exp.	2,55	4,55
— dans le même bain. 2ᵉ Exp.	4,30	8,29

L'épilage au sulfure de sodium s'obtient en empilant les peaux dans une solution de ce sel jusqu'à destruction du poil. Les peaux sont ensuite lavées à grande eau.

Le Dr. *F. Heim* a donné la composition type par litre d'eau résiduaire d'épilage par le sulfure de sodium :

Matières en suspension organiques	0ᵍʳ,512
— minérales	0,726
Résidu sec matières organiques	12,140
— minérales	21,110
Carbone total	2,391
Azote total	3,240
— ammoniacal	0,032
— nitrique	néant
Graisses libres	0,020
— combinées	2,380
Gaz dissous	70ᶜᶜ,5
Acide carbonique	0,0
Oxygène	0,0
Azote	70,5
Hydrogène sulfuré	4ᵍʳ,540

Le sulfure de sodium est aussi quelquefois ajouté aux pelains. Ainsi, à l'école de *Freiberg*, on prépare un pelain au sulfure de sodium à l'aide de 6 kilogrammes de chaux vive éteinte puis délayée jusqu'à ce qu'ils forment 1000 litres; on ajoute alors 0ᵏᵍ,500 de sulfure de sodium commercial cristallisé, puis, au bout d'un certain temps, 0ᵏᵍ,500 de ce sel. Dans ce cas, la chute du poil étant plus rapide, la perte de poids que subit la peau est très réduite.

Les peaux destinées à la *mégisserie* sont ébourrées à l'aide d'un mélange de chaux et d'orpiment. Les eaux de lavage

[1] L. MONNIER et C. VANEY. *Loc. cit.*

des peaux ainsi traitées ont, d'après le Dr. *F. Heim* ([1]), la composition suivante par litre :

Matières en suspension organiques	0,150
— minérales	0,500
Résidu sec matières organiques	1,800
— minérales.	0,450
Azote total	0,592
— ammoniacal	0,051
— nitrique	néant
Hydrogène sulfuré	0,160
Alcalinité (en chaux)	1,776
Graisses libres.	0,080
Graisses combinées	0,070
Gaz dissous	60 cc.
Acide carbonique.	néant
Oxygène	10
Azote et gaz résiduels	50
Arsenic.	0^{gr},024

Déchaulage. — Lorsque les peaux ont été traitées dans les pelains ou par quelque procédé analogue, on doit en éliminer la chaux.

La purge de chaux s'opère soit simplement par des moyens mécaniques, soit par des confits d'excréments ou de son, soit par des procédés chimiques. Dans ces derniers procédés on emploie des solutions diluées d'acide chlorhydrique, d'acide sulfurique, d'acide carbonique gazeux, les acides acétique, lactique, formique, le borophénol (acide borique et phénol), l'acide crésotinique, l'acide crésol-sulfonique, le bisulfite de soude, etc....

Tannage. — Dans le tannage proprement dit, les peaux séjournent dans des bains les plus divers suivant le procédé employé.

Avant le séjour en fosse, dans le *procédé aux écorces*, les peaux passent dans des bains de jusée obtenus en épuisant la tannée retirée des fosses.

Le *tannage aux extraits* s'obtient en immergeant les peaux dans des cuves contenant des solutions d'extraits de bois ou d'écorces tannants que l'on enrichit peu à peu.

Le *tannage minéral* est employé pour le hongroyage ou la mégisserie. Dans le 1er cas les peaux sont soumises à l'action

([1]) *Loc. cit.*, 1910, paru en 1911.

de la solution d'alun et de sel (9 kilogrammes d'alun et 5 kilogrammes de sel pour 100 litres d'eau). Dans le 2ᵉ cas on y
ajoute de la farine et des jaunes d'œufs. Le *tannage au chrome*
s'opère en plongeant les peaux dans une solution d'acide chromique (bichromate de potasse et acide chlorhydrique), puis
dans une solution d'hyposulfite de soude.

Composition des eaux résiduaires de tannerie. — Les procédés de tannage sont, comme on vient de s'en rendre compte,
assez nombreux. De plus, chaque tanneur a un mode de travail particulier suivant l'espèce de cuir qu'il veut obtenir, ce
qui le conduit à employer des produits en quantités très
variables. Aussi les eaux résiduaires de tannerie ont-elles les
compositions les plus différentes suivant les contrées et suivant les usines; on s'en convaincra par les résultats d'analyses que nous donnons ci-après.

D'après les *Ribble Commitee's Proceedings* les eaux résiduaires
de tannerie contiennent :

Matières dissoutes totales de . .	0ᵍʳ,540	à	5ᵍʳ,060	par litre
— minérales de .	0,260	à	3,380	—
— volatiles de . .	0,280	à	1,171	—
Matières en suspension totales de .	0,160	à	1,280	—
— minérales de	0,080	à	1,140	—
— volatiles de .	0,080	à	1,000	—
Oxygène absorbé en 4 heures de .	0,064	à	0,422	—
Azote albuminoïde	0,0086	à	0,050	—

Les analyses de *K.-B. Lehmann* ([1]) ont donné les résultats
suivants par litre :

	Eau de trempage des peaux fraîches	Infusion d'écorces	Infusion d'écorces épuisée	Pelains morts	Tannage à la vapeur. Cuve à tremper
Résidu sec	4ᵍʳ,360	4ᵍʳ,870	3ᵍʳ,746	14,390	14,105
Perte à la calcination.	2,202	4,195	2,754	9,510	10,470
Chaux	—	0,163	—	2,860	1,680
Réaction	neutre	acide	très acide	tr. alcal.	alcaline

([1]) Citées par WEIGELT. *Assainissement et repeuplement des rivières.*

Analyse d'eaux résiduaires de tanneries (d'après MacLean Wilson).

(En milligrammes par litre.)

	MATIÈRES SOLIDES TOTALES	MATIÈRES EN SUSPENSION			MATIÈRES EN SOLUTION			AZOTE		OXYGÈNE ABSORBÉ EN 4 HEURES	ALCALINITÉ EN CO³Ca
		TOTALES	PERTE AU ROUGE	CENDRES	TOTALES	PERTE AU ROUGE	CENDRES	AMMO-NIACAL	ORGA-NIQUE		
Trempage peaux à l'arsenic :											
1ᵉʳ lavage	5090	100	88	12	2990	532	2458	75	17	61,6	—
2ᵉ	5090	110	112	28	5550	768	5082	201	58	114,0	—
Trempage peaux salées :											
1ᵉʳ lavage	7550	166	54	132	7164	636	6528	28	16	20,0	—
2ᵉ	2012	80	56	44	1922	216	1.16	109	6	11,2	—
Trempage peaux séchées au soleil :											
1ᵉʳ lavage	5837	72	24	48	5765	210	5525	50	9,2	57,6	—
2ᵉ	9570	930	250	710	8440	1010	71.0	125	56	127,6	—
Trempage peaux fraiches :											
1ᵉʳ lavage	9050	580	500	80	8650	900	7750	110	88,8	119,0	1070
2ᵉ	2185	276	213	65	1910	550	1680	46	29,4	64,8	550
Pelain de chaux	10590	1150	0	1130	9460	2630	6840	221	426,0	606	5900
Lavage après pelain de chaux	21720	1820	950	870	22990	13750	9150	516	2156,0	1655	5200
Pelain de chaux et de sulfure de sodium	4200	640	500	540	3560	1700	1860	63	286	254	670
Lavage après pelain de chaux et de sodium	53240	8560	2290	6270	49680	29510	20540	1020	4480	5600	—
Liquide de confit de fiente de pigeons	6060	5680	720	2960	5770	1900	3880	140	413	629	1100
Liquide de confit de son	7680	680	590	290	7000	4090	2940	108	657	562	—
Liquide tannant épuisé	4010	650	580	50	5580	1850	1550	21	256	243	—
	50530	21430	21080	540	8900	440	8400	2,6	162	8080	—
Mélange des eaux résiduaires prélevées heure par heure	15200	5390	2310	2980	9880	4310	5540	159	101	2425	50,0
	5450	1510	1124	186	2140	900	1240	70	105	558	—
Corroirie											
Liquide de trempage (sumac)	51560	9880	9020	860	44680	38760	5020	9,0	288	5180	—
Nettoyage ; moyenne heure par heure	18580	8800	5320	3580	9780	7600	2180	9,9	172	7740	—
Pelleterie											
Trempage : 1ᵉʳ lavage	1100	560	180	180	750	280	470	30,0	20,4	65,2	—
2ᵉ	950	120	76	44	830	420	410	72,7	52,5	88,8	—
Pelain de chaux ; heure par heure	1810	340	164	176	1470	520	4540	42,7	35,2	47	—
	11890	2380	1164	1316	9140	480	9560	156,0	692,0	656	—
	10560	6480	4460	4460	4080	800	52,0	97,0	186,0	416	—
Mélange moyen	2240	1740	570	1170	500	170	550	46,0	43,6	125	490

Tannerie I. G.

ANALYSES DE L'INSTITUT PASTEUR DE LILLE

(Résultats par litre.)

	EAU DE DESSAIGNAGE	PELAIN MORT	EAU DE LAVAGE	BAIN DE CHROME USÉ	BAIN D'HYPOSULFITE USÉ	BAIN TANNANT USÉ	MÉLANGE D'APRÈS LES PROPORTIONS RELATIVES
Volume évacué par jour (en mètres cubes)	18	2	10	6	1	6	45
Aspect	Opalescent	laiteux sale	vert clair	à peu près limpide	vert foncé	trouble	trouble
Couleur	jaune très pâle	jaune gris	faible	vert foncé	faible	jaune rouge	verte
Odeur	putride faible	putride		faible		vireuse	putride
Alcalinité en NaOH	0gr,500	2gr,500	0gr,025	0gr,996	3gr,292	0gr,606	1gr,592
Acidité en SO^3H^2	—	—	—	—	—	—	—
Extrait à 110°	5,920	62,240	7,740	44,870	25,180	15,655	14,410
Résidu fixe au rouge	5,395	52,940	6,890	59,725	10,700	6,755	11,760
Perte au rouge	0,525	29,300	0,850	5,145	14,480	6,880	2,650

D'après *König* (¹) les eaux résiduaires ont la composition suivante par litre :

	Pelain mort.	Eau de tannage épuisée (Amérique).	Eau résiduaire de tannage.
Matières solides totales .	5ᵍʳ,186	8ᵍʳ,459	5ᵍʳ,496
Combinaisons organiques.	2,059	5,182	1,549
— azotées. . .	8,747	0,452	0,675

Tannerie R

ANALYSES DE L'INSTITUT PASTEUR DE LILLE

PAR LITRE	REVERDISSAGE 1ᵉʳ trempage	REVERDISSAGE 5ᵉ trempage	PELAIN mort	DÉCHAULAGE à l'acide formique	JUS blancs
	gr.	gr.	gr.	gr.	gr.
Extrait à 110°	26.600	15,705	16,420	1,125	12,720
Résidu au rouge	25,170	12,555	9.075	1,025	3,900
Perte au rouge	1,450	1,170	7,545	0,200	8,850
Ammoniaque	0,126	0,126	0,578	0,0105	0,0945
Alcalinité libre (CaO et Az H⁵).	»	»	5,416	»	»
Alcalinité en CO³ Ca . .	1,050	1,100	1,850	2,850	1,400
Hydrogène sulfuré . . .	présence	présence	abondant	néant	néant
Oxygène absorbé en 4 heures :					
Avant précipitation par le talc.	0,190	0,200	1,680	0,024	8,620
Après précipitation par le talc.	0.072	0,074	1,080	0,014	4,260
Matières précipitées . .	0,118	0,126	0,600	0,010	4,360
Azote organique :					
Avant précipitation par le talc.	0,155	0,120	0,846	0,054	0,0258
Après précipitation par le talc.	0,025	0,015	0,654	0,015	0,0256
Matières précipitées . .	0,150	0,107	0,192	0,021	0,0022
Matières en suspension totales	0,555	0,194	0,285	néant	0,331
Matières en suspension fixes	0,314	0,102	0,179	»	0,094
Matières en suspension volatiles	0,241	0,092	0,106	»	0,237

Nous avons pu obtenir pour la tannerie R l'évaluation du

(¹) Citées par WEIGELT. *Assainissement et repeuplement des rivières.*

volume des eaux résiduaires rejetées par semaine. Il se décompose de la façon suivante :

Reverdissage et désalage	72 mètres cubes
Épilage	27　—
Echarnage.	39　—
Déchaulage	39　—
Petits jus blancs	14　—
1/2 pelain	6,5　—
Total	197,5　—

pour un travail de 6 jours par 150 gros cuirs tannés, soit environ 33 mètres cubes par jour ou 1 mètre cube 320 par cuir.

La détermination des matières colloïdales par précipitation par le talc a donné ce résultat, du reste prévu, que dans les eaux de reverdissage les matières organiques se trouvent

Tannerie B
ANALYSES DE L'INSTITUT PASTEUR DE LILLE

PAR LITRE	REVERDISSAGE		PELAIN mort 6 mois	PELAIN presque mort	PETIT jus épuisé
	Peaux sèches des Indes	Peaux salées			
	gr.	gr.	gr.	gr.	gr.
Extrait à 110°	1,220	36,605	5,565	11,975	20,575
Résidu au rouge	0,670	35,385	1,855	8,900	5,955
Perte au rouge	0,550	1,220	3,710	3,075	14,620
Ammoniaque	0,091	0,092	0,070	0,055	0,015
Alcalinité libre en Az H³.	»	0,049	»	»	»
Alcalinité libre en CaO +AzH³	»	»	0,106	1,590	»
Alcalinité en CO³ Ca . .	0,680	0,550	1,030	0,850	0,200
Oxygène absorbé en 4 heures :					
Avant précipitation par le talc.	0,043	0,091	0,600	0,520	5,060
Après précipitation par le talc.	0,0256	0,047	0,490	0,452	4,800
Matières précipitées . .	0,0174	0,044	0,110	0,068	0,260
Azote organique :					
Avant précipitation par le talc	0,0802	0,1484	0,442	0,4541	0,0755
Après précipitation par le talc.	0,0285	0,0713	0,582	0,3947	0,0486
Matières précipitées . .	0,0517	0,0771	0,060	0,0594	0,0267

principalement à l'état colloïdal. Il n'en est plus de même pour les eaux résiduaires rejetées par les autres ateliers de la tannerie.

Ces remarques ne s'appliquent pas tout à fait aux eaux résiduaires de la tannerie B, mais il y a lieu de considérer que, par suite de l'emploi d'un antiseptique (la créoline), la dissolution de la peau dans l'eau de reverdissage est beaucoup plus faible.

Nous avons eu l'occasion d'examiner les eaux résiduaires d'une tannerie mégisserie de Seine-et-Oise composées du mélange de toutes les eaux de l'usine dans les proportions suivantes :

Eau de trempage et reverdissage	4
Eaux de pelains de chaux.	12
Eaux du travail de rivière et de lavage des bouts de laine..	110
Eaux de chimie (contenant de l'orpiment).	30
Eaux de Sumac	6

Le mélange présentait la composition suivante :

Extrait sec	$6^{gr},705$ par litre	
Résidu fixe au rouge (cendres)	5,045	—
Perte au rouge (matières organiques).	1,660	—
Azote organique en Az.	0,055	—
Ammoniaque.	0,087	—
Alcalinité en CaO	0,977	—

Nocivité des eaux résiduaires de tannerie. — *Weigelt* [1] a étudié l'action d'un grand nombre de composés chimiques ou organiques sur les poissons. Parmi les composés que l'on peut rencontrer dans les eaux résiduaires de tannerie, certains ont une action très nuisible :

Tannin. — Les solutions à 0,1 pour 1000 ne paraissent pas avoir d'action sur la truite, tandis que dans la solution à 10 pour 1000 elle périt très rapidement. Cette dernière solution paraît être supportée au moins un certain temps par la tanche.

Chaux. — La chaux est très nuisible aux poissons : ils peuvent supporter la dose de 0,03 pour 1000, mais sont intoxiqués lorsque cette dose atteint 0,07 pour 1000.

Alun chromique. — Relativement peu toxique; le poisson résiste à des solutions à 0,2 pour 1000.

[1] *Assainissement et repeuplement des rivières* (Trad. franç.). Bruxelles, 1904.

Composés arsenicaux. — Les poissons, même les plus petits, supportent pendant plusieurs heures l'action des solutions arsenicales à 0,05 pour 1000.

D'après le Dr *Heim* ([1]) les composés arsenicaux semblent exister dans les eaux résiduaires de mégisserie (voir Analyse, page) à l'état de sulfure colloïdal dénué de toxicité. Aussi ces eaux diluées au 1 10e n'exercent aucune action sur les poissons, les crustacés, les phanérogames. On peut, avec une dilution supérieure à 1/50e, les épandre pendant longtemps (15 jours) sur le sol sans dommage pour les plantes de culture qui y croissent.

Hydrogène sulfuré. — L'eau contenant 0,001 pour 1000 d'hydrogène sulfuré exerce une action toxique énergique sur les poissons.

Les essais du Dr *Heim* ont montré que les eaux d'épilage par le sulfure de sodium sont extrêmement toxiques pour les poissons et les crustacés, les premiers étant plus sensibles que les derniers. Les poissons ne peuvent supporter pendant 24 heures que le séjour dans des dilutions à 1 pour 1000. Ces eaux ne sont inoffensives pour les plantes aquatiques qu'à la dilution de 1 pour 500. L'épandage, même prolongé, sur le sol, à toute concentration, reste par contre inoffensif pour les plantes de culture.

Utilisation des eaux résiduaires de tannerie. — D'après *Schultz* ([2]) les eaux résiduaires de tannerie peuvent être employées comme engrais. Les eaux de trempage des bains de chaux, les jus usés des fosses à tan et les eaux de lavage ont, comme fertilisants, une valeur telle qu'une tannerie traitant 5 000 peaux par an peut fertiliser 40 hectares de terrains de culture. On peut y ajouter avec profit tous les résidus d'écorces et même de la terre pour y retenir l'ammoniaque.

Ferdinand Jean ([3]) recommande de réunir les eaux de désaignage des peaux, les fonds de pelains morts, les eaux de lavage des ateliers et des moulins, les balayures, etc., dans un réservoir situé au-dessous de la tannerie. Avec les cendres

([1]) *Loc. cit.*, 1910.
([2]) Theodor Koller. *The utilisation of Waste products*, London. 1902.
([3]) Industrie des cuirs et des peaux. *Encyclopédie Léauté*, p. 108.

provenant de la combustion de la tannée, les balayures de
tan et des plâtras ou des terres, on peut obtenir un compost
utilisable avantageusement pour fertiliser les terres. Dans un
compost de ce genre il a trouvé 1,55 pour 100 d'azote.

Il indique aussi que les eaux de désalage des peaux pourraient être traitées avec avantage. Il suffirait de porter ces
eaux à l'ébullition pour coaguler les matières colloïdales
qu'on sépare, puis de les évaporer pour en retirer le sel qui
serait de nouveau utilisé pour le salage des peaux.

H. R. Procter[1] a suggéré que dans beaucoup de tanneries
on aurait avantage à extraire par distillation l'ammoniaque
des pelains morts.

Épuration des eaux résiduaires de tanneries. — Tant que le
tannage par les anciens procédés, c'est-à-dire le tannage aux
écorces, fut la seule méthode de travail employée, les tanneries n'étaient que des établissements relativement peu importants, car le temps nécessaire pour obtenir le cuir était trop
long (plus d'un an) et le capital immobilisé assez considérable. Depuis, les méthodes rapides ont permis la création
d'usines très importantes.

La plupart des tanneries rejettent des volumes d'eaux résiduaires relativement peu considérables. Nous avons vu plus
haut qu'une usine produisant 150 gros cuirs par semaine ne
rejetait environ que 200 mètres cubes d'eaux résiduaires pendant 6 jours. Nous avons dit que, pour cette usine, l'évacuation était de 35 mètres cubes environ par jour; mais cette
évaluation n'est pas absolument exacte, car à certains jours
plusieurs cuves sont vidées, alors qu'on n'en vide aucune à
d'autres jours. De plus, cette vidange de cuves est toute mo-
mentanée et ne dure que quelques heures. Pour les grandes
usines, où le tannage s'effectue par les procédés rapides, ces
intermittences dans l'écoulement sont moins espacées, mais
cependant la variation de composition de l'eau rejetée est
encore très importante à tout moment.

Par suite de la grande pollution et de la diversité de composition des eaux rejetées par les divers ateliers et de leur
écoulement souvent espacé et toujours intermittent, le pro-

[1] Moore et Silcock : *Sanitary Engineering*, London, 1909.

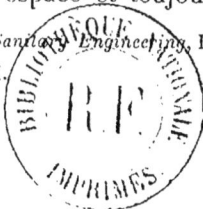

blème de l'épuration des eaux résiduaires de tannerie est le plus difficile à résoudre. Cependant l'épuration est nécessaire, car ces eaux renferment, comme nous l'avons montré, des produits très nuisibles aux poissons.

Nous exposerons d'abord les expériences entreprises pour obtenir cette épuration, puis les opinions de divers auteurs sur les méthodes usitées en Angleterre, et nous nous efforcerons enfin de tirer de ces documents des conclusions pratiques.

Expériences de l'Institut Pasteur de Lille. — Nous avons effectué un certain nombre de recherches sur l'épuration biologique des eaux de plusieurs tanneries et nous en résumons ci-après les résultats.

A la tannerie de W. on prépare par les procédés rapides les cuirs pour la corroirie. Les peaux sont épilées dans un bain fort de sulfure et de chaux, puis elles sont tannées aux extraits et au chrome. On emploie aussi de l'acide formique pour déchauler les peaux et pour rendre l'action des extraits plus rapide.

Les eaux résiduaires totales, 60 à 80 mètres cubes par jour, contiennent donc du sel (désalage des peaux), matières organiques (souillures des peaux), chaux (60 kgr. par jour), sulfures (20 kgr. par jour), extraits épuisés, sels de chrome, acide formique (3 à 4 kgr. par jour).

Le mélange des eaux fournit, après repos, un liquide peu coloré, à réaction neutre, d'odeur peu désagréable d'extraits tannants.

L'addition de sels de fer ou d'alumine seuls donne de mauvais résultats, mais si ce traitement est suivi d'un deuxième traitement à la chaux, la précipitation devient assez bonne. Les quantités les plus favorables ont été de $0^{gr},5$ de sulfate ferrique et de 2 grammes de chaux par litre. On a ainsi obtenu les résultats suivants par litre :

	Carbone organique	Azote organique.
Eau brute filtrée	$0^{gr},296$	$0^{gr},0172$
— précipitée	$0^{gr},089$	$0^{gr},0078$

Généralement ces eaux légèrement acides se conservent

sans qu'il s'y déclare de putréfaction. Lorsqu'elles ont été traitées par la chaux elles sont alcalines et peuvent être épurées par lits bactériens de contact, comme le montrent les résultats suivants par litre :

	Carbone organique.	Azote organique.	Ammoniaque	Nitrates.
Eau brute précipitée.	0 gr. 089	0 gr. 0172	0 gr. 0090	»
Effluent du lit de 1er contact.	0 gr. 074	0 gr. 0078	0 gr. 0038	traces
— — de 2e contact.	0 gr. 035	0 gr. 0054	0 gr. 0024	traces

Si l'on prend soin de comprendre dans le mélange des eaux résiduaires les boues de chaux provenant des bains d'épilage, les eaux sont alors légèrement alcalines ($0^{gr},33$ par litre en carbonate de chaux). Ces eaux diluées peuvent être épurées directement sur lits bactériens de contact. Nous avons obtenu sur d'autres échantillons les résultats suivants :

	PERTE au rouge	OXYDABILITÉ au permanganate	CARBONE organique	AZOTE organique	AMMONIAQUE	NITRATES
	gr.	gr.	gr.	gr.	gr.	gr.
Eau brute diluée au 1/2 . . .	»	0,700	1,470	0,104	0,003	»
Effluent du lit de 1er contact .	»	0,600	0,960	0,081	0,0013	0,006
— — 2e — .	»	0,350	0,756	0,042	0,0010	0,020
— — 3e — .	»	0.240	0,382	0,024	0,0008	0,025
Eau brute diluée au 1/4 . . .	0,910	0,276	0,632	0,052	0,0018	»
Effluent du lit de 1er contact.	0,850	0,216	0,520	0,052	0,0016	0,009
— — 2e — .	0,700	0,160	0,580	0,029	0,0014	0,020
— — 3e — .	0,560	0,094	0,204	0,018	0,0007	0,030

Nous avions conseillé à l'industriel de diriger toutes ses eaux résiduaires, y compris les boues des bains d'épilage, dans des bassins de décantation. Ces eaux décantées, diluées dans trois fois leur volume d'eau de la rivière proche, pourraient être épurées assez facilement sur lits bactériens. Par suite de diverses circonstances, nos conseils n'ont pu encore être suivis.

Expériences du Dr Schoofs. — Dans le travail publié par le Dr F. *Schoofs*, relatant ses expériences de laboratoire sur l'épuration biologique des eaux résiduaires de tannerie[1], nous ne trouvons malheureusement aucune indication sur le mode de travail de l'usine d'où il a tiré les eaux traitées, ni sur les proportions relatives des eaux résiduaires des différents ateliers. Il indique seulement que « l'eau était trouble, de couleur foncée, son odeur dénotait la présence de matières organiques en décomposition, sa réaction était neutre ou alcaline, jamais acide ».

Les expériences furent divisées en deux séries. Dans la première l'eau brute était directement déversée sur un lit bactérien de premier contact dans lequel elle séjournait deux heures, puis subissait un deuxième contact de même durée sur un autre lit bactérien. Dans la deuxième série, l'eau brute séjournait un certain temps dans une fosse septique, dont on renouvelait le contenu partiellement chaque jour, puis était traitée par deux contacts sur lits bactériens comme précédemment.

Dans la fosse septique, *Schoofs* constata qu'il s'établissait des fermentations avec production d'hydrogène sulfuré et d'ammoniaque.

En examinant les résultats des analyses on remarqua que les eaux ayant séjourné en fosse septique s'épuraient mieux que les eaux brutes, par traitement sur les lits bactériens. Un seul contact s'est montré insuffisant. Au contraire, les effluents du deuxième contact étaient imputrescibles. Nous rapportons ci-contre les nombres, maxima et minima, et les moyennes des résultats analytiques.

Expériences de l'Institut d'hygiène de Hambourg. — Les expériences entreprises sous la direction du *prof. Dunbar* ont montré que des eaux résiduaires de tannerie employant le procédé aux extraits pouvaient être épurées d'une façon satisfaisante par double contact sur lits bactériens, avec deux remplissages par jour et par lit. Le tannin avait complètement disparu ; l'oxydabilité était réduite de 75 pour 100 et l'azote organique de 82 pour 100. Les effluents étaient sans odeur et ne manifestaient plus de tendance à la putréfaction.

[1] La *Technologie sanitaire*, 15 juillet 1904.

	OXYGÈNE ABSORBÉ	RÉSIDU SEC	PERTE AU ROUGE	AMMONIAQUE		NITRATES	NITRITES
				LIBRE OU SALINE	ALBUMINOÏDE		
	gr.	gr.	gr.	gr.	gr.	gr.	gr.
Eau brute.							
Maximum	0,515	3,752	1,521	0,080	0,088	»	»
Minimum	0,042	0,752	0,138	traces	traces	»	»
Moyenne.	0,122	2,301	0,956	0,028	0,025	»	»
Effluent du lit bactérien de 1ᵉʳ contact.							
Maximum	0,180	3,616	1,444	0,064	0,018	traces	traces
Minimum	0,021	0,698	0,097	0,004	traces	0	0
Moyenne.	0,065	1,969	0,448	0,029	0,009	»	»
Réduction moyenne %₀ .	45,9	»	49,6	»	»	»	»
Effluent du lit bactérien de 2ᵉ contact.							
Maximum . . . . . . ' .	0,131	4,852	1,400	0,064	0,040	0,0755	0,0025
Minimum	0,011	1,116	0,039	traces	traces	0	0
Moyenne.	0,057	2,010	0,447	0,022	0,007	»	»
Réduction %₀	56,5	»	50,3	»	»	»	»
Effluent du réservoir septique.							
Maximum	0,217	5,580	1,368	0,090	0,018	»	»
Minimum	0,028	0,928	0,281	0,034	0,0025	»	»
Moyenne.	0,097	1,625	0,602	0,055	0,0074	»	»
Effluent du lit bactérien de 1ᵉʳ contact.							
Maximum	0,131	3,136	1,368	0,060	0,056	présence	présence
Minimum	0,011	0,782	0,096	0,010	traces	0	0
Moyenne.	0,065	1,857	0,448	0,025	0,0084	»	»
Réduction %₀	46,9	»	50,0	»	»	»	»
Effluent du lit bactérien de 2ᵉ contact.							
Maximum	0,070	2,796	1,336	0,045	0,016	0,087	0,0022
Minimum	0,010	0,904	0,088	traces	traces	0	0
Moyenne.	0,042	1,728	0,522	0,0147	0,002	»	»
Réduction %₀	61,7	»	66,7	»	»	»	»

Expérience de Lawrence (Massachusetts). — Parmi les nombreux essais effectués à la station de *Lawrence*, *H. W. Clark* a résumé les expériences d'épuration des eaux résiduaires de trois tanneries([1]).

Tannerie A. — Préparation et tannage des peaux de moutons. — Le volume des eaux rejetées variait de 91 à 227 mètres cubes par jour. Les eaux étaient très concentrées, colorées par différentes couleurs d'aniline, et contenaient des matières organiques en voie de putréfaction. Comme elles ne renfermaient que rarement des substances antiseptiques, on put obtenir de la nitrification. Il y avait parfois un grand volume de boues riches en graisses et en matières azotées. Les premiers essais de filtration sur un lit de sable de $0^m,60$, bien qu'ayant paru donner quelques résultats d'épuration, durent être arrêtés par suite du colmatage produit par les matières en suspension.

Dans une partie du travail de la tannerie, on employait de grandes quantités de chaux et on ajoutait du lait de chaux presque continuellement aux autres eaux résiduaires. Après décantation on constata une précipitation de 60 pour 100 de la matière organique. Le liquide décanté fut alors traité sur un lit de sable de $1^m,20$ de profondeur, d'abord au taux de 134 litres, puis de 67 litres, et enfin de $33^l,5$ par mètre carré et par jour. Les essais furent commencés en janvier, mais ce n'est qu'en mai que la nitrification apparut. L'effluent était clair et incolore et, lorsque le filtre fonctionnait d'une façon discontinue, on obtenait des résultats satisfaisants qui se maintinrent pendant deux années, comme le montre l'analyse moyenne suivante, en milligrammes par litre :

Sur un autre filtre à sable de même profondeur on traita un

	AMMONIAQUE libre	AZOTE albuminoïde		AZOTE		OXYGÈNE consommé	GRAISSES
		Totale	En solution	Nitrates	Nitrites		
Eau brute décantée.	68,2	23,9	18,3	1,7	0,112	466,6	89,7
Effluent du filtre . .	14,5	2,5	1,2	99,6	0,258	17,9	60,0

[1] 44ᵉ rapport annuel du Massachusetts State Board of Health 1910.

mélange d'une partie d'eau de tannerie et de deux parties d'eau d'égout domestique. On obtint une épuration satisfaisante au taux de 45 et 56 litres par mètre carré et par jour.

Un lit de coke de $0^m,60$ de profondeur, en fonctionnement pendant près de deux ans, au taux de 392 à 560 litres par mètre carré et par jour, permit la retenue de 85 pour 100 de l'azote albuminoïde et de 85 pour 100 des matières organiques d'après l'épreuve de l'oxygène consommé. L'effluent avait encore la composition d'une eau d'égout domestique ordinaire et pouvait être épuré facilement à un taux élevé sur filtres à sable. La boue enlevée avec les couches supérieures du lit de coke pouvait être brûlée dans les chaudières de l'usine.

Tannerie B. — Préparation et tannage des peaux de veaux. — Le volume des eaux rejetées dépassait 900 mètres cubes par jour. Les eaux étaient très concentrées, contenant une très forte proportion de matières organiques et étaient généralement colorées par les bains de teinture. Une partie des peaux importées étaient imprégnées de naphtaline pour éviter la putréfaction, naphtaline qu'on retrouvait dans les eaux. Celles-ci contenaient aussi de l'arsenic en solution et en suspension. On employait par mois plus d'une tonne de sulfure d'arsenic qui était mélangée à la chaux pour l'épilage des peaux. Une grande quantité de matières organiques en suspension se déposait en une heure avec l'aide de la chaux et des autres produits chimiques qui se trouvaient dans les eaux. Une proportion considérable de l'arsenic était ainsi précipitée, mais, dans le liquide décanté, il en restait assez pour arrêter la prolifération bactérienne. Ce liquide décanté fut traité sur un lit de sable et sur un lit de coke aux taux moyens respectifs de 56 et 112 litres par mètre carré et par jour, et l'effluent du lit de coke fut traité sur un autre lit de sable au dernier taux.

Le lit de sable donne un effluent généralement satisfaisant; mais la nitrification cessait entièrement lorsque l'eau traitée contenait une plus grande quantité d'arsenic que de coutume. Le lit de coke retenait beaucoup de matières organiques et généralement tout l'arsenic. Quand l'eau contenait tellement d'arsenic qu'on n'y trouvait que quelques centaines de bactéries, l'effluent renfermait plusieurs millions de bactéries par centimètre cube. Le second filtre à sable, recevant l'effluent du lit de coke, donnait uniformément une bonne nitrification et épuration.

Les résultats sont donnés par le tableau suivant en milligrammes par litre :

	AMMONIAQUE		AZOTE		OXYGÈNE consommé	BACTÉRIES par cc.
	libre	albumi-noïde	Nitrates	Nitrites		
Eau résiduaire.	10,9	47,0	0,0	0,0	405,0	»
Effluent du filtre à sable . .	25,6	6,1	7,4	0,515	101,2	589,260
— . du lit de coke. . .	27,6	7,7	1,2	0,249	105,7	437,000
Effluent du lit de coke filtré au sable	4,2	1,1	19,7	0,167	55,2	87,600

On a recherché à cette occasion les méthodes de retenue de l'arsenic et on a trouvé que la filtration au coke permettait de l'éliminer complètement. Ce résultat était dû probablement à la présence de fer dans le coke, car on l'obtenait aussi en faisant passer l'eau résiduaire sur des fils ou de la tournure de fer. Les résultats moyens de l'élimination de l'arsenic par le lit de coke sont en As^2O^3 :

Eau résiduaire complète. . . . . 0^{gr},085447 par litre
    —   décantée . . . . 0^{gr},016757   —
Effluent du lit de coke . . . . 0^{gr},000825   —

Généralement, l'effluent du lit de coke ne contenait plus d'arsenic, mais occasionnellement, si le lit en recevait une trop grande quantité ou si le déversement d'eau résiduaire était plus abondant, il en passait quelque peu. On a reconnu que la plus grande partie de l'arsenic était retenue dans les couches superficielles du lit, ainsi :

Partie supérieure du lit 0^{m}10 de coke. . . . . . 0,564 0/00 en As^2O^3
    — médiane   —   0,066   —
    — inférieure   —   0,020   —

Tannerie C (Lavage de laines, lavage des peaux, tannage, teinture). — Aux eaux produites par ces opérations se joignaient celles des water-closets de 500 ouvriers; le tout était reçu dans une série de bassins de décantation. Par temps humide, la dernière eau de lavage de laines était envoyée à la rivière ; mais, quand le débit était faible, cette eau était employée pour le lavage des peaux. Après lavage, la laine était rincée avec 2270 mètres cubes d'eau par jour. Les eaux les plus polluées venaient de la fabrication de la colle dont le volume atteignait 100 mètres cubes par jour, contenant de la chaux, des déchets de peaux, et, à jours alternés, de l'acide sulfurique. Le volume total des eaux d'égout et des eaux sortant des bassins de décantation variait de 1462 à 1716 mètres cubes par jour.

Deux filtres à sable de $1^m,50$ de profondeur reçurent l'un (filtre n° 1), les eaux résiduaires de la préparation du cuir, l'autre (filtre n° 2), les précédentes mélangées à une proportion considérable d'eau de lavage de laines, pendant trois mois, au taux de 286 litres par mètre carré et par jour. Ayant obtenu de bons résultats de part et d'autre, on appliqua le mélange des eaux au filtre 1 au taux de 390 litres par mètre carré et par jour pendant deux mois. L'effluent était beaucoup plus coloré, mais la nitrification fut plus active qu'auparavant.

Après quelques années le volume des eaux s'accrut et atteignait 1960 mètres cubes par jour. La quantité de boues retirée en 1901 des bassins de décantation fut de 135 mètres cubes.

Les expériences de 1904 montrèrent qu'on peut épurer les eaux résiduaires de tannerie sur filtres à sable au taux de 90 litres.

En 1907, les expériences furent reprises pour le traitement des effluents des bassins de décantation. Le travail de l'usine à cette époque s'opérait de la façon suivante : Les peaux étaient passées à la vapeur et trempées pour les assouplir ; la face intérieure était recouverte d'une bouillie contenant l'arsenic. Les peaux étaient alors pliées, la surface recouverte à l'intérieur, et enfermées pour la nuit dans une salle chaude et humide. Les peaux étaient épilées puis lavées. L'eau résiduaire contenait pratiquement tout l'arsenic, mais elle était mélangée avec les autres eaux résiduaires de l'usine. On supposait que l'arsenic empêcherait la nitrification et par suite d'obtenir une bonne épuration par filtration.

Un filtre à sable de $1^m,20$ de profondeur fut mis en fonctionnement pendant deux mois au taux de 84 litres par mètre carré et par jour. Ensuite les eaux résiduaires étaient d'abord reçues au taux de 592 litres par mètre carré et par jour, dans un lit de 0ᵐ,60 de profondeur formé de 1 partie de tournure de fer et 5 parties de coke, où on leur faisait subir un contact de deux heures. La nitrification n'apparut importante dans le filtre à sable que lorsqu'on y traita l'effluent du lit de contact. Le début de la nitrification à ce moment fut probablement une coïncidence, car les autres expériences semblent montrer qu'elle peut s'établir sans le concours du lit de contact. De plus, les nitrites furent abondants dans le filtre à sable avant qu'on y traitât l'effluent du lit de contact. La proportion d'arsenic dans l'eau résiduaire était faible, en moyenne seulement 1 milligramme 5 par litre ; le lit de contact en retenait pratiquement 54 pour 100.

On traita aussi sur un filtre à sable l'eau d'égout de *Lawrence*, à laquelle on ajouta des doses croissantes de 0,1 à 500 milligrammes d'arsenic par litre. L'effluent du filtre contenait environ 6 pour 100 de l'arsenic de l'eau d'égout.

De ces expériences il paraît résulter qu'avec de bons filtres à sable alimentés à un taux raisonnable, on doit obtenir une bonne nitrification, même lorsque l'eau résiduaire contient des quantités considérables d'arsenic, l'arsenic s'accumulant dans les couches superficielles du sable. Il sera toutefois préférable de faire passer l'eau résiduaire, après décantation, sur un lit de coke qui donnera une épuration partielle et la retenue d'une proportion considérable de l'arsenic des eaux avant leur admission sur les filtres à sable.

Un filtre de 1ᵐ,80 de profondeur, composé de pierres cassées, donna en 1909 un effluent bien nitrifié, stable et pratiquement sans odeur, au taux de 560 à 1680 litres par mètre carré et par jour.

Expériences du Dᴿ Heim ([1]). — Grâce à une subvention de la Caisse des Recherches scientifiques, le Dᴿ *Heim* a entrepris, avec la collaboration de *MM. Fauré-Frémiet, A. Hébert, Moussu, Sartory* et *Schæffer*, des recherches sur des eaux résiduaires de types bien définis, suivant un programme très détaillé.

([1]) *Loc. cit.*

En 1909, les recherches ont porté sur les eaux de tannerie, reverdissage et épilage au sulfure de sodium ; en 1910 sur les eaux arsenicales de mégisserie et sur la nocivité des eaux de reverdissage et d'épilage au sulfure de sodium.

Nous avons déjà donné plus haut la composition type de ces eaux, d'après les analyses du Dr *Heim.*

Des essais d'épuration des *eaux de reverdissage*, abstraction faite du prix de revient des divers procédés, l'auteur tire les conclusions suivantes :

« A moins de prolonger, pendant une durée incompatible avec les nécessités de la pratique industrielle, les fermentations aérobies ou anaérobies, il est impossible d'obtenir, à l'aide de ces seules fermentations, une purification suffisante

« L'épuration obtenue par filtration directe sur lits bactériens de contact et celle obtenue par filtration consécutive à une fermentation préalable amènent l'eau à un état très satisfaisant quant à ses propriétés organoleptiques, mais beaucoup moins satisfaisant quant à la composition chimique. L'emploi préalable de la fosse septique permet une diminution considérable des matières organiques sur lit bactérien, ce qui ne se produit pas par amenée directe de l'effluent sur lit bactérien ; mais l'azote total ou ammoniacal ne subit pas de diminution intéressante sur lit bactérien, avec ou sans fosse septique ; la nitrification y reste faible. L'épuration microbienne par lits bactériens atteint un taux parfaitement acceptable, mais les résultats d'épuration biologique restent, pour l'eau considérée, inférieurs à ceux fournis par l'épuration chimique, au double point de vue de la composition chimique de l'eau et de sa richesse microbienne. »

Les expériences du Dr *Heim* sont très minutieusement rapportées, mais elles nous paraissent insuffisamment discutées. Il eût été intéressant par exemple de savoir quel but poursuivait l'auteur en faisant subir aux eaux, d'abord une fermentation aérobie (séjour en vase ouvert, le liquide ayant 7 centimètres d'épaisseur) plus ou moins prolongée (1 jour et 3 jours), puis une fermentation anaérobie en flacon hermétiquement bouché plus ou moins prolongée (1 jour et 3 jours) et enfin 3 contacts de deux heures en lit bactérien. La succession de ces trois opérations n'a jamais encore été proposée, que nous sachions, et on se contente généralement soit d'un séjour en fosse septique suivi d'une épuration sur lit bactérien, soit d'une décantation simple ou multiple suivie aussi d'une épuration sur lit bactérien. Comme matériaux de lits bactériens il est regrettable que les scories n'aient pas été expérimentées, car, de l'avis général, ce sont elles qui donnent les meilleurs résultats. Le sable devait, avec des eaux contenant une assez forte proportion de matières colloïdales, être rapidement colmaté; le coke est un bien mauvais matériel et est rarement employé; la terre est très difficile à tasser uniformément dans un petit tube d'un décimètre carré de surface; enfin la tourbe ne peut être expérimentée que dans un lit de dimensions bien plus grandes.

Le Dr Heim ne donne aucune indication sur la durée de ses essais; or, on sait que, pour les fosses septiques comme pour les lits bactériens, il y a toujours un certain temps de maturation pendant lequel l'épuration est souvent imparfaite. Certains résultats analytiques ne paraissent pas facilement explicables : ainsi, pendant la fermentation aérobie prolongée (5 jours), la proportion d'acide sulfurique passe de 54 à 110 milligrammes par litre. L'augmentation est moins forte pendant la fermentation anaérobie prolongée : 14 milligrammes seulement. Dans la fermentation anaérobie prolongée, le carbone tombe de 267 à 14 milligrammes; nous n'avons jamais observé un résultat aussi remarquable qu'une épuration de près de 95 pour 100 en fosse septique.

Ces expériences nous paraissent constituer seulement une première série, et nous espérons que le Dr Heim pourra les continuer et les compléter par d'autres dont les résultats lui permettront d'appuyer ses conclusions sur des bases plus solides.

Les *eaux d'épilage au sulfure de sodium* ont un caractère tout à fait particulier par leur concentration et par la présence de proportions considérables d'hydrogène sulfuré (10 grammes par litre environ).

Leur traitement chimique, que le Dr Heim décompose un peu arbitrairement, semble-t-il, en clarification physico-chimique pour la chaux et en épuration par réactifs chimiques pour les autres produits expérimentés, a été effectué en ajoutant « les substances en quantité suffisante pour ne plus produire de précipité et pour faire disparaître l'odeur caractéristique des eaux. » A priori, la chaux devait précipiter une partie des matières organiques et laisser intact le sulfure de sodium. C'est ce qu'a trouvé le Dr Heim ; mais nous ne voyons pas les raisons de diminution de l'ammoniaque de 81 à 13 milligrammes par litre qu'il a constatée. Les autres réactifs chimiques employés furent le sulfate ferrique, le sulfate d'alumine, le mélange sulfate ferrique et chlorure de chaux, le permanganate de chaux, l'hypochlorite de soude. Puisque la question du prix de revient ne paraît pas, par ce choix, avoir été envisagée, il y a lieu de se demander pourquoi les réactifs n'ont pas été ajoutés en quantités suffisantes pour supprimer complètement l'hydrogène sulfuré au lieu de se contenter de le réduire de 24 à 66 pour 100 environ suivant les produits. Il est vrai qu'il faudrait employer des quantités véritablement énormes qui rendraient le procédé inapplicable dans la pratique, ce qui, du reste, pouvait être prévu par les résultats de l'analyse. Par contre, le procédé à l'argile semble très intéressant dans ce cas. Il consiste à agiter l'eau résiduaire avec de l'argile, puis à ajouter un acide jusqu'à acidification, enfin à filtrer ou décanter. Plus de 90 pour 100 de l'hydrogène sulfuré est éliminé. Après l'épuration, l'eau se trouble de plus en plus, en déposant du soufre colloïdal qu'on peut coaguler par la chaux et recueillir.

Les essais d'épuration par les procédés biologiques ont été conduits comme nous l'avons dit plus haut pour les eaux de reverdissage ; cependant on a ajouté un filtre formé de tournure de fer sur 2/3 de la hauteur de la colonne, et de sable pour le 1/3 restant.

Les conclusions données par l'auteur sont les suivantes :

« Les fermentations aérobies ou anaérobies ne font subir aucun changement notable à ces eaux, du moins dans les limites d'une durée compatible avec les exigences de la pratique ; leur teneur élevée en sulfure entrave les processus fermentatifs de désintégration moléculaire.

« La filtration directe sur les lits bactériens, celle obtenue par filtration consécutive à une fermentation préalable, ne produisent qu'une épuration chimique totale insuffisante : la teneur en hydrogène sulfuré reste élevée, et provoque un arrêt des actions biologiques se traduisant par le maintien d'une teneur très élevée de l'eau en matières azotées ; la proportion des colloïdes reste la même qu'avant l'épuration.

« Le procédé d'épuration à l'argile, suivi d'un passage sur charbon et craie, fournit une eau neutre, limpide, privée d'hydrogène sulfuré. A défaut de ce procédé coûteux, l'emploi de réactifs chimiques permet l'obtention d'une épuration suffisante, épuration tout au moins préalable, et à compléter par une épuration biologique subséquente ; la récupération du soufre pourra réduire d'une manière appréciable les frais forcément très lourds d'épuration de ces eaux d'épilage. »

Ces résultats négatifs d'essais d'épuration biologique des eaux dont il s'agit ne sont pas pour nous surprendre. D'expériences entreprises il y a douze ans par l'un de nous et publiées en 1908 ([1]), nous avons conclu que, jusqu'à 200 milligrammes par litre, les sulfures ne nuisent pas à la nitrification ; à 500 milligrammes la nitrification est arrêtée. Les sulfures sont oxydés probablement par une action microbienne, car l'oxydation diminue en même temps que la nitrification. — Il n'est pas noté que, dans ces expériences, la proportion de sulfates soit augmentée. D'autre part, on a reconnu depuis bien longtemps que l'hydrogène sulfuré, même en quantités moyennes comme on en trouve dans les eaux d'égout, entrave pour le moins l'épuration, et bien des constructeurs ont imaginé des dispositifs pour éviter la production d'hydrogène sulfuré dans les eaux pendant le traitement préliminaire avant l'épuration proprement dite sur lits bactériens. Peut-être en combinant une précipitation chimique, même imparfaite, avec une dilution et un traitement sur lit bactérien, aurait-on obtenu de meilleurs résultats d'épuration.

Les *eaux résiduaires de mégisserie* (voir page 89 la composition chimique type), contenant de l'arsenic, ont été aussi expérimentées et le Dr *Heim* donne les conclusions suivantes :

« L'épuration des eaux arsenicales de mégisserie par les méthodes biologiques habituelles est à écarter : les fermentations aérobies et anaérobies ne s'établissent pas, les pas-

([1]) *Ces Recherches*, 5e volume.

sages sur lits bactériens restent complètement inefficaces ; aucun organisme ne peut vivre dans les eaux telles qu'elles sont rejetées par les effluents des usines. La clarification physico-chimique par la chaux laisse en dissolution la plus grande partie de l'arsenic ; la purification par les réactifs chimiques d'un prix abordable possède l'avantage de diminuer les matières azotées et de détruire l'hydrogène sulfuré, mais la majeure partie de l'arsenic reste en dissolution dans l'eau. La filtration physique amène la dissolution, réelle mais insuffisante, des matières azotées et de l'hydrogène sulfuré ; elle provoque la fixation de la presque totalité de l'arsenic. La filtration chimique donne de meilleurs résultats, surtout par l'emploi du bioxyde de manganèse. Outre les avantages présentés par l'épuration à l'aide des réactifs chimiques, elle provoque la rétention de la presque totalité de l'arsenic.

« Enfin, en combinant à la fois la filtration chimique et l'épuration à l'aide des réactifs chimiques, notamment à l'aide du sulfate ferrique, on obtient une eau possédant les qualités requises pour pouvoir être évacuée sans dommages appréciables ; les matières azotées et l'ammoniaque ne s'y trouvent plus qu'en faibles proportions, et les autres éléments nocifs, hydrogène sulfuré et arsenic, ont presque intégralement disparu.

« Les frais d'épuration doivent être couverts par la récupération de l'arsenic retenu sur les matières filtrantes. »

Le Dr Heim recommande donc de filtrer les eaux sur sable, coke, tourbe (filtration physique) ou sur bioxyde de manganèse (filtration chimique), puis de les traiter par le sulfate ferrique, 3 ou 4 kilogrammes par mètre cube ; par contre, il rejette complètement les procédés biologiques. Nous avons vu plus haut (page 102) que H. W. Clark était sur ce dernier point d'un avis différent et nous avons rapporté des résultats moyens d'analyses qui le démontrent.

Angleterre. — Si on excepte les expériences que nous venons de relater, nous ne trouvons de travaux concernant le traitement et l'épuration des eaux résiduaires de tannerie que dans les ouvrages ou périodiques anglais.

D'après *C. C. James* ([1]) les eaux résiduaires de tannerie sont des plus difficiles à épurer. Elles ne peuvent être traitées par les procédés biologiques et on doit recourir à la précipitation chimique après élimination, au moyen de grilles, des matières flottantes. On emploie généralement le sulfate d'alumine sous la forme commerciale d'aluminoferric. Les eaux étant fortement alcalines, il se produit par l'addition de ce réactif un précipité dense qui entraîne, avec les matières en suspension, une partie des matières organiques, en produisant la décoloration partielle des eaux. Les eaux ainsi traitées sont encore très polluées et ne peuvent être déversées dans les rivières que si on peut ainsi les diluer beaucoup.

Dans son rapport sur les industries des peaux, paru en 1902, *M. Maclean Wilson* estime que les eaux résiduaires produites dans ces usines, à part quelques exceptions, sont similaires et exigent un traitement analogue. Le volume des eaux évacuées est comparativement faible. Ainsi, une des plus grandes tanneries du *West Riding* rejette environ 272 mètres cubes d'eaux usées par jour, dont une forte proportion provient de la teinture. Une autre, dans laquelle on tanne environ 1000 peaux par semaine, rejette seulement 156 mètres cubes d'eau par jour. Une troisième, dans laquelle on tanne 60 peaux par semaine, emploie 14 mètres cubes d'eau par jour, et dans la grande majorité des tanneries le volume est plus près du dernier nombre que du premier. Pour les fabriques de pelleteries, il y en a peu qui rejettent plus de 45 mètres cubes par jour. Dans l'une, où on travaille 90 peaux par jour, on emploie 8 mètres cubes environ d'eau. Dans les autres branches de l'industrie des peaux, le déversement d'eau résiduaire est très faible et intermittent : ainsi un corroyeur estime que, pour un fort travail, il ne rejette que de 900 à 1560 litres d'eaux résiduaires par jour.

L'épuration complète d'un liquide si complexe et si fortement chargé en matières organiques n'est pas chose facile et il est heureux, dit *Maclean Wilson*, que la plupart des tanneries soient reliées aux égouts du district où les eaux résiduaires se mélangent aux eaux d'égout et le tout est épuré dans une station. C'est, dit-il, la meilleure solution de ce problème.

Il faut remarquer cependant que les eaux résiduaires de

(¹) *Oriental drainage*, Bombay, 1902.

tanneries augmentent la difficulté d'épuration des eaux d'égout avec lesquelles elles sont mélangées. Cela a été observé à *Handworth*. On a exigé des tanneurs de ne rejeter les eaux dans les égouts qu'à des moments déterminés.

Pour éviter cet inconvénient et aussi l'envasement des égouts, il est nécessaire que les eaux résiduaires de tannerie subissent un traitement approprié avant d'être rejetées. Il peut aussi être nécessaire, dans quelques cas, d'additionner les eaux d'un réactif pour enrayer la putréfaction et éviter les odeurs. On retiendra d'abord les matières en suspension et on réglera l'écoulement de façon à mélanger les eaux résiduaires d'une manière uniforme avec les eaux d'égout.

Lorsque le tanneur est obligé d'épurer ses eaux résiduaires, la meilleure méthode est l'irrigation terrienne qui a donné des résultats satisfaisants en beaucoup d'endroits. Dans quelques cas, où la surface utilisable est peu étendue comparativement au volume des eaux à épurer, les résultats sont insuffisants; on peut alors opérer la précipitation chimique. Dans tous les cas, on retiendra les matières en suspension par décantation.

L'irrigation des prairies est avantageuse lorsque le volume d'eau irrigué n'est pas trop grand.

A défaut de surfaces irrigables, on effectuera la précipitation par l'alun ou les sels de fer et on filtrera le liquide décanté par des scories. Le plus souvent les résultats sont mauvais, car les filtres sont insuffisants.

D'après *Maclean Wilson*, les méthodes biologiques d'épuration sembleraient être bien adaptées à ces eaux qui contiennent de grandes quantités de matières organiques; cependant on peut penser qu'étant beaucoup plus chargées que les eaux d'égout, leur traitement devra être étendu en proportion.

Depuis, au cours de l'enquête entreprise par la « Royal Commission », M. *Maclean Wilson* déclare : « Dans le cas des tanneries, je pense pouvoir affirmer que nous n'avons trouvé aucune méthode efficace, excepté la précipitation chimique suivie d'irrigation terrienne ou cette dernière seule. Heureusement les seuls tanneurs qui ont leurs usines non reliées aux égouts dans le « West Riding » en sont peu préoccupés, mais je pense que leurs eaux résiduaires seraient bien épurées par irrigation terrienne. Il n'en est pas de même des pelletiers : un grand nombre ne traitent pas leurs eaux résiduaires d'une façon efficace. Ils se contentent de décanter les boues de chaux et de filtrer grossièrement les eaux ; l'effluent est loin d'être satisfaisant. On peut, par décantation, éliminer la chaux en suspension et épurer le liquide clair par filtres percolateurs. »

Devant la même Commission, *M. Seudder* dit qu'il préfère traiter les eaux résiduaires de pelleteries par précipitation chimique plutôt que par fosse septique avant l'épuration sur les lits bactériens, car on peut alors évacuer les boues assez rapidement pour éviter les nuisances. Lorsqu'on a des surfaces de terrains suffisantes, l'irrigation sur le sol est le procédé le plus efficace.

La 1st *Rivers Pollution Commission* rapporta que les produits nuisibles dans les eaux résiduaires de tannerie ne peuvent, ni être retenus mécaniquement, ni précipités par un réactif chimique, mais qu'ils peuvent être chimiquement brûlés ou oxydés par irrigation terrienne.

Hugh P. Raikes[1] estime que les eaux résiduaires de tannerie peuvent être pratiquement considérées comme des eaux d'égout très concentrées et épurées par les mêmes méthodes ; mais lorsque ces eaux ne peuvent être diluées dans un volume beaucoup plus grand d'eaux d'égout ordinaires, l'épuration par traitement bactérien est grandement facilitée en précipitant d'abord les matières en suspension par le sulfate de fer et la chaux, cette dernière étant ordinairement fournie par les pelains. Ces eaux sont très difficiles à épurer séparément, à cause de la grande concentration des impuretés et des quantités importantes de boues très offensives, dont la décomposition rapide cause une nuisance considérable. Aussi est-il préférable d'évacuer ces eaux dans les égouts lorsque cela est possible ; l'augmentation des frais d'épuration pour l'épuration de la totalité des eaux d'égout est alors beaucoup moins importante que la dépense dans chaque usine ; il est cependant désirable, dans tous les cas, de réduire la proportion des matières en suspension par une précipitation préliminaire.

A *Kenilworth*, les eaux d'égout contenant une forte pro-

[1] *The design, construction and maintenance of Sewage disposal works.* London, 1908.

portion d'eaux résiduaires de tannerie peuvent être épurées par le traitement bactérien, à la condition que ces dernières soient évacuées sous un débit uniforme pour éviter les grandes variations de volume et de composition des eaux à traiter.

D'après son enquête sur le traitement des eaux résiduaires en Angleterre, *Schiele* ([1]) a rapporté les faits suivants :

Pour éviter les difficultés qu'occasionnent les eaux résiduaires de tannerie dans l'épuration des eaux d'égout auxquelles elles sont mélangées, on considère en Angleterre qu'un traitement préalable est indispensable. On impose d'abord la construction d'un bassin dont le volume doit être au moins égal à la quantité totale d'eaux résiduaires évacuées par jour : certaines villes exigent même que ce bassin ait un volume double de cette quantité. Les matières en suspension s'y déposent, et l'eau doit être évacuée lentement et peu à peu dans l'égout. Dans d'autres villes, telles que *Brighouse* et *Liversedge*, les eaux de tannerie doivent subir au préalable une précipitation chimique. A *Bolton*, les eaux de tannerie ont rendu très difficile l'épuration des eaux d'égout par voie chimique. Les tanneries de cette ville, ne possédant aucun bassin collecteur pour leurs eaux résiduaires, évacuaient en une fois, tantôt leurs eaux alcalines d'épilage, tantôt leurs eaux acides de tannage, ce qui rendait souvent inefficace l'épuration chimique.

Dans quelques villes anglaises, notamment à *Chorlay* et à *Handsworth*, on traite à part les eaux résiduaires de tanneries,

A *Chorlay*, les eaux d'une tannerie et celles de l'abattoir sont amenées une fois par semaine seulement dans un bassin spécial, car la purification ordinairement employée, par l'alun de fer, est ici insuffisante. On y ajoute les eaux chargées de chaux qui viennent des presses à boues, et on additionne le tout d'une forte quantité d'alun de fer et de lait de chaux. Les eaux décantées passent alors au filtre à polarite. A *Handsworth*, les eaux de tannerie, qui ne représentent cependant que 3 pour 100 de la quantité totale d'eau d'égout, ont complètement colmaté les lits bactériens, à cause de l'absence de bassins de décantation dans les tanneries. Aussi a-t-on disposé,

([1]) *Abwasser Beseitigung von Gewerben und gewerbereichen Städten.* Berlin, 1902.

comme à *Chorlay*, des bassins spéciaux pour le traitement de ces eaux : les tanneries évacuent leurs eaux à jour et à heure fixes : on les envoie dans ces bassins et on procède à la précipitation chimique.

A *Sheffield*, où les eaux de tannerie se mélangent à des eaux d'industries métallurgiques, il n'était pas rare de voir les eaux arriver à la station d'épuration sous l'aspect d'un fleuve d'encre; l'épuration par la chaux donnait des eaux encore noires. Ces inconvénients ont disparu depuis qu'on a imposé l'établissement de bassins collecteurs d'eaux résiduaires dans ces industries : les eaux de la ville, mélangées à ces eaux industrielles, s'épurent par voie biologique, sans difficultés.

Quand les tanneries sont isolées, on peut épurer leurs eaux résiduaires en les laissant décanter, avec ou sans précipitation chimique, et en soumettant l'effluent à l'épandage si on dispose de terrains convenables à proximité. Pour soumettre ces eaux à l'épuration biologique, il est indispensable d'en éliminer la chaux et certains antiseptiques, tels que les sels de chrome, etc. Les lits bactériens à double contact semblent préférables aux lits percolateurs, car le contact de ces eaux, riches en produits chimiques, doit être assez prolongé pour être efficace : on ne doit faire que deux chargements par jour au lieu de trois.

Dans deux grosses tanneries du *Cheshire*, l'épuration se fait de la façon suivante et elle donne de bons résultats : les eaux acides de tannage sont réunies dans un bassin et additionnées de 9 kilogrammes de sulfate de fer par mètre cube. Le liquide, noir comme de l'encre, est évacué dans un bassin de clarification, où l'on fait arriver en même temps un volume double d'eaux alcalines d'épilage. Il se produit une précipitation immédiate. Toute la masse est alors passée aux filtres-presses et l'effluent est épuré par voie biologique.

Les boues des bassins de décantation des tanneries constituent un engrais de grande valeur.

Conclusions. — De cette étude il ressort nettement que l'épuration des eaux résiduaires de tannerie est un problème extrêmement difficile à résoudre. Nous pensons cependant que, si l'on ne peut pas espérer un résultat aussi parfait que celui

qu'on peut obtenir avec bien d'autres eaux résiduaires industrielles, on peut cependant arriver à une épuration suffisante
pour que l'effluent, rejeté dans une rivière d'un certain débit,
n'y cause pas de ravages sur les poissons. Il ne faut pas oublier,
ce que nous avons fait remarquer ainsi que d'autres auteurs,
que le volume d'eau résiduaire évacué par une tannerie est
généralement assez faible.

Pour atteindre au but désiré, il faut d'abord s'efforcer
d'obtenir une eau d'une composition moyenne. Avec les
méthodes de travail actuelles en tannerie cela serait difficile;
mais il nous paraît que, par une combinaison ingénieuse de
renouvellement plus fréquent ou convenablement réglé des
bains, qu'on recueillerait dans un bassin de suffisantes dimensions, on puisse obtenir un mélange aussi parfait que possible
des eaux des divers ateliers. Ce mélange procurerait cet avantage que, de la réaction de tous ces produits, résulterait un
commencement d'épuration et une première décantation.

Cette première phase devrait être réalisée tout d'abord quelle
que fût la destinée ultérieure des eaux résiduaires, qu'on les
écoule directement à l'égout ou qu'on doive les épurer.

Dans ce dernier cas, le mélange décanté devra fournir des
eaux légèrement alcalines, ce qu'on obtiendra toujours en
ajoutant, s'il est nécessaire, les boues de chaux des pelains ou
même de la chaux en supplément. L'addition d'un sel d'alumine
ou d'un sel ferrique donnera lieu ensuite à une abondante précipitation.

Les eaux ainsi clarifiées pourront, quelle que soit leur concentration, être épurées par irrigation terrienne. Mais ici il ne
peut plus être question de s'en rapporter aux surfaces exigées
pour l'irrigation des eaux d'égout : ces surfaces devront être
beaucoup plus considérables et les déversements d'eaux résiduaires sur la terre moins rapprochés. Il va sans dire que les
terrains destinés à l'irrigation devront avoir toutes les qualités
requises pour obtenir une bonne épuration et qu'il n'y aura à
redouter aucun danger de contamination de la nappe aquifère
sous-jacente.

Lorsque les eaux ne seront pas très concentrées, ou lorsque
les terrains irrigables feront défaut, les eaux concentrées étant
alors diluées, on pourra utiliser les méthodes biologiques par

les lits bactériens à percolation ou par les lits de contact. L'expérience fixera sur les volumes à traiter par mètre carré de surface de lit bactérien.

Mention spéciale doit être faite des eaux renfermant de l'arsenic qu'on éliminera en traitant les eaux par un sel de fer, ou en les filtrant sur des rognures de fer ou sur des composés contenant ce métal.

VALEUR AGRICOLE DES TOURTEAUX D'ÉPURATION DES EAUX RÉSIDUAIRES DE PEIGNAGES DE LAINES

Nous avons exposé, dans le précédent volume de *Ces Recherches*[1], les résultats obtenus par l'emploi des tourteaux d'épuration des eaux résiduaires de peignages de laines comme engrais sur les betteraves et les pommes de terre. Ces études ont été étendues cette année aux céréales, et des cultures expérimentales ont été entreprises à ce sujet dans la halle de végétation de l'Institut Pasteur de Lille. Comme l'année précédente, ces recherches ont été faites en pots, par les méthodes de *Wagner* : nous avons expérimenté sur quatre échantillons de tourteaux dont la teneur en azote était la suivante :

Tourteau n° 1	5,9	pour 100
— n° 2	4,2	—
— n° 4	5,6	—
— n° 6	6,2	—

Les essais ont été faits sur l'orge, le blé et l'avoine, et nous avons procédé aux expériences suivantes, chaque série comprenant deux pots semblables.

1re série. Témoin sans engrais.
2e — 3 décigr. d'azote sous la forme de boues n° 1 venant du peignage.
3e — — — n° 2 —
4e — — — n° 4 —
5e — — — n° 6 —
6e — sulfate d'ammoniaque.
7e série : Engrais complet comprenant :
    3 décig. d'azote sous la forme de sulfate d'ammoniaque ;
    3 — d'acide phosphorique sous la forme de superphosphate ;
    3 — de potasse sous la forme de sulfate de potasse.

[1] Voir tome VII de *Ces Recherches* page 286.

Les semailles ont eu lieu le 4 mars et la récolte s'est faite le 1er août. Les épis ont été séparés et battus : on a ainsi déterminé le poids du grain. La paille provenant des épis a été jointe à la paille de chaque essai et on a obtenu ainsi le poids total de la paille. Les résultats de ces expériences sont réunis dans les tableaux suivants, qui indiquent le poids des diverses récoltes en grammes par pot.

1° ORGE

	Poids du grain.	Poids de la paille.	Poids total.
Sans engrais	9,37	13,67	23,04
Tourteau n° 1	12,45	17,05	29,50
— n° 2	11,42	16,40	27,82
— n° 4	9,85	15,75	25,60
— n° 6	11,70	17,50	29,20
Sulfate d'ammoniaque seul	11,3	23,05	34,35
Engrais complet	12,2	24,75	36,95

2° BLÉ

	Poids du grain.	Poids de la paille.	Poids total.
Sans engrais	6,1	17,4	23,5
Tourteau n° 1	8,6	17,8	26,4
— n° 2	8,0	17,0	25,0
— n° 4	10,0	17,4	27,4
— n° 6	6,5	16,7	23,2
Sulfate d'ammoniaque seul	9,0	19,7	28,7
Engrais complet	9,5	20,5	30,0

3° AVOINE

	Poids du grain.	Poids de la paille.	Poids total.
Sans engrais	8,25	17,5	25,75
Tourteau n° 1	11,35	25,5	26,85
— n° 2	12,07	24,85	36,93
— n° 4	10,65	21,75	32,40
— n° 6	10,07	23.57	33,64
Sulfate d'ammoniaque seul	11,72	27,9	39,62
Engrais complet	12,00	28,17	40.17

Envisagés dans leur ensemble, ces résultats montrent que les tourteaux ont toujours exercé une action efficace sur le rendement en grain; l'action sur le rendement en paille est variable, mais elle est en général favorable, quoique moins accentuée que l'action sur le grain.

Si nous examinons maintenant l'influence de ces tourteaux sur les diverses cultures, nous voyons que les boues n° 1, 2 et

6 augmentent considérablement la récolte en grain de l'orge.
Les boues n° 4 agissent également, mais plus faiblement. Pour
les boues n° 1, 2 et 6, l'action sur le rendement en grain est
même supérieure à celle que donne une dose égale d'azote
introduite sous la forme de sulfate d'ammoniaque et elle atteint
à peu près celle que donne l'engrais complet. Pour la paille,
tous les tourteaux donnent une augmentation de rendement
sur le témoin, mais cette augmentation est moins sensible
que pour le grain et elle reste toujours au-dessous de celle
qu'on obtient avec le sulfate d'ammoniaque ou l'engrais
complet.

Pour le blé, nous voyons que le rendement en grain est
augmenté partout en présence des tourteaux : celui qui agit le
mieux est ici le n° 4 ; celui qui agit le moins est le n° 6. A part
le n° 4, les autres tourteaux ont cependant donné toujours un
rendement en grain inférieur à celui que donnent le sulfate
d'ammoniaque et l'engrais complet. L'action des tourteaux sur
la production de paille paraît peu sensible, mais il y a lieu de
faire quelques réserves au sujet de ces derniers résultats, une
légère atteinte de rouille ayant certainement diminué le poids
de la paille.

Pour l'avoine, les résultats sont aussi nets que pour l'orge.
Tous les tourteaux donnent des augmentations très sensibles
de rendement en grain, augmentation qui atteint parfois et
dépasse même celle que donne le sulfate d'ammoniaque ou
l'engrais complet. L'augmentation de rendement en paille est
également très accentuée, quoique moins importante que celle
des séries à sulfate d'ammoniaque ou à engrais complet.

Nous pouvons donc conclure de ces études que les tourteaux
dégraissés provenant de l'épuration des eaux résiduaires des
peignages de laine sont susceptibles de donner de bons résultats pratiques comme engrais sur le blé, l'orge et l'avoine. La
production du grain surtout est améliorée par l'emploi de ces
tourteaux et les résultats sont voisins en général de ceux qu'on
obtient avec une dose correspondante d'azote sous la forme
de sulfate d'ammoniaque.

CHAPITRE VII

A. — ÉLIMINATION DES MATIÈRES EN SUSPENSION

Décantation dans un appareil expérimental Imhoff [1].

Des expériences de décantation par écoulement vertical de l'eau d'égout brute ont été effectuées à la *Spring Garden testing Station*, *de Philadelphie*, au moyen d'un petit appareil *Imhoff* représenté en coupe dans la figure ci-contre (fig. 5).

Première expérience. — En juillet 1909, on mit en service un premier appareil *Imhoff*, composé d'un bassin cylindrique en bois de $1^m,50$ de diamètre et de $1^m,30$ de profondeur et, pendant six semaines, il fonctionna avec une retenue des liquides de une heure. Dans le but de hâter l'accumulation de la boue, on mit dans l'appareil 28 litres de boues humides. L'eau d'égout contenait en moyenne $0^{gr},235$ de matières en suspension par litre; l'effluent n'en renfermait plus que $0^{gr},065$, soit une retenue de 65 pour 100 des boues.

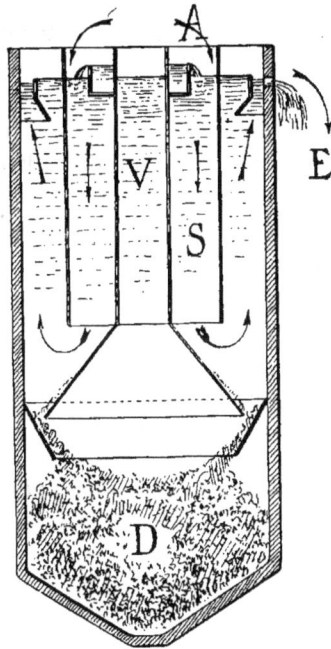

Fig. 5. — Appareil expérimental *Imhoff*.

Mais l'effluent avait une composition très irrégulière et on n'aurait pas pu le distribuer sur un lit bactérien par suite de

[1] *Eng. Rec.*, 13 mai 1911. p. 537.

la quantité inégale des matières en suspension. Toutefois la qualité de la boue obtenue fut trouvée excellente.

Deuxième expérience. — Pour remédier aux inégalités de composition de l'effluent, probablement dues au court espace vertical dans lequel s'opérait la sédimentation, l'effluent fut dirigé dans une fosse *Dortmund* dans laquelle il subissait une nouvelle décantation verticale d'une heure. Des difficultés mécaniques survinrent pour faire fonctionner les deux bassins en série et les résultats ne furent pas aussi favorables que pour la première expérience : on ne constatait qu'une retenue de 57 pour 100 des matières en suspension. Une de ces difficultés consistait dans l'impossibilité de déterminer à quel niveau la boue entrait dans la chambre de digestion et, bien que la boue fût évacuée en petites quantités à de fréquents intervalles, on croit maintenant que, parfois, elle atteignait un niveau trop élevé et le dégagement de gaz l'entrainait avec l'effluent.

Troisième expérience. — Uu nouvel appareil *Imhoff* fut mis en expérience en janvier 1910, mesurant 5 mètres de profondeur et 1m50 de diamètre. On y versa 760 litres de boue d'un autre appareil. L'eau d'égout brute traversait cet appareil en 2 heures. En janvier et février les eaux d'égout étaient plus chargées; en mars elles furent plus diluées. Pendant ces trois mois, la retenue moyenne des matières en suspension fut de 53 pour 100; l'effluent en renfermait 0 gr. 095 par litre. Il faut remarquer que, dans cet appareil, la décantation ne s'opérait que sur une hauteur de 1m35 tandis que, dans les installations actuelles, cette hauteur est beaucoup plus grande.

Le rapport que nous analysons explique de la façon suivante pourquoi les résultats furent inférieurs à ceux obtenus en Allemagne.

Le Dr *Imhoff* divise les matières des eaux d'égout en quatre classes :

1° Les matières qui se déposent en deux heures par repos;

2° Les matières finement divisées dont les particules plus petites sont retenues par filtration au papier ou sur amiante;

3° Les matières colloïdales, plus fines encore, qu'on peut séparer par dialyse;

4° Les matières en vraie solution.

Le tampon d'amiante dans le creuset de Gooch retient les matières des deux premières classes et une partie des matières colloïdales. Les matières finement divisées et les matières colloïdales ne se déposant pas par sédimentation sont donc injustement comprises dans les matières en suspension déterminées par cette méthode ; mais on doit opérer les analyses de l'eau d'égout et de l'effluent par décantation de deux heures dans des vases de 500 centimètres cubes dans le fond desquels se trouve un tube de faible diamètre, gradué, dans lequel on mesure la hauteur du dépôt. Par cette méthode la retenue dans l'appareil est de 95 pour 100.

A *Philadelphie*, on a trouvé que tous les gaz de fermentation des boues se dégagent par le ventilateur et l'eau d'égout décantée est donc maintenue fraîche ; il n'y a pas de perte appréciable de l'oxygène dissous, ni de réduction des nitrates et des nitrites pendant le court séjour des eaux dans l'appareil.

Dans l'anneau d'entrée des eaux dans l'appareil, il y avait une écume très forte due à la proportion très grande de laine et de houblon contenue dans l'eau d'égout. Elle dégageait de mauvaises odeurs lorsqu'on la remuait ou lorsqu'on l'enlevait. Pour la traiter, on essaya de la propulser dans la chambre de digestion par le ventilateur, mais sa densité était si faible qu'elle surnageait et qu'on dut l'enlever. Dans l'anneau de sortie il y avait une écume fine, légère et floconneuse, qui était retenue par le pare-écumes disposé devant le déversoir et il ne parut pas qu'elle causait de trouble dans les opérations normales.

Les matières en suspension tombent de la chambre de décantation dans la chambre à boues où la digestion et le tassement en réduisent matériellement [le volume. D'après le rapport on retenait 0 lit. 151 de boue à 82,6 pour 100 d'eau par mètre cube d'eau d'égout.

Des échantillons de boue pris à différentes hauteurs ont montré qu'à la surface elle est légère et aqueuse et qu'au contraire au fond elle était plus compacte et plus concentrée.

On peut supposer par suite que, dans un appareil pratique de 9 mètres de profondeur, la digestion et la concentration seront plus manifestes et que la boue évacuée ne contiendra pas plus de 75 pour 100 d'humidité.

La boue retirée de ces appareils présentait un aspect différent des autres boues. Bien que l'eau d'égout brute fût décantée dans cet appareil, la fermentation dans la chambre de digestion avait désagrégé les corps les plus résistants et la boue était fine, granuleuse et homogène. La dessication s'obtient facilement et sans mauvaises odeurs; à la sortie, la boue a une odeur goudronneuse et après quelques jours la masse séchée est inodore. Une autre particularité est qu'elle contient des gaz (probablement du méthane). Quand on évacue la boue du fond de l'appareil, celle-ci étant sous une certaine pression due à la hauteur du liquide sus-jacent, il en sort des bulles de gaz, de sorte que la masse ressemble après quelques heures à du pain. Cela facilite beaucoup la dessication. A l'examen microscopique, la boue paraît composée de granules amorphes indiquant la complète digestion des matières solides.

L'ouverture de ventilation de l'appareil contenait toujours une écume qui était continuellement brisée par les bulles de gaz. Dans un appareil de ce type, en augmentant le diamètre du ventilateur de 15 centimètres, on préviendrait toute obstruction et les gaz de fermentation pourraient se dégager.

Relation de la putrescibilité
de la matière en suspension se déposant ou non
dans les eaux d'égout (¹).

Lorsqu'on qualifie une eau d'égout de concentrée ou de diluée, on s'en rapporte ordinairement à la proportion d'azote et de carbone organiques, de chlore, et quelquefois de graisses. Pour ceux qui s'occupent spécialement de l'épuration des eaux d'égout, les matières en suspension donnent une idée de la concentration de ces eaux. Il peut même sembler qu'il y a certaines relations entre les constituants chimiques pour une longue série d'analyses; toutefois, ces relations peuvent être modifiées dans certaines villes, car la principale cause des variations réside dans les différentes eaux résiduaires industrielles admises dans les égouts.

(¹) D'après A. LEDERER, *Eng. Rec.*, 23 déc. 1911, p. 755.

Jusqu'à l'introduction de l'épreuve de putrescibilité au bleu de méthylène on n'avait pas d'expression définie de la concentration d'une eau d'égout au point de vue de la nuisance possible. Cette épreuve, qui consiste dans la formation de leucobases incolores lorsque le liquide est privé d'oxygène par suite du développement des bactéries aux dépens de la matière organique de l'eau, est très employée en Amérique et donne de bons résultats. La principale objection à cette épreuve est le temps nécessaire pour obtenir la décoloration à 20°; aussi certains ont-ils proposé de mettre en incubation à 56° pour avoir plus rapidement les résultats.

Récemment on a remis en pratique la détermination de la perte d'oxygène dissous d'un mélange d'eau d'égout avec une eau aérée, mis en incubation pendant un temps déterminé. Cette épreuve est une mesure plus pratique de l'effet probable du rejet de l'eau dans la rivière, que celle du bleu de méthylène. Récemment, *C. B. Hoover* reconnut que les résultats analytiques, employés ordinairement pour montrer le degré d'épuration obtenu par le traitement d'une eau d'égout, ne donnent pas une mesure de la stabilité relative et ne peuvent par suite donner une indication certaine sur les propriétés désoxygénantes des eaux d'égout, des mélanges d'eaux d'égout ou d'effluents. A la suite d'une longue série d'expériences, il obtint certaines relations définies pour les eaux d'égout, les effluents des fosses septiques ou de filtres bactériens, par la détermination, au moyen d'une épreuve modifiée, de l'oxygène consommé et par la perte de l'oxygène dissous pendant l'incubation. On peut ainsi établir une relation pour une eau déterminée, mais cette relation varie beaucoup avec les différentes eaux d'égout.

Phelps a donné une méthode de calcul quantitatif de la stabilité d'une eau d'égout diluée, basée sur les déterminations faites par incubation à 20° pendant un temps donné. Les eaux sont mélangées avec de l'eau saturée d'oxygène et la quantité totale d'oxygène dissous est déterminée directement. L'échantillon est alors mis dans une bouteille bien bouchée pendant une période de temps convenable et l'oxygène est de nouveau déterminé. Le taux de disparition de l'oxygène dans ces conditions est une mesure directe de ce qui se passera probablement dans le cours d'eau. *Phelps* a proposé la formule suivante :

$$C = \log \frac{O'}{O} + Kt$$

dans laquelle C représente le pourcentage d'eau d'égout qu'on peut rejeter dans l'eau de dilution sous les conditions supposées ; O' est la quantité d'oxygène dissous dans la dilution avant incubation, exprimée en milligrammes par litre ; O la quantité d'oxygène dissous après incubation ; K est une constante qui définit mathématiquement la rapidité avec laquelle l'oxygène disparaît dans le mélange d'eau et d'eau d'égout : elle est déterminée par expérience. La formule peut alors être appliquée à d'autres cas. Suivant *Phelps*, K dépend de la composition des matières contenues dans les eaux d'égout et de leur concentration. Dans la formule, *t* est le temps de contact nécessaire pour produire une diminution de la quantité d'oxygène en mélange.

L'auteur s'est servi de la formule de *Phelps* pour montrer le résultat produit par la décantation des matières en suspension et par la complète élimination de toutes ces matières. La technique fut la suivante : il fit deux dilutions de 1 volume d'eau d'égout pour 8 et 10 volumes d'eau du lac *Michigan*, qui furent mises en incubation à 20° C pendant vingt-quatre heures. Une partie de l'eau d'égout était mise à décanter pendant quatre heures, une autre était filtrée au papier. L'oxygène dissous était dosé d'abord dans le mélange, puis après incubation. Tous les résultats obtenus furent calculés de façon que la quantité d'oxygène restant après incubation ne fût pas réduite à plus de 30 pour 100 de la quantité initiale. On détermina parallèlement l'extrait sec, l'oxygène consommé et l'azote organique, de façon à tirer la relation des matières organiques carbonées et des matières azotées en solution et en suspension avec la dilution calculée. La constante K ne fut pas trouvée indépendante de la dilution ; elle décroît avec les plus faibles dilutions et par suite C augmente proportionnellement on a trouvé aussi que la différence entre les diverses valeurs de K pour les plus faibles dilutions est plus grande que celles pour les plus fortes dilutions. Cependant comme les

résultats n'ont pas montré une différence constante entre les
valeurs de C (le pourcentage d'eau d'égout) résultant des différentes dilutions, on n'a pas introduit d'exposant dans la
formule. La plus haute valeur de C a été employée pour comparer les résultats.

Les moyennes des analyses en milligrammes par litre sont
les suivantes :

	Eau brute	Décantée	Filtrée
Extrait.	607	»	»
Matières volatiles	511	»	»
Matières totales en suspension	167	61	»
Matières en supension volatiles.	101	46	»
Oxygène consommé	57	26	20,1
Azote organique.	10,1	»	20,1
Pourcentage d'eau d'égout admissible.	10	15,1	24,5

Les résultats peuvent encore se traduire de la manière
suivante :

	Eau décantée	Eau filtrée
Elimination des matières en suspension totales %	63 en plus	37
Elimination des matières en suspension volatiles %	54 —	46
Matière volatile laissée en solution %	82	68
Réduction de l'oxygène consommé %	50	46
Augmentation du volume d'eau qu'on peut rejeter %	51	143

De l'étude des tableaux donnés par l'auteur se dégage ce
fait que l'élimination des matières en suspension qui se déposent dans les bassins de décantation constitue une amélioration, au point de vue de la dilution, beaucoup moindre que le
pourcentage de matières en suspension éliminées. Puisqu'on
doit considérer l'élimination d'une eau d'égout ou d'un effluent
au point de vue du degré de dilution exigé, plutôt qu'à celui
de la réduction de quelque constituant chimique (déterminé
par l'analyse), l'amélioration obtenue par décantation consiste
principalement dans l'amélioration du caractère physique par
élimination de matières qui peuvent former des dépôts et
incidemment quelque amélioration de la stabilité. Cependant,
l'élimination d'une petite quantité additionnelle de matières
en suspension ne se déposant pas par simple décantation,

améliorera le liquide d'une manière hors de proportion avec le pourcentage de matière volatile éliminée. Ceci autorise la seule conclusion que, dans les eaux d'égout domestiques, les matières en suspension finement divisées ne se déposent que lentement et les matières pseudo-colloïdales ont la plus grande part dans la putrescibilité due aux matières en suspension et colloïdales. Ce fait a déjà été reconnu. *Spillner* établit que les composés organiques sulfurés des eaux d'égout, qui fournissent l'hydrogène sulfuré, sont en quantité beaucoup plus petite dans les matières en suspension qui peuvent se déposer, que dans les matières en suspension finement divisées et les matières colloïdales qui ont été retenues par filtration dans ces expériences.

Dans l'état actuel de la science de l'épuration des eaux d'égout nous nous efforçons de détruire par oxydation les matières en suspension finement divisées. Toutefois on déverse maintenant dans les rivières de bien plus grands volumes d'eau d'égout soit brute, soit décantée. Si l'on pouvait réaliser un dispositif capable d'éliminer les matières en suspension finiment divisées ne se déposant pas sans traitement biologique, on pourrait atteindre un degré d'épuration se classant immédiatement entre la décantation et le traitement biologique, ce qui dans bien des cas serait suffisant pour éviter les dépenses du traitement biologique.

Résultats du traitement des eaux par les décanteurs Emscher à Recklinghausen-Ost, Essen NW, Bochum [1].

Les installations de *Recklinghausen-Ost*, d'*Essen N.W.*, de *Bochum* et d'*Holzvickede* ont fonctionné sous un contrôle régulier depuis leur construction, et on peut extraire des résultats obtenus quelques chiffres précis.

A *Recklinghausen* on a traité, par 24 heures, 8950 mètres cubes d'eaux d'égout, composés de 5750 mètres cubes d'eaux ménagères (125 litres par habitant), 2400 mètres cubes d'eaux

[1] D'après Spillner et Blumk. *Technische Gemendeblatt*, 1911 et *Wasser und Abwasser*, 1911, page 196.

industrielles et 2800 mètres cubes d'eaux superficielles. A *Essen N.W.*, on a traité par 24 heures 48000 mètres cubes, comprenant 10500 mètres cubes d'eaux ménagères, 36000 mè-- tres cubes d'eaux industrielles, 1000 mètres cubes d'eaux superficielles, et 500 mètres cubes d'eaux de lavage de charbon. A *Bochum*, on a traité par 24 heures 50600 mètres cubes, composés de 20000 mètres cubes d'eaux ménagères, 15600 mè- tres cubes d'eaux de fossés, 1000 mètres cubes d'eaux de lavage de charbon, 7000 mètres cubes d'eaux industrielles et 7000 mètres cubes d'eaux superficielles.

On a constaté que la température de l'eau d'égout s'abais- sait de un degré environ pendant le passage. Cette tempéra- rature de $+6°5$ à $+20°$ à *Recklinghausen*, de $+12$ à $+26°$ à *Essen N.W.*

On n'a trouvé de l'hydrogène sulfuré dans l'effluent de sortie que s'il en existait déjà dans l'effluent d'entrée.

La quantité de boues contenues dans l'eau d'égout à l'arrivée a varié à Recklinghausen de $1^l,5$ à 14 litres par mètre cube; soit en moyenne $7^l,17$ (*Francfort-sur-le-Mein*, $4^l,6$; *Stargard*, $7^l,5$; *Londres*, $7^l,5$; *Wilmersdorf*, 3 litres); à la sortie, cette quantité a été en moyenne de $0^l,5$ par mètre cube. A *Bochum*, l'effluent d'entrée contenait en moyenne, $4^l,2$ de boues, l'effluent de sortie, $1^l,6$. La poussière de charbon contenue dans l'eau d'égout demande au moins quatre heures pour se déposer. A la suite de l'installation de bassins de décantation pour la poussière de charbon, la quantité de boues de l'effluent de sortie est tombée à $0^l,16$ par mètre cube. On a constaté qu'en général les effluents qui traversent les décanteurs *Emscher* en trois quarts d'heure ne renferment pas plus de $0^l,5$ de boues par mètre cube, ce qui correspond à une séparation d'au moins 95 pour 100 des matières en suspension.

Les eaux obtenues, déversées dans un canal, de façon à être diluées dans un volume d'eau égal au leur, ne donnent lieu à aucun phénomène de putréfaction (fig. 6).

La diminution de volume des boues dans les décanteurs *Emscher* est environ de 85 pour 100; 25 à 50 pour 100 de la substance sèche disparaissent par gazéification à l'état d'acide carbonique et de méthane. La boue se dessèche en moyenne en six jours, et perd de nouveau 55 pour 100 de son volume.

Coupe a-b

F'_2 F_1

S_1 S

C G v

B

A R

Coupe e-f   Coupe c-d

R

S

Plan

A

C B

D

a G V V G b

U F_2 F_1

P

Fosse à vase P

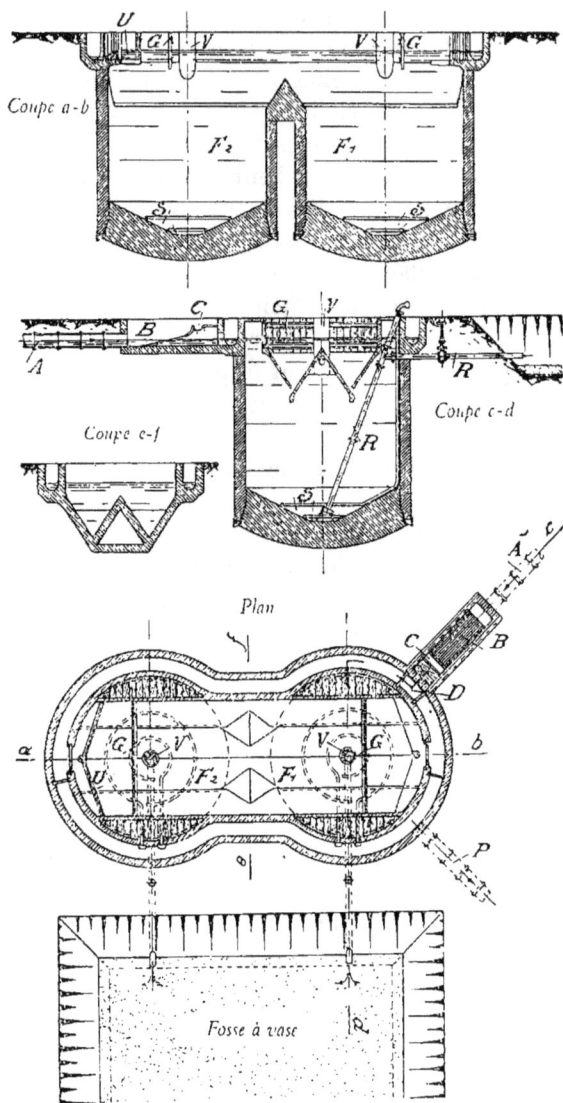

Fig. 6. — Puits Emscher.

A. — Canal d'arrivée des eaux.	G. — Lames plongeantes.
B. — 1ᵉʳ bassin avec grille.	U. — Déversoir.
C. — Rigole de nettoyage.	F, F_2. — Puits à clarifier.
D. — Conduite circulaire.	R. — Évacuation des boues.
P. — Canal de décharge.	S. — Conduite de lavage.
V. — Échappement des gaz.	

On dessèche environ 6 mètres cubes de boue par mètre carré et par an.

Le traitement revient en moyenne à $0^{fr},27$ le mètre cube.

Nous avons donné, dans un précédent volume, une figure représentant les décanteurs Emscher. Nous croyons utile de reproduire celle du prospectus de la société qui exploite les brevets Imhoff.

Les décanteurs Waldenburg ([1]).

Les décanteurs *Waldenburg* se distinguent des décanteurs *Emscher* et des autres appareils de décantation avec traitement séparé des boues surtout par ce fait qu'ils possèdent une chambre dans leur partie centrale ; les matières qui flottent à la surface y sont amenées par une gouttière renversée, c'est-à-dire ouverte par le bas. Dans cette chambre fermée et munie d'une soupape d'évacuation des gaz ; ces matières peuvent subir la putréfaction sans incommoder le voisinage par de mauvaises odeurs. Le décanteur lui-même est fermé par un bassin en entonnoir, recouvert par une calotte où se rassemblent les gaz provenant des boues en fermentation. Au milieu de cette calotte se trouve la chambre signalée ci-dessus, qui retient les matières flottantes ; cette chambre est fermée en dessous par une grille qui laisse passer les gaz de la fosse, mais empêche l'arrivée des boues en suspension. La vitesse du passage de l'eau dans ces décanteurs est de $2^{mm},46$ par seconde ; l'eau y séjourne une heure et demie. Les frais d'installation, dans les conditions les plus défavorables, s'élèvent à $0^{fr},75$, à $1^{fr},25$ par habitant.

Contrôle de l'efficacité des appareils de décantation.

Pour déterminer le pourcentage de retenue des matières en suspension dans les appareils de décantation, *Imhoff* et

[1] D'après A. VOGT, *Techn. Gem. Blatt*, 1911, n° 10, pages 147 à 150 et *Wasser und Abwasser*. 1912, n° 1, page 6.

Saville (¹) recommandent l'emploi de vases de la forme représentée dans la figure 7.

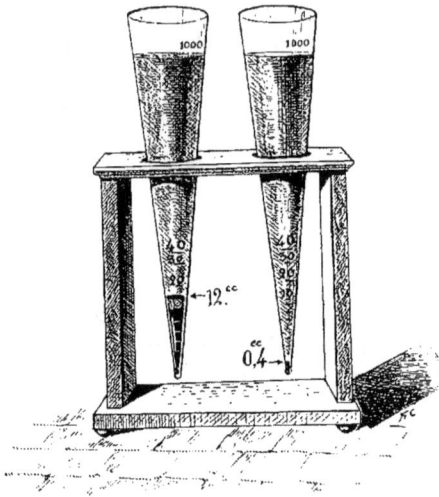

On mesure dans un vase un litre d'eau brute, telle qu'elle arrive des égouts et, dans un autre, un litre de l'effluent de l'appareil de décantation. Après un repos de deux heures, on note le volume des dépôts dans chacun des deux vases, et on calcule la proportion pour cent des matières retenues. En Allemagne, le temps de repos n'est que de une heure à une heure et demie.

Fig. 7. — Appareil pour la détermination des matières en suspension dans les eaux d'égout.

On observe en moyenne une élimination de 95 pour 100 des matières en suspension.

B. — FOSSES SEPTIQUES

Traitement des eaux d'égout en fosses septiques.
Résultats et expériences
sur la liquéfaction des matières solides (²).

La station d'épuration des eaux d'égout de *Plainfield* (New-Jersey, U. S. A.) comprend quatre fosses septiques couvertes : deux, n°ˢ 1 et 2, mesurent 15 mètres × 50 mètres et 1ᵐ,80 de profondeur d'eau; les deux autres, n°ˢ 3 et 4, ont la même profondeur, mais mesurent 15 mètres × 60 mètres. L'arrivée des eaux dans les petites fosses s'effectue dans un

(¹) *Eng. Rec.*, 26 août 1911, p. 260.
(²) D'après Roy S. Lamphear. *Eng Rec.*, 15 janv. 1912, p. 47.

angle; dans les longues fosses, elle se fait en cinq orifices à l'une des extrémités. Les longues fosses sont traversées en leur milieu par un mur de béton de 1^m,20 de haut, et les fosses 2 et 3 ont des chicanes en bois placées aux trois quarts de leur longueur et plongeant dans l'eau de 0^m,90. Les eaux d'égout sont presque exclusivement domestiques. Le débit moyen par jour est de 8 400 mètres cubes. Une fosse longue et une fosse courte, représentant une capacité de 3 000 mètres cubes environ, sont généralement employées en même temps. Le temps de séjour des eaux dans les fosses est d'environ neuf heures.

Les eaux d'égout ont la composition moyenne suivante :

Matières solides totales	0^{gr},553	par litre.
— fixes	0,274	—
— volatiles	0,279	—
— en solution	0,431	—
— — fixes.	0,254	—
— — volatiles . . .	0,177	—
Matières solides en suspension.	0,122	—
— — fixes. . . .	0,20	—
— — volatiles . .	0,102	—

Dans le tableau suivant sont réunis par années les résultats moyens des déterminations des matières en suspension et des matières organiques, ces dernières estimées d'après l'oxygène absorbé.

Matières en suspension	Eau brute criblée par litre	Effluent des fosses septiques	
		par litre	°/₀ éliminées
1909	0,134	0,052	59,5
1910	0,152	0,056	64
1911	0,173	0,064	64,3
Matières organiques			
1909	0,074	0,050	31,7
1910	0,076	0,052	21,9
1911	0,085	0,057	30,8

La retenue des matières en suspension dans les fosses septiques augmente subitement au printemps, immédiatement après le curage des fosses; par contre, pendant janvier, février et quelquefois mars, elle est notablement inférieure.

Pour les matières organiques, d'après l'oxygène absorbé,

la diminution est peu importante, comme cela est de règle dans les installations similaires. La matière organique soluble est peu affectée pendant le séjour des eaux en fosse septique.

Pour les matières grasses, les déterminations ont donné par litre :

	Eau brute criblée	Effluent des fosses septiques	Élimination
Maximum	0gr,0654	0gr,0488	
Minimum	0,0316	0,0176	
Moyenne	0,0428	0,0277	52 %

Le nombre des bactéries dans les eaux diminue après le passage dans les fosses septiques :

	Eau brute criblée	Effluent des fosses septiques	Diminution
1909	2 230 000	1 030 000	54 %
1910	2 360 000	1 450 000	39 %
1911	2 680 000	1 860 000	31 %

La première méthode de travail employée consiste à faire fonctionner parallèlement une fosse longue et une fosse courte, divisant les eaux approximativement comme 2 à 1, et des résultats tout à fait satisfaisants furent obtenus. En employant deux fosses en parallèle et une longue fosse suivante, on augmenta le dégagement de gaz et, par suite, l'effluent fut mauvais. L'emploi de deux fosses en parallèle pour des périodes de temps longues s'accompagnèrent de production d'une écume épaisse, mais les changements plus ou moins fréquents de fosses causèrent des troubles et empêchèrent d'obtenir des effluents satisfaisants. Le plan de travail actuellement adopté paraît le meilleur : on met en service alternativement une fosse longue et une fosse courte en parallèle, et on change les fosses environ une fois par mois.

Les fosses ont été curées généralement en mars. En 1910, on a retiré au total 1216 mètres cubes de boues, soit 0m3,564 par 1000 mètres cubes d'eau d'égout.

Pendant les périodes de non-alimentation des fosses, la réduction de volume des matières solides qu'elles contenaient a varié de 11,9 à 26,6 pour 100, due à l'activité bactérienne et aussi au tassement des boues, ce dernier facilité par la décomposition des matières organiques.

L'auteur a calculé le pourcentage des matières liquéfiées dans les fosses septiques : pour la période de mars 1910 à janvier 1911 : densité de la boue, 1037; eau, 89,4 pour 100; volume d'eau d'égout traité, 2500000 mètres cubes; matières sèches, estimées d'après les déterminations sur l'affluent et l'effluent contenues dans l'eau d'égout, 158 kilogrammes par 1000 mètres cubes; boues déposées dans les fosses, 102 kilogrammes; entraînées par l'effluent, 56 kilogrammes; matières sèches, 102 kilogrammes par 1000 mètres cubes; déposées dans les fosses au 21 janvier 1911, 62 kilogrammes; matières solides liquéfiées 39,1 pour 100.

Expériences de liquéfaction des matières solides. — En 1907, on tenta de diminuer les écumes en les brisant de façon à les faire retomber au fond des fosses; mais ces écumes se reformaient rapidement par suite du dégagement des gaz.

La seconde expérience consista à ensemencer les fosses septiques avec le contenu d'une fosse d'aisance, dans l'espoir de créer une nouvelle flore bactérienne. Cela fut sans résultat. Il est probable que les bactéries de la fosse d'aisance ont disparu devant celles qui se développaient ordinairement dans les fosses septiques.

D'autres expériences de laboratoire furent entreprises pour étudier la décomposition des matières organiques et le dégagement de gaz. Des flacons de la contenance de $4^l,54$ furent remplis d'eau de fosses septiques avec les matières en suspension et on y ajouta différentes substances.

Les matières employées furent la banane et la pomme de terre pelées, placées dans des flacons contenant du liquide prélevé au fond, au milieu et à la surface de la fosse septique. Les décompositions furent lentes, surtout dans le flacon contenant le liquide prélevé au milieu de la fosse septique. On augmenta cette décomposition de 8 à 52 pour 100, en remplaçant fréquemment une partie du liquide des bouteilles par un liquide de même provenance, mais frais. Comme le fait remarquer l'auteur, il n'est pas douteux que l'activité bactérienne se manifeste par la production de toxines et d'acides qui la gênent et peuvent l'annihiler.

En conclusion, l'endroit de la fosse septique où les décompositions sont le plus actives est le fond; au milieu elle est plus faible; dans les écumes l'action septique se fait peu sentir, car une partie des boues est protégée par une enveloppe de gaz.

Dans une autre expérience, une bouteille fut remplie de liquide de fosse septique; une autre de liquide de fosse d'aisance; dans chacune on immergea une banane pelée. C'est dans le liquide de fosse d'aisance que la décomposition fut la plus rapide et la plus complète.

Traitement des boues. — Le fond des fosses septiques est en pente de 1,5 à 3 pour 100 vers un orifice de sortie d'où, par un tuyau, la boue est évacuée sur un lit de sable. Ce lit mesure 57 × 48 mètres, soit 2756 mètres carrés, avec une hauteur de sable de $0^m,60$ retenu par des bancs de terre.

Pour curer les fosses, on fait évacuer le liquide clair entre l'écume et la boue jusqu'à environ $0^m,60$ du fond. Comme l'écume, à l'entrée des fosses, est épaisse, on doit la briser pour qu'on puisse l'évacuer. Autrement le curage peut être fait avec des dragues. Le coût du curage est d'environ 500 à 600 francs, ce qui représente $0^{fr},23$ par 1000 mètres cubes d'eau traitée. Ces boues sont utilisées par les fermiers des environs; mais, si on devait l'enlever des lits de sable, le coût serait d'environ $0^{fr},50$ par 1000 mètres cubes d'eau traitée. Le volume des boues diminue de un tiers pendant le séchage d'une durée de trois à quatre mois. Les boues dégagent des odeurs pendant l'évacuation sur les lits de sable, mais, après quelques jours on ne perçoit plus qu'une odeur légère à 30 mètres des lits.

Présence et action des diastases dans les eaux d'égout.

Guth et *Feigl*[1] ont entrepris des recherches pour démontrer la présence des diastases dans les eaux d'égout : ces diastases y sont amenées en grande quantité par les débris de fruits, de légumes, les matières fécales, l'urine, le sang, par certaines eaux résiduaires industrielles : les bactéries présentes dans ces

---

[1] *Gesundheits Ing.,* 1912, p. 21.

eaux produisent également des diastases qui peuvent se
répandre dans le liquide.

Pour mettre en évidence la présence de ces diastases dans
les eaux d'égout, *Guth* et *Feigl* ont employé diverses méthodes :
1° précipitation de l'eau d'égout par deux fois son volume
d'alcool à 96 degrés ; séparation du précipité après vingt-
quatre heures ; 2° saturation de l'eau d'égout par le sulfate
d'ammoniaque et extraction du précipité en l'incorporant dans
une couche surnageante de xylol ; 3° addition à l'eau d'égout
de 0 gr. 8 de chlorure de calcium par litre, précipitation complète par une solution saturée de phosphate d'ammoniaque et
séparation du précipité au bout de quelques heures ; 4° addition
de 20 grammes de kaolin par litre d'eau d'égout légèrement
acidulée, séparation du précipité au bout de 24 heures. Ces
méthodes ayant présenté quelques difficultés, on a eu recours
à une combinaison de la première et de la troisième méthode :
5 litres d'eau d'égout sont additionnés, suivant la concentration, de 5 à 10 centimètres cubes d'une solution à 10 pour 100
de chlorure de calcium. On ajoute alors la quantité voulue de
solution saturée de phosphate d'ammoniaque, puis peu à peu
un volume égal d'alcool. On siphonne le précipité après dépôt.
On obtient ainsi une quantité relativement faible d'un précipité facile à filtrer. On le traite par 100 à 200 centimètres
cubes d'eau distillée, par portion de 10 à 20 centimètres
cubes, et la masse, additionnée de toluène, est décantée
après dépôt. La solution trouble obtenue sert à la recherche
des diverses diastases.

Pour caractériser l'amylase, on s'est servi de l'empois
d'amidon que cette diastase transforme en dextrines et en
maltose. Pour la recherche qualitative, la réaction à l'iode
permet de se rendre compte si l'amidon a été transformé.
Pour la recherche quantitative on a procédé de la façon
suivante : Des tubes à essai renfermant chacun 1 centimètre
cube d'une solution d'amidon à 1 pour 100 sont additionnés de
quelques gouttes de toluène et de quantités croissantes de solution diastasique extraite de l'eau d'égout, de 0 c³ 02 à 10 centimètres cubes. On ramène au même volume avec de l'eau distillée, on agite et on abandonne à l'étuve à 38 degrés. On fait
au bout de 24 heures la recherche de l'amidon au moyen de la

liqueur d'iode : certains tubes donnent encore une réaction rouge, d'autres enfin restent sans coloration. On prend comme mesure de l'activité diastasique la quantité versée dans le premier tube qui donne la réaction rouge pur.

Pour caractériser la maltase, on utilise le réactif de *Barfoed* (acétate de cuivre) qui est réduit par le glucose et ne l'est pas par le maltose. La sucrase se caractérise par la réduction de la liqueur de *Fehling* après action de cette diastase sur une solution de saccharose; la lactase par la réduction de la liqueur de *Barfoed* après action de cette diastase sur une solution de lactose. Les diastases protéolytiques ont été recherchées au moyen de leur action sur la gélatine solidifiée en mince couche dans des tubes à essai. Pour la recherche de la pepsine, on a fait agir l'extrait diastasique sur une solution d'albumine, en présence d'acide chlorhydrique et on a précipité par l'acétate de soude l'albumine non dissoute. On a employé une méthode analogue pour la recherche de la trypsine, mais en agissant en présence d'un alcali très dilué et la partie non attaquée a été précipitée par l'acide acétique dilué et le sulfate de soude.

Les lipases ont été caractérisées par l'augmentation d'acidité d'une émulsion d'huile d'olive à 1 pour 100.

Les résultats de ces essais ont été les suivants :

L'amylase, la trypsine, la lipase, et les diastases des sucres en C^{12} existent toujours dans les eaux d'égout, en quantités appréciables et directement proportionnelles à la concentration de ces eaux : l'amylase prédomine très nettement.

Dans les eaux d'égout bien épurées par les méthodes biologiques, on ne retrouve plus que des traces de diastases.

L'addition de nitrates semble favoriser l'action des diastases protéolytiques, tandis qu'elle est sans action sur l'amylase. Le chlorure de chaux, ajouté à l'eau d'égout à la dose de 1 pour 5000 à 1 pour 10 000 réduit l'activité des diastases, mais n'arrête pas entièrement leur action.

Utilisation des gaz dégagés des fosses septiques [1].

En avril 1911, des essais furent entrepris par le département des Travaux publics de New South Wales pour utiliser pour l'éclairage les gaz dégagés par les fosses septiques de *Parramatta*. Des trois fosses septiques, deux seulement sont en usage journalier; la troisième n'est mise en service que pendant le nettoyage d'une autre fosse. Chaque fosse mesure 9 m. $\times$ 28^m,50 et 2^m,25 de profondeur d'eau en moyenne. Les fosses sont recouvertes par une voûte plate en béton armé dont certaines parties ont été construites sur place, tandis que d'autres parties des fosses sont recouvertes de dalles mobiles. Ces dernières ont été rejointoyées au bitume, et la fosse est pratiquement à l'abri de l'air. Les eaux d'égout sont domestiques; le volume des eaux industrielles, très faible, est négligeable.

L'analyse de l'effluent de la fosse septique a donné en juin 1911 les résultats suivants :

Résidu total.. . . . . 0^{gr},0958 par litre [2]
Chlore. 0,0352   —
Ammoniaque libre. 0,008   —
Azote albuminoïde. 0,00068   —
Oxygène absorbé en 4 heures 0,00458   —

Il se dégage une grande quantité de gaz qui s'accumule entre l'eau et la voûte sur une hauteur de 0^m,73. Jusqu'à présent on avait brûlé le gaz dans un grand brûleur Bunsen. Le premier essai a consisté à le refouler dans un gazomètre et à le brûler ensuite dans un brûleur incandescent, puis on a expérimenté son utilisation avec un moteur Hornsby, afin de voir si le gaz avait un pouvoir calorifique suffisant pour faire fonctionner un ventilateur ou un compresseur d'air.

Dans son rapport de juin 1911 M. *Wade* établit qu'après ajustage des valves, les moteurs fonctionnèrent avec les gaz de la fosse septique aussi facilement qu'avec le gaz de pétrole. On a maintenant installé un moteur Hornsby de

[1] D'après l'*Engineering Record*, 11 mai 1912, p. 523.
[2] On remarquera que les eaux sont extrêmement peu chargées.

10 chevaux actionnant une dynamo fournissant le courant électrique à 100 volts pour 85 lampes. Le moteur tourne régulièrement avec la valve de gaz incomplètement ouverte, et il semble qu'il y ait assez de gaz pour obtenir une force beaucoup plus grande.

C. — TRAITEMENT DES BOUES

La dessiccation des boues [1].

Le traitement préalable des eaux d'égout en fosse septique offre de gros avantages pour le travail ultérieur des boues. Les boues extraites des fosses septiques sont brunes, peu odorantes, concentrées (environ 20 pour 100 de matière sèche) et faciles à égoutter. Les boues des décanteurs *Emscher* possèdent à un plus haut degré encore tous les avantages des boues des fosses septiques : leur teneur en matières sèches est encore plus élevée ; elles n'ont aucune mauvaise odeur, et elles sont encore liquides quand elles renferment seulement 70 pour 100 d'eau.

Spillner a fait des essais comparatifs d'égouttage de boues fraîches et de boues provenant des décanteurs *Emscher*. Il a constaté que les boues fraîches, étendues sur les lits de drainage sans aucune concentration préalable, pénètrent dans les lits au lieu de s'y égoutter, même si la couche superficielle filtrante est formée de grains de 2 à 4 millimètres. Si on concentre ces boues fraîches jusqu'à 80 pour 100 d'eau, on peut alors les égoutter sur des lits de drainage fraîchement aménagés. L'eau de drainage acquiert, par son passage très lent à travers les scories du lit, les caractères d'une eau épurée par voie biologique ; elle renferme cependant encore beaucoup de matières organiques en solution. Avec les boues fermentées en fosse septique, la perte de poids totale comprend la perte d'eau par drainage qui représente environ les 4/5 de la perte totale et la perte par évaporation qui en représente 1/5.

[1] D'après Spillner. *Mitteilungen a. d. Kgl. Prüfungsanstalt f. Wasserversorg. usw.*, 1911, Heft 14, pages 27-84 et *Wasser and Abwasser*, 1911, p. 582.

La comparaison des résultats obtenus par le drainage des boues fraîches et des boues fermentées a donné lieu aux observations suivantes : 1° la boue fraîche demande beaucoup plus de temps que la boue fermentée pour devenir solide (55 jours au lieu de 16 jours), même si on la prive au préalable d'une partie de son eau ; 2° la boue fraîche laisse échapper moins d'eau de drainage que la boue fermentée (47,45 pour 100), même quand elle renferme beaucoup moins de matières organiques que celle des boues fraîches ; 4° la boue fermentée perd par le drainage plus d'eau que la boue fraîche.

Les avantages de la boue fermentée sont également sa concentration plus forte, sous laquelle la destruction des colloïdes se fait aisément par fermentation, et sa haute teneur en gaz. *Spillner* a montré par des essais comparatifs de drainage effectués sur des boues contenant leurs gaz et sur des boues privées de gaz, que la quantité d'eau écoulée était plus de deux fois plus forte avec les premières.

La dessiccation des boues par drainage se fait en grand à *Essen N. W.*, *Bochum* et *Recklinghausen-Ost*. Les résultats en sont beaucoup plus favorables que les essais n'auraient pu le faire supposer. La couche de boues, d'une hauteur moyenne de 23 centimètres, devient solide en moyenne au bout de 5 à 8 jours. L'examen des eaux de drainage a montré que celles-ci présentent tous les caractères que doit avoir une eau épurée par voie biologique. Les boues drainées sont livrées comme engrais, ou servent à remblayer les parties basses des terres. On se propose de faire des essais pour les brûler comme les ordures ménagères.

Digestion des boues d'eaux d'égout.

Dans ses notes sur ce sujet ([1]), *Ch. Saville* comprend par le terme de *digestion* la décomposition complète des matières organiques facilement putrescibles, et par suite capables de créer une nuisance. On reconnaît actuellement qu'il y a de grands avantages à obtenir une rapide et complète digestion des eaux d'égout.

[1] *Eng. Record*, 25 mai 1912, p. 576.

La quantité de boues qu'abandonnent les eaux d'égout est grande. A l'état frais, elles contiennent 90 pour 100 et plus d'eau. 1000 personnes en produisent quelquefois jusqu'à 21 mètres cubes par mois, d'après les nombres rapportés pour *Elberfeld* (Allemagne), où les égouts sont du système séparatif. De plus, la boue fraîche dégage une mauvaise odeur qui persiste longtemps. Pour ces deux raisons le traitement des boues fraîches est un problème difficile à résoudre.

D'autre part, la boue bien digérée a un volume comparativement faible : moins de un cinquième de celui de la boue fraîche. Cette importante différence est due à la proportion moins grande d'eau que la boue digérée contient, à la décomposition de la partie organique et à l'extrême division des particules, par suite de la dissolution et de la gazéification de ces matières organiques. La réduction de volume dépend de nombreux facteurs : de la nature des matières organiques; de la proportion de matières minérales, des conditions sous lesquelles la décomposition s'effectue, du temps de digestion, etc.

Il est aussi exact que la boue bien digérée ne répand pas d'odeur désagréable. Dans certaines conditions elle s'écoule facilement. De plus, par suite du dégagement des gaz, elle se trouve à l'état poreux, ce qui facilite sa dessiccation et sa facile manipulation.

Méthodes de digestion. — La méthode la mieux connue pour obtenir la digestion des boues est peut-être la « fosse septique », dans laquelle les boues sont digérées au contact de l'eau d'égout qui s'écoule. Dans ces conditions, le taux de digestion n'est ordinairement pas élevé, et comme le liquide est aussi septisé et malodorant et qu'il contrarie la décantation, la faveur accordée à la fosse septique ordinaire diminue graduellement.

Le premier perfectionnement a été accompli à la station expérimentale de *Lawrence* (Mass.) en faisant écouler les boues de décantation dans une fosse de digestion séparée. Depuis 12 à 13 ans cette méthode a été adoptée en Angleterre ainsi que dans quelques villes du Continent, mais elle ne l'est que peu aux États-Unis. Elle a pourtant donné de bons résultats comparativement dans certains cas, et elle a été récemment adoptée à *Baltimore*.

Dans beaucoup de villes, toutefois, les résultats n'ont pas été entièrement satisfaisants : en Allemagne, par exemple, d'après le prof. *Thumm*. Il en a été de même aux stations d'essai de *Philadelphie* et de *Chicago*.

Il en est résulté, d'abord en Angleterre, puis en Allemagne, la construction de fosses à deux compartiments : l'un traversé par les eaux d'égout et où se séparent les matières en suspension ; l'autre pour l'emmagasinement et la digestion de la boue, arrangée de façon que non seulement la boue, mais aussi les produits de digestion ne puissent avoir un effet nuisible sur l'eau d'égout dans le compartiment de décantation. Dans ce type de fosse, dans la forme répandue en Allemagne, il n'y a pas de courant d'eau ni dans, ni au travers du compartiment des boues. Ce sont les fosses *Emscher* et les fosses *Imhoff*. Elles ont été expérimentées depuis 6 ans en Allemagne et donnent de bons résultats. Aux États-Unis, il n'en existe qu'un très petit nombre, mais beaucoup de villes établissent actuellement des projets.

Comparaison des méthodes. — Pour comparer les avantages relatifs des fosses de digestion séparée et des fosses *Imhoff*, il y a lieu de tenir compte des points suivants :

1° Les fosses de digestion séparée peuvent-elles donner d'aussi bons résultats que les fosses *Imhoff*, non seulement pour ce qui se rapporte à la composition et à la quantité de la boue digérée, mais aussi relativement aux effets sur l'eau d'égout décantée et par suite sur l'épuration, et pour la production de mauvaises odeurs, soit pendant la décantation, soit pendant la digestion et le traitement des boues ?

2° La digestion de la boue sera-t-elle aussi rapide dans une fosse séparée que dans une fosse *Imhoff*, et le prix de construction et de fonctionnement sera-t-il aussi peu élevé ?

Digestion séparée. — La boue digérée dans une fosse séparée ne diffère pas de celle d'une fosse septique ou d'une fosse *Imhoff*, mais, avec les fosses séparées actuellement en usage, l'enlèvement des boues ne s'est montré facile qu'avec les fosses

Imhoff et dans quelques cas il a été difficile d'obtenir une digestion satisfaisante.

Des essais sur de petits volumes à la station expérimentale de *Philadelphie* donnèrent des résultats décourageants avec une fosse séparée et le rapport dit : le déversement des boues dans une fosse ouverte et étanche n'est pas une méthode avantageuse de traitement. Au cours des essais, la boue fraîche était déversée dans la fosse de digestion toutes les deux semaines et, quoiqu'il y eût quelque dégagement de gaz et liquéfaction des matières pendant la première partie des essais, dégagement de gaz et liquéfaction cessèrent pendant les mois d'hiver, ce qui peut être expliqué par le fait que la fosse avait une très faible profondeur.

Le liquide qui recouvre les boues dans la fosse à digestion est très pollué et doit être épuré. S'il est déversé dans le bassin de décantation, il provoque des fermentations septiques et, dans certains cas, rend plus difficile le problème à résoudre.

La boue, déversée dans une fosse de digestion séparée, contiendra toujours des matières organiques non décomposées, de sorte que le processus sera le même que celui qui s'accomplit dans une fosse septique, ce qui peut donner lieu à des dégagements d'odeurs désagréables. Ces odeurs, comme cela a été indiqué par *Pearse*, sont perceptibles lorsque la boue est déversée dans la fosse, car la boue ayant subi un commencement de décomposition contient des gaz odorants qui s'échappent lorsqu'on la remue. La fosse de digestion séparée de la station expérimentale de *Chicago* a produit des odeurs nettement putrides.

Un autre point important est que ces fosses à digestion séparée, telles qu'elles ont été construites, ont une plus large surface de liquide exposée à l'air que dans les cas des fosses *Imhoff* et peuvent par suite donner plus d'odeurs.

A *Birmingham* (Angleterre), où la boue des fosses septiques était exposée dans de grands bassins ouverts à une profondeur de 1^m,50 à 1^m,80, *Watson* a établi qu'une mince et forte croûte se formait à la surface, au-dessous de laquelle la boue restait dans sa condition originelle, sans perte apparente, et continuait à dégager de mauvaises odeurs sans qu'on puisse tenir compte de l'âge et de la densité des dépôts. On pourrait citer d'autres cas où la digestion séparée de la boue a été satisfaisante. On peut ajouter, toutefois, que les expériences entreprises à *Birmingham*, sous la direction de *Watson*, indiquent que dans certaines conditions les fosses à digestion séparée (avec les boues de Birmingham) peuvent donner une boue bien digérée.

L'effet de cette méthode de traitement des boues sur l'eau d'égout qui s'écoule est de grande importance. Si la boue est enlevée des bassins de décantation, cela doit être fait à de fréquents intervalles (une semaine et quelquefois moins en été) pour prévenir leur commencement de décomposition, qui, en remuant les dépôts, diminue l'action de décantation et rend l'eau septique.

A moins de vider complètement et de nettoyer la fosse de décantation, on peut être assuré de subir cet inconvénient, car il est difficile, même avec des bassins bien construits, d'enlever toute la boue.

Temps de digestion. — Le second point important est de savoir si la digestion s'opère aussi rapidement dans les fosses séparées que dans les fosses *Imhoff*. Si la digestion est plus lente, les fosses doivent avoir une plus grande capacité, ce qui est important à considérer, puisqu'il faut deux séries de fosses.

La digestion des boues est un phénomène biologique qui ne s'opère rapidement que lorsque certaines sortes de bactéries sont dans un milieu convenable et qu'ont été éliminées les espèces nuisibles. La création du milieu convenable est une affaire de temps, et lorsqu'il est établi, il faut, comme pour les lits à percolation, une alimentation constante. Ceci n'est pas facile avec les fosses séparées; par conséquent, chaque fois qu'on déverse de nouvelles boues, il se produit un bouleversement dans l'activité bactérienne.

Dans beaucoup de fosses à digestion séparée, on ne laisse pas, au-dessus du dépôt des boues, une hauteur considérable et un grand volume d'eau dans laquelle, par suite du dégagement des gaz, la boue puisse être en mouvement continuel. Les toxines bactériennes ne peuvent être éliminées facilement et les surfaces de boue fraîche ne sont pas exposées à l'action

bactérienne aussi fréquemment qu'il est désirable. Toutes ces
causes tendent à diminuer la rapidité de la digestion.

En résumé, il semble probable, quoique les fosses à digestion séparée puissent donner des boues de qualité satisfaisante, que le temps exigé pour la digestion complète est
cependant plus long qu'avec les fosses de type *Imhoff*, au
moins pour les plus grandes fosses. Il y a aussi possibilité de
production de mauvaises odeurs.

Coût de la digestion séparée. — Le coût de la digestion dans
les fosses séparées est probablement, dans la plupart des cas,
plus élevé que celui de la digestion dans les fosses dans
lesquelles la décantation et la digestion s'effectuent. D'abord,
pour l'effet sur l'eau d'égout elle-même, les meilleurs résultats
sont obtenus lorsque la fosse de décantation est vidée et nettoyée à intervalles réguliers. En second lieu, il est discutable
que la boue fraîche s'écoule avec autant de facilité que la
boue complètement digérée. De plus, l'écoulement de la boue
d'une fosse dans une autre implique toujours une perte de
charge et, dans certains cas, il peut être nécessaire de pomper.
Enfin, l'enlèvement de boues de fosses à digestion séparée,
même après une digestion plus ou moins complète, est un
procédé lent et coûteux.

A la petite station de *Forest Park* (*Baltimore*), par exemple,
l'auteur vit quatre hommes occupés à extraire la boue de la
fosse. Dans ce cas il faut construire une fosse supplémentaire,
car celle en nettoyage est inutilisable un certain temps.

Bien que les fosses à digestion séparée aient certains désavantages, leur adoption peut quelquefois être désirable. Il
faudra construire des fosses aussi profondes que possible
pour que la boue qu'on extraira contienne le minimum d'eau
et, par contre, retienne une partie des gaz de décomposition.
A la mise en route, on remplira la fosse avec de l'eau claire
ne contenant pas de matières organiques facilement décom-
posables. On devra s'efforcer de diminuer les odeurs, particulièrement pendant le temps de maturité. La boue fraîche sera
déversée à intervalles réguliers et en quantités relativement
faibles, pour que le volume d'eau d'égout qui accompagne la
boue soit faible en comparaison du volume total de l'eau de
la fosse et par suite ne le rende pas odorant.

Les fosses ne doivent jamais être complètement vidées, ce qui forcerait à attendre de nouveau que le travail microbien s'y rétablisse. Si les gaz ne se dégagent pas en suffisante quantité pour brasser le mélange et renouveler les surfaces exposées à l'action des bactéries, on peut ajouter certaines substances cellulosiques qui accroîtront la formation des gaz, ou mélanger artificiellement la boue avec une pelle, ou au moyen de l'air comprimé ou par addition d'eau propre. Dans ce dernier cas, l'effluent devra toujours être épuré.

Traitement des eaux d'égout et des boues par les nitrates.

Weldert([1]) a montré qu'une eau d'égout décantée et ayant subi le traitement en fosse septique est rendue imputrescible par addition de nitrate de soude à la dose de 100 grammes à 1 kilogramme par mètre cube. Les boues sont transformées en une masse inodore facile à drainer, par addition de $1^{kg},5$ à 8 kilogrammes de salpêtre par mètre cube. Pour obtenir les meilleurs résultats, il faut attendre deux à quatre jours avec les eaux d'égout et deux à huit jours avec les boues. L'addition de nitrate provoque une diminution de l'oxydabilité, de l'azote organique et de l'azote ammoniacial.

Guth et *Keim*([2]) ont repris l'étude de cette question et ils ont constaté que les modifications des caractères extérieurs des eaux d'égout sous l'action des nitrates sont indéniables. Une eau d'égout de mauvaise odeur est rapidement transformée en une eau dont l'odeur est modérée, légèrement terreuse. La couleur devient plus foncée au bout d'un à deux jours, et les matières en suspension se rassemblent en grande partie à la surface. L'alcalinité augmente sensiblement par suite de la formation de carbonate de soude aux dépens du sodium contenu dans le nitrate. Pour une eau d'égout non fermentée exigeant 300 à 500 milligrammes de permanganate par litre, il faut en général 300 à 500 grammes de nitrate par mètre cube, avec un contact de trois à cinq jours à température

([1]) Voir *Ces Recherches*, 7e volume, page 250.
([2]) *Gesund. Ing.*, 1912, page 57.

moyenne, pour obtenir un liquide imputrescible; une eau
d'égout très concentrée (600 à 900 milligrammes de permanganate par litre) demande 500 à 1000 grammes de nitrate par
mètre cube. Une eau d'égout ayant subi la fermentation en
fosse septique demande de 200 à 600 grammes par mètre
cube, suivant la concentration, avec une durée de contact de
deux à quatre jours. Les eaux d'égout très concentrées provenant de fermes, de brasseries, ne peuvent être complètement rendues imputrescibles par l'addition de nitrates, mais
une dose de 200 grammes par mètre cube empêche la formation d'hydrogène sulfuré et les fermentations acides. La concentration de l'eau d'égout, mesurée par l'oxydabilité, ne peut
cependant pas servir de point de repère pour déterminer la
quantité de nitrates nécessaires. Une eau d'égout non fermentée exigeant 600 milligrammes de permanganate par litre
peut devenir imputrescible par l'addition de 300 grammes de
salpêtre, tandis qu'une autre eau d'égout, exigeant seulement
400 milligrammes de permanganate, peut rester encore putrescible après addition de 400 et même de 500 grammes de salpêtre par mètre cube. La quantité de nitrates à employer
dépend d'ailleurs beaucoup de la nature et de la proportion
des matières en suspension dans l'eau. Les changements
observés par *Guth* et *Keim* dans la composition chimique
des eaux sous l'influence du salpêtre ont été assez faibles. La
diminution de l'oxydabilité a été en moyenne de 10 pour 100;
les différences dans la teneur en azote organique et en azote
ammoniacal ont été très peu sensibles.

Pour se rendre compte si l'action du nitrate se poursuit
même après dilution de l'eau d'égout par les eaux d'un canal
ou d'un fleuve, on a mélangé des eaux d'égout avec les eaux
de l'Elbe dans des proportions variables de 1,1 à 1,5. On a
constaté que si les eaux non traitées par les nitrates ne donnaient plus lieu à des phénomènes de putréfaction à la dilution de 1,5, ces phénomènes apparaissaient presque toujours
à la dilution moindre. Au contraire, les eaux traitées par les
nitrates n'ont été putrescibles dans aucun cas.

Guth et *Keim* ont également fait des expériences pour établir
si l'action épuratrice des lits bactériens peut être augmentée
par l'addition de nitrates à l'effluent d'entrée. De l'eau d'égout

non fermentée a été traitée à la station d'épuration d'*Ham-bourg-Fuhlsbütel* sur lits bactériens à double contact, sans addition de nitrates ou avec addition de 50 grammes de nitrates par mètre cube. Des essais identiques ont été faits, sans ou avec addition de salpêtre (100 gr. par mètre cube) sur les lits percolateurs à becs pulvérisateurs à la station d'épuration d'*Hambourg-Eppendorff*. Avec les lits bactériens à double contact on n'a observé aucune augmentation de l'action épuratrice en présence de salpêtre. Avec les lits percolateurs, les résultats ont été meilleurs. L'eau sortant de la fosse septique a perdu en six ou sept heures son odeur d'hydrogène sulfuré. L'effluent non traité est resté putrescible une fois sur trois, tandis que l'effluent traité par le nitrate s'est toujours montré imputrescible. Les propriétés physiques et la teneur en ammoniaque ont peu varié.

Les auteurs n'ont pu obtenir, dans le traitement des boues par les nitrates, les résultats très favorables signalés par *Weldert*. Des boues fraîches, traitées par deux à quatre kilogrammes de nitrates au mètre cube, ont bien perdu en vingt-quatre heures leur mauvaise odeur, mais il n'a pas été possible de constater une amélioration dans la facilité de drainage de ces boues, même avec une addition de huit kilogrammes de salpêtre et sept jours de contact. Une boue plus ancienne, d'odeur presque insupportable, n'a pas été modifiée après vingt-neuf jours de contact par une addition de salpêtre qui s'est élevée jusqu'à 12 kilogrammes par mètre cube; seule l'odeur nauséabonde s'est légèrement atténuée; la masse est restée aussi visqueuse et aussi difficile à drainer. Dans tous les échantillons de boues soumis à l'expérience, on a toujours constaté la présence de l'hydrogène sulfuré, même après traitement par les nitrates, et le rapport entre les matières organiques et inorganiques est resté le même dans les échantillons traités ou non traités. Cependant *Guth* et *Keim* ont pu constater un avantage du traitement des boues par les nitrates : l'effluent de drainage de ces boues reste toujours imputrescible.

Les auteurs tirent de leurs expériences la conclusion suivante : si le traitement des boues par les nitrates ne paraît pas avantageux, il est très possible que celui des eaux d'égout soit applicable dans la pratique. Il y a cependant des réserves à formuler : comme le traitement par les nitrates ne diminue pas la teneur en ammoniaque, et n'amène pas de transformations importantes dans les matières organiques, il y a lieu de déterminer par de nouvelles expériences si les eaux ainsi traitées ne provoqueront pas des « nuisances » dans les canaux où elles s'écoulent. Dans tous les cas, le traitement par les nitrates semble augmenter la puissance épuratrice des lits bactériens percolateurs, qui peuvent supporter un chargement plus fort, et il peut rendre service pour combattre les mauvaises odeurs, dans les petites installations.

Guth et *Keim* ont enfin montré que l'addition de salpêtre n'entraîne pas une diminution du nombre des germes; bien au contraire, la présence des bactéries est indispensable pour que les nitrates produisent leur action. Dans ce dernier cas, il y a destruction des nitrates avec dégagement d'azote gazeux, et l'oxygène de ces nitrates agit sur les matières organiques, empêche la formation des produits de putréfaction et favorise l'oxydation du soufre organique.

Bach ([1]) a fait des essais sur le traitement des eaux d'égout par le salpêtre à la station d'épuration des eaux de *Recklinghausen-Ost*, installée suivant le système *Emscher*. Ces eaux sont composées d'un mélange d'eaux résiduaires industrielles. Pour étudier l'action du nitrate, Bach n'a pas eu recours au permanganate qui ne peut donner que des résultats inexacts à cause de la formation de nitrites dans les échantillons traités par les nitrates. Il s'est basé sur le dosage de l'hydrogène sulfuré dissous, qui permet de se rendre compte rapidement si des phénomènes de putréfaction se produisent dans l'eau: il y a joint le dosage des nitrites formés, de l'azote ammoniacal, de l'azote organique, et du chlore, cette dernière détermination servant simplement à contrôler la concentration de l'eau.

Les essais ont été effectués dans quatre bacs d'un mètre carré qu'on pouvait remplir avec de l'eau brute ou de l'eau décantée, et on a étudié l'action du salpêtre en eau stagnante ou en eau courante. Les quatre bacs ont été remplis en même temps avec de l'eau provenant des décanteurs *Emscher* et

[1] *Gesundheits Ing.*, 1912, page 541.

donnant moins d'un demi-centimètre cube de dépôt par litre ;
après deux heures de repos, le bac n° 1 est resté comme
témoin, et les bacs n° 2, 3 et 4 ont reçu des quantités
croissantes de salpêtre. Des échantillons d'eau ont été prélevés toutes les 24 heures et soumis en même temps à l'analyse. Les résultats obtenus furent assez variables suivant les
conditions des expériences ; mais on a pu constater en général
que l'addition de salpêtre diminue la quantité d'hydrogène
sulfuré qui se forme et favorise la minéralisation de l'azote
organique.

Pour obtenir ce résultat, il est toutefois nécessaire d'employer, dans les eaux d'égout de *Recklinghausen*, 1 kilog de
nitrate de soude par mètre cube, ce qui rend le procédé trop
coûteux pour être pratiqué.

D. — ÉPANDAGE

Épuration des eaux d'égout par le sol [1].

Bien que l'épuration des eaux d'égout par le sol ait eu, à
une certaine époque, de nombreux partisans, un fait caractéristique du changement d'opinion des ingénieurs et des chimistes à ce sujet s'est produit au *Royal Sanitary Institute*,
où la communication de *A. Roechling* ne trouve qu'un seul avo-
cat pour montrer avec lui l'efficacité de cette méthode, — l'as-
semblée comprenant cependant les plus éminents ingénieurs
et chimistes spécialisés dans cette question. — M. *Roechling*
a une haute opinion des champs d'irrigation de *Berlin*, de leur
aménagement et des résultats obtenus, et son travail se rapporte entièrement à leur description. Ces champs, d'une
superficie de 17384 hectares, reçoivent les eaux usées d'une
population d'environ deux millions et demi d'habitants. Ils
consistent en terrains de nature sableuse, naturellement im-
productifs, qui ne sont pas mal adaptés à l'épuration des eaux
d'égout ; des conditions semblables, toutefois, ne se ren-

---

[1] *San. Rec.*, 30 nov. 1911, p. 515.

contrent nulle part aux environs des grandes villes du continent. Aucune ville anglaise ne pourrait acquérir des terrains à aussi bas prix que ceux de *Berlin*, c'est-à-dire à raison de 2900 francs l'hectare. Il n'apparaît pas que la municipalité de *Berlin* ait été capable de faire avancer, comme résultat du travail d'irrigation, la connaissance que les ingénieurs possèdent sur l'irrigation terrienne, ni que le coût de l'épuration à *Berlin* soit plus économique. On connaît de nombreuses villes anglaises où les eaux d'égout sont épurées à un prix beaucoup moindre par habitant au moyen des filtres biologiques. L'épuration terrienne des eaux d'égout n'est pas, cela est généralement admis, praticable dans une contrée à population dense. De plus, le fait de conserver ce système n'est pas à l'avantage des connaissances scientifiques des ingénieurs et des chimistes. Au point de vue utilitaire, il est irrationnel que les terrains de valeur convenable pour la construction d'habitations, d'usines, etc., soient affectés à l'irrigation, et l'on ne peut pas considérer comme un titre pour les Allemands ce fait de perpétuer la monopolisation d'une surface de 17 384 hectares, à côté de la capitale de leur empire, pour l'épuration terrienne des eaux d'égout.

Ferme d'irrigation d'eaux d'égout d'Edmonton (**Angleterre**)[1].

La ferme comprend 95 hectares de terrains sur lesquels les eaux d'égout sont traitées par le principe de l'irrigation sans limite. La population dont les eaux sont reçues à la ferme est de 98 453 habitants, comprenant 64 820 pour *Edmonton* et 33 613 pour *Sonthgate*.

Les eaux d'égout arrivent à la ferme dans un réservoir en sous-sol d'une capacité de 9000 mètres cubes et sont élevées dans trois réservoirs de dépôt d'une capacité totale de 2724 mètres cubes. Les eaux s'écoulent sur la partie nord de la ferme pour un traitement préliminaire, puis dans une fosse à gravier d'une superficie de 14 150 mètres carrés, et enfin passent sur la terre avant d'être déversées dans le canal qui

[1] *San. Rec.*, 16 nov. 1911, p. 470.

les conduit à la rivière *Lee*. Les effluents examinés par les autorités compétentes ne présentant pas les caractères exigés, une meilleure épuration fut imposée. Dans ces dernières années, de grandes difficultés furent rencontrées pour obtenir une épuration satisfaisante, montrant que la terre était saturée d'eau d'égout et que la fosse à gravier était devenue inefficace ; en vidant cette dernière on y trouva une grande quantité de boues. Après en avoir retiré celles-ci, on creusa des trous en différents endroits pour reconnaître la composition du sous-sol qui était de sable dur et de gravier lavé sur une profondeur de $1^m,50$. C'était un filtre idéal, et comme la surface, de 14 150 mètres carrés, se prêtait au déversement d'un grand volume d'effluent d'eau d'égout pour un traitement secondaire sans matières en suspension, il fut décidé d'y poser un tuyau de 375 millimètres à une profondeur de $1^m,20$ au centre des lits, avec trous d'hommes pour l'aération et la visite, duquel partiraient à angle droit des drains de 100 mètres à la même profondeur écartés de $5^m,50$.

La conduite principale collecterait ainsi tout l'effluent qui s'écoulerait dans un puits, d'où une pompe le reprendrait pour le déverser dans le canal d'évacuation.

L'effluent du traitement préliminaire, avant de passer sur les lits, traverse un crible fixe composé de trous de $3^{cm},16$; il est déversé dans une chambre en béton à $5^m,20$ au-dessus du niveau des lits de gravier, puis dans une autre chambre et est distribué sur toute la longueur des lits par des tubes de fer, sous une pression de $2^m,70$, à des caniveaux formant sept artères courant au travers des lits. Ces caniveaux sont percés de trous de $4^{mm},7$ espacés de $0^m,75$, écoulant chacun $5^l,70$ d'eau à la minute, soit 5050 mètres cubes à l'heure, débit moyen des égouts par temps sec. Chaque jet est projeté sur une lame de zinc qui livre l'eau en fine pluie.

Depuis que ce procédé, le seul de ce genre employé en Angleterre, a été mis en pratique, les résultats contrôlés ont été satisfaisants.

E. — LITS BACTÉRIENS

Contribution à l'étude du mode d'action des lits bactériens ([1]).

Guth et *Feigl* se sont proposé de démontrer d'une façon définitive, pour faire cesser certaines polémiques et certaines contestations, qu'en détruisant les bactéries ou en supprimant l'accès de l'oxygène, le fonctionnement des lits bactériens cesse rapidement. Dans ce but, on a fait passer sur un petit lit bactérien d'expérience de l'eau renfermant du sérum de cheval et titrant 120 milligrammes d'azote organique par litre : le contact durait deux heures et il était suivi de trois heures d'aération. Quand le lit bactérien a été en plein fonctionnement, on a obtenu après passage un liquide imputrescible : la diminution de l'oxydabilité était de 50 à 60 pour 100 ; celle de l'azote organique environ de 70 pour 100. En remplaçant l'air par une atmosphère d'azote, on a constaté une réduction rapide de la faculté épuratrice ; la diminution de l'oxydabilité est tombée à 22 pour 100, celle de l'azote organique à 40 pour 100. Au contact de l'air, l'effluent de sortie renfermait environ $0^{mgr},5$ d'ammoniaque et 100 milligrammes de nitrates par litre. Dans une atmosphère d'azote, l'ammoniaque a atteint 42 milligrammes par litre et les nitrates ont disparu. On a obtenu des résultats analogues dans une atmosphère d'acide carbonique ou d'hydrogène. En plaçant de nouveau le lit bactérien à l'air, la diminution de l'oxydabilité est revenue à 50 pour 100 au bout de quelques jours, et la teneur en nitrates a de nouveau atteint 100 milligrammes par litre.

En additionnant le liquide, avant un passage sur le lit bactérien, de 0,6 pour 100 de chlorure de sodium et de 0,01 pour 100 de sublimé (l'addition de chlorure de sodium ayant pour but d'empêcher la précipitation des albumines par le sublimé seul), on a réduit la diminution de l'oxydabilité

[1] D'après Guth et Feigl. *Gesundheits Ing.*, 1911, p. 941.

à 7 pour 100, celle de l'azote organique à 8 pour 100; et on n'a plus trouvé que 5 milligrammes d'ammoniaque par litre et pas de nitrates. Cette légère action peut s'expliquer par la destruction d'une petite quantité des matières organiques pendant les périodes d'aération du lit.

En faisant le bilan de l'azote dans les expériences précédentes, on constate qu'au contact de l'air on retrouve seulement la moitié de l'azote introduit, tandis qu'on en retrouve 95 à 98 pour 100 en l'absence d'oxygène ou de bactéries. En l'absence d'oxygène, on retrouve 1/3 de l'azote sous la forme ammoniacale et 2/3 sous la forme d'azote organique; en l'absence de bactéries, on retrouve presque tout sous la forme d'azote organique.

D'autres essais relatifs au bilan de l'azote ont montré qu'avec la filtration intermittente la perte d'azote atteint environ 46 pour 100. Cette perte dépend d'ailleurs du chargement du lit : un lit bactérien, chargé à raison de 250 litres par mètre carré de surface en 24 heures avec une solution d'albumine à 1 pour 1000, a donné un effluent encore putrescible et la perte d'azote a été de 59,5 pour 100; avec un chargement de 125 litres, l'effluent était imputrescible et la perte d'azote a atteint 52,2 pour 100. Dans le premier cas, les 2/3 de l'azote restaient encore à l'état organique; dans le second cas, il n'en restait plus qu'un tiers.

Les auteurs ont également étudié la dégradation du soufre organique, introduit sous la forme d'albumine, par le passage sur les lits bactériens. Ils ont constaté que tout le soufre organique passait rapidement à l'état de sulfates : on retrouve en moyenne 99,7 pour 100 du soufre introduit.

Les lits bactériens de contact.

Dans le rapport du « Massachusetts State Board of Health », MM. *H. W. Clarck* et *S. M. Gage* ont décrit leurs expériences sur l'épuration des eaux d'égout par les lits bactériens de contact à la station expérimentale de *Lawrence* [1].

Un filtre à coke était en fonctionnement depuis dix ans; les

[1] D'après l'*Engineering Record*, 13 janv. 1912, p. 55.

deux autres, formés de couches horizontales d'ardoises, ne
fonctionnèrent qu'un an et demi. Le lit à coke, d'une surface
de $0^{m2},20$ et de $1^m,50$ de profondeur, est construit de morceaux de coke passant tous au tamis à mailles de 25 millimètres; 75 pour 100 passant au tamis à mailles de 12 millimètres et pratiquement rien au tamis de 6 millimètres. Ce
filtre a toujours été alimenté avec de l'eau d'égout criblée. Il
est rempli une fois par jour; le liquide séjourne 2 heures et le
filtre est en repos une semaine sur six. Le taux moyen de
déversement en 1910 a été de 380 litres par mètre carré et par
jour. Au 1er décembre 1909, 52 pour 100 de l'espace, vide à
l'origine, était rempli par les matières déposées. Jusqu'à fin
mai 1910, l'espace libre du filtre resta sensiblement constant;
mais en juillet et août la quantité de matières déposées
augmenta jusqu'à 63 pour 100 des vides laissés entre les matériaux. Pendant la dernière partie de l'année, le nettoyage se
fit spontanément, si bien qu'à la fin de 1910 l'espace libre était
seulement un peu moindre de ce qu'il était au commencement
de l'année.

Les lits d'ardoises sont construits de couches de plaques
d'ardoises placées horizontalement, séparées par des petits
blocs de béton de 18 millimètres d'épaisseur. Un lit a une surface d'environ $0^{m2},96$ et contient 27 couches d'ardoises, la
surface utilisable pour le dépôt des boues étant de 445 centimètres carrés par litre d'eau d'égout contenu dans le filtre.
L'autre lit d'ardoise a une surface de $0^{m2},62$ et contient
8 couches d'ardoises, la surface utilisable pour le dépôt des
boues étant de 263 centimètres carrés par litre d'eau d'égout
contenu dans le filtre. Les deux filtres étaient disposés de façon
que les couches d'ardoises puissent être lavées par irrigation.
Le premier recevait l'eau d'égout de la station et le deuxième
l'effluent de doubles bassins de décantation. Les deux filtres
étaient remplis une fois par jour et fonctionnaient comme lits
de contact. Jusqu'au 1er juillet 1910 le contact durait deux
heures. Par la suite il fut réduit à une heure. Les lits fonctionnaient six jours par semaine sans période de repos.

La retenue des matières en suspension pour le plus grand
filtre fut seulement de 43 pour 100 environ, d'après l'azote
albuminoïde en suspension, et environ 59 pour 100 pour les

matières totales. L'élimination totale des matières organiques fut environ de 22 pour 100 pour l'azote albuminoïde et de 25 pour 100 pour l'oxygène absorbé et les matières organiques totales.

La retenue des matières en suspension par le plus petit filtre fut seulement de 10 pour 100 pour l'azote albuminoïde en suspension, et environ 55 pour 100 pour les matières totales. L'élimination totale des matières organiques fut de 11 pour 100 pour l'azote albuminoïde, 7 pour 100 pour l'oxygène absorbé et 16 pour 100 pour les matières organiques totales.

En comparant ces résultats, il faut se rappeler qu'une proportion considérable des matières en suspension avaient déjà été séparées de l'eau alimentant le petit filtre, tandis que, pour le grand filtre, l'eau d'égout contenait toutes les matières en suspension.

Le 19 mars une quantité de boue équivalant à 1 pour 100 de la capacité du filtre fut enlevée du grand filtre. A la fin de l'année, environ 10 pour 100 de la capacité de chaque lit était rempli par la boue accumulée. Depuis la fin d'avril la boue était en accroissement graduel dans le grand lit. Pendant l'été, toutefois, une quantité considérable de boues était éliminée et beaucoup d'espace perdu fut ainsi récupéré.

En plus de l'élimination des matières en suspension, l'épuration dans les deux filtres a été très faible et la nitrification peu active. La proportion de nitrates dans l'effluent du grand filtre a été, en moyenne, pour l'année, de $0^{mgr},9$ par litre, et dans celui du petit filtre de $2^{mgr},7$.

D'après ces résultats et ceux des expériences de 1901 et 1902 les filtres et bassins de ce type ne peuvent donner qu'une clarification préliminaire de l'eau d'égout et, pour cette raison, ils seront peut-être classés parmi les procédés de clarification. Le grand lit d'ardoises donne de beaucoup moins bons résultats que le filtre à charbon et le bassin de décantation employés avec la même eau d'égout. Les auteurs ne peuvent actuellement donner leur opinion sur l'influence des lits d'ardoises, ni sur la digestion de la boue dont la composition et la consistance subiraient des modifications qui la rendraient plus facile à traiter.

Les lits bactériens à percolation.

Dans une réunion de l' « Association of Managers of Sewage Disposal Works », *J. E. Farmer* a exposé la théorie et la pratique des lits bactériens à percolation[1].

La théorie de la filtration par percolation est que, lorsqu'un liquide pollué est déversé sur une surface, cette surface se recouvre des agents nécessaires pour l'épuration de ce liquide. En pratique, les choses se passent ainsi : mais cette théorie n'explique qu'en partie le travail du filtre. Le premier facteur qui vient à l'esprit, d'après la théorie, est la superficie, et on doit s'attendre à ce que, si la surface s'accroît, l'épuration obtenue soit plus importante ; ceci est démontré, car l'épuration obtenue avec des lits de scories est meilleure qu'avec des lits de gravier, les matériaux étant de mêmes dimensions et en quantités égales.

En comparant la surface de matériaux de même nature, mais de grosseurs différentes, on voit que, pour la même masse, la surface peut s'accroître considérablement. Ainsi une mesure de 1 mètre cube contiendrait une sphère de 1 mètre de diamètre ayant une surface de $3^{m^2},14$; la même mesure contiendrait 1000 sphères de $0^m,1$ de diamètre ayant au total une surface de $31^{m^2},4$, dix fois plus grande que la précédente.

Un autre facteur qui doit être pris en considération est le volume de l'espace laissé entre les particules formant le corps du lit bactérien. Si cet espace est trop petit, le frottement pour le passage direct des matières solides de haut en bas est trop important ; il en est de même pour le passage de l'air. Si on prend le même exemple que plus haut, la sphère de 1 mètre de diamètre laissera un espace de $0^{m^3},4764$; les petites sphères de $0^m,1$ de diamètre laisseront des espaces 1000 fois plus petits. Ces calculs sur des formes géométriques sont beaucoup plus rigoureux que ce qu'on a pu obtenir en pratique, mais ils donnent une notion de ce qui se passerait dans un filtre idéal.

[1] *San. Rec.*, 12 octobre 1911, p. 547.

D'après la théorie énoncée plus haut on arrive aux conclusions suivantes :

1° Plus les particules d'un lit bactérien sont petites, plus leur surface est grande ;

2° Plus les particules d'un lit bactérien sont petites, plus les espaces compris entre chacune de ces particules sont petits.

Ces deux conclusions ont une grande importance pour la construction des lits bactériens, dont l'effet doit être d'oxyder les matières en suspension et d'épurer le liquide. Si l'espace compris entre chaque particule est si petit que la résistance au passage des matières solides est plus grande que le taux d'accumulation, il en résulte du colmatage et la stagnation à la surface du lit.

La capacité des interstices peut-être diminuée, non seulement par l'emploi de matériaux plus fins, s'ils ont été triés, mais aussi par mélange de matériaux fins et de matériaux plus gros. Il est évident qu'en augmentant la surface par mélange de matériaux de diverses grosseurs, on augmente aussi la résistance au passage des matières solides et de l'air.

Une conclusion générale est que, pour déterminer la grosseur des matériaux à employer, on doit considérer la qualité de l'eau d'égout, le volume à épurer sur une surface donnée et le degré d'épuration exigé.

En pratique, on choisit telle ou telle sorte de matériaux soit à cause de leur faible prix, soit parce qu'ils ont été reconnus convenables. Les scories sont les plus employées en raison de ce fait que, dans les districts à population dense, elles forment un sous-produit des usines ; dans quelques endroits, le gravier, les débris de poteries, etc., sont moins chers, mais le bon marché ne sera pas la raison principale du choix des matériaux, car ils peuvent ne pas avoir les propriétés requises pour produire l'épuration désirée. Les scories ont l'avantage sur beaucoup de matériaux de présenter une grande surface comparativement à leur masse et sont ainsi plus appropriées pour donner un plus haut degré d'épuration que les matériaux à surface plus lisse. Certains matériaux peuvent être composés de particules de différentes grosseurs pourvu que, lorsqu'ils ne sont pas triés, les interstices soient de volume convenable ;

mais il faut prendre soin d'éviter de produire une masse
solide, comme dans le mélange de matériaux pour la préparation du béton, de façon à obtenir la surface maximum tout
en gardant le maximum de volume interstitiel. Pour arriver à
ce résultat on emploie généralement les scories et les lits sont
constitués en couches, les plus gros morceaux étant au fond
et en décroissant de grosseur jusqu'à la surface.

En plaçant les matériaux les plus fins à la partie supérieure, leur surface est plus grande que dans les parties inférieure ; ils arrêtent les matières solides à l'endroit où elles
peuvent disposer d'une plus grande quantité d'oxygène que
dans les parties basses. De plus, les gros matériaux du fond
facilitent le drainage. L'expérience a montré qu'un bon drainage était absolument nécessaire et que, pour obtenir les
meilleurs résultats, les matériaux à surface lisse comme le
gravier sont les plus efficaces.

Il reste encore bien des points à élucider pour que l'épuration des eaux d'égouts repose sur des bases scientifiques,
mais avec les travaux de ceux qui étudient ce sujet et les
recherches patientes de ceux qui conduisent chaque jour cette
épuration, on peut espérer que, dans l'avenir, ces bases scientifiques seront établies comme elles l'ont été pour un grand
nombre d'industries. Celui qui examine chaque jour un filtre
bactérien note que, au cours de l'année, de nombreux changements peuvent se produire. Parfois la surface du lit est
couverte de cultures de couleur gris sale ; plus tard les cultures sont vertes ; à d'autres moments on n'observe aucune
culture, ou les cultures variées sont en plaques de différentes grandeurs. D'autre part, la quantité de matières hu-
miques éliminées des lits s'accroît subitement ; le degré
d'épuration est quelquefois affecté d'une façon inaccoutumée.
On peut espérer connaître la cause et les effets de ces changements, ce qui non seulement résoudra le problème de l'épuration des eaux d'égout, mais encore la placera sur des bases
scientifiques. Il faut pour cela le concours des directeurs de
stations d'épuration ayant la patience de faire les observations
et la science de les coordonner.

Lorsque, comme dans la plupart des cas, la dépense de
construction des lits est limitée, il est de beaucoup préférable

d'engager les sommes disponibles dans la partie nécessaire à l'épuration, telle que la distribution, les matériaux du lit et le drainage, que dans la construction de murs artistiques, car il importe peu au directeur de la station que la série des filtres ait une apparence agréable au dehors.

Stabilité des effluents de lits bactériens de contact et de lits percolateurs [1].

A la station de *Lawrence* les déterminations systématiques de la putrescibilité des effluents de lits bactériens de contact et de lits percolateurs ont été continuées et les résultats en sont rapportés par MM. *W. Clark et S. M. Gage.*

Les filtres construits avec de gros matériaux et alimentés à un taux élevé ne donnent pas des effluents limpides comme les filtres à sable. Toutefois, lorsqu'ils sont convenablement construits et alimentés, ces filtres peuvent donner des effluents bien nitrifiés et non putrescibles qui, après clarification pendant une courte période de décantation, sont susceptibles d'être traités avec succès par dilution.

Différentes méthodes de détermination et d'expression de la putrescibilité sont en usage dans les laboratoires. A la station, on note la production d'odeur et le noircissement des échantillons conservés dans des flacons bouchés, complètement remplis, pendant cinq jours d'incubation à 80 F (26°,7 C). On pense que cette méthode donne la vraie putrescibilité, qui est la putréfaction et elle n'est pas influencée par des actions réductrices qui modifient les résultats dans beaucoup d'autres méthodes.

Ces effluents de deux lits de contact en ardoises furent toujours putrescibles ; l'effluent d'un autre lit de même nature fut soit putrescible, soit de qualité douteuse environ deux fois sur trois. Ce dernier lit fut mis hors service à la fin de 1909, car il était tellement colmaté que les actions réductrices prédominaient sur la nitrification.

L'effluent d'un filtre percolateur, formé de gros morceaux

[1] *Eng. Rec.*, 9 mars 1912. p. 265.

de scories rugueuses, fut de qualité beaucoup meilleure pour
la stabilité que celui d'un autre filtre de même hauteur et
alimenté au même taux, mais formé de morceaux de pierres
un peu plus petites et plus lisses.

Les expériences avec un filtre divisé en sections ont montré
l'effet du taux d'alimentation sur la stabilité de l'effluent. Jusqu'à 784 litres par mètre carré et par jour, l'effluent était
stable 80 fois sur 100 la première année et toujours stable la
deuxième année, tandis qu'avec 2240 litres par mètre carré
et par jour, et au-dessus, l'effluent n'était stable que 37 fois
sur 100 la première année et 69 fois sur 100 la deuxième
année. Les autres sections donnaient des effluents de stabilité
intermédiaire.

Bien qu'il soit théoriquement possible d'obtenir des effluents
imputrescibles, même lorsque les nitrates sont en faible proportion, cette méthode d'opérer n'est pas pratique, et l'expérience de *Lawrence* a été que les effluents qui se montraient
imputrescibles étaient toujours riches en nitrates et inverse-
ment. Lorsque les effluents contenaient en moyenne plus de
20 milligrammes de nitrates par litre, tous les échantillons
étaient imputrescibles. Lorsque la teneur en nitrates était de
10 à 20 milligrammes par litre, avec deux ou trois exceptions
seulement, 10 à 50 pour 100 des échantillons étaient putrescibles. Les effluents moins nitrifiés en moyenne étaient le
plus souvent putrescibles.

Les lits bactériens de Dibdin, en ardoises (Slate beds).

Nous avons, dans un volume précédent ([1]), décrit les lits bactériens de *Dibdin*. Nous rappellerons qu'ils sont formés de
couches superposées d'ardoises (chaque ardoise mesurant de
0^m,30 à 0^m,90 sur 6 millimètres environ d'épaisseur) séparées par des morceaux d'ardoises de 50 à 62 millimètres
d'épaisseur. Ces lits ont une hauteur moyenne de 0^m,90 ; ils
sont d'ordinaire presque complètement remplis avec les eaux
d'égout à épurer. L'inventeur a montré depuis les transforma-

[1] *Ces Recherches*, 5e volume, p. 83.

tions que subissent les matières organiques qui s'y déposent[1].

Les lits d'ardoises de *Dibdin* ayant été construits dans un certain nombre de stations anglaises d'épuration des eaux d'égout, le « Local Goverment Board » chargea la Commission Royale nommée pour l'étude de ces questions, de faire une enquête sur les avantages de ce procédé[2]. Dans la liste soumise par l'inventeur, les commissaires choisirent trois stations

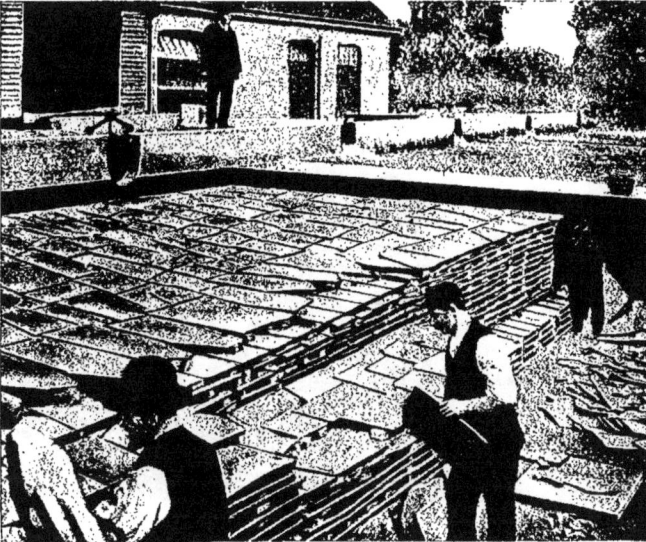

Fig. 8. — Construction d'un lit d'ardoises à Malden (Surrey).

qui furent mises en observation pendant un peu plus d'un an. Des échantillons moyens d'eaux d'égout et d'effluents des lits furent prélevés au début et à la fin des observations (fig. 8).

Dans son cinquième rapport[3] la Commission avait porté le jugement suivant :

« Comme résultat de notre inspection des lits de *Devizes*, nous arrivons à la conclusion expérimentale que les lits primaires contenant de grandes plaques d'ardoises doivent être

[1] *Ces Recherches*, 4e volume, p. 102.
[2] Rapport de la Comm. Royale Angl., vol. III, appendices, part. II, 1911.
[3] Résumé dans le 4e volume de *Ces Recherches*, p. 150.

considérés plutôt comme des bassins préliminaires de décantation et septiques que comme des lits de contact. »

L'effluent d'un lit d'ardoise ne peut pratiquement être distingué d'un effluent de bassin. Il contient environ la même quantité de matières en suspension et il exige une épuration

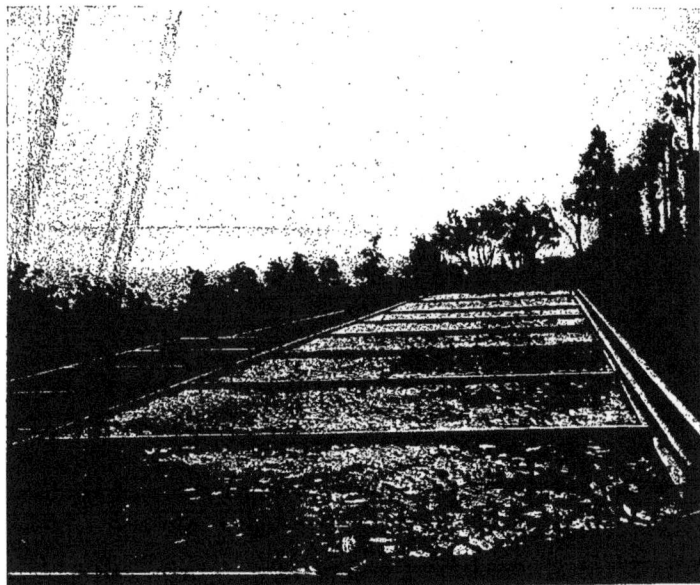

Fig. 9. — Vue générale des lits bactériens à ardoises, à Devizes.

semblable à celle qui serait nécessaire à un effluent de bassin de la même eau d'égout (fig. 9).

Les concentrations calculées pour les eaux des trois stations d'après la méthode de *Mac Gowan*, sont les suivantes :

	Eau d'égout brute	Eau d'égout décantée	Effluent du lit d'ardoises
Devizes.	175	»	130
East Dereham	118	»	95
Machynlleth.	59	52	46

Les eaux de *Devizes* sont très chargées, celles de *East Dereham* sont chargées et celles de *Machynlleth* sont diluées.

Le tableau suivant montre le pourcentage de réduction des matières en suspension obtenu par séjour des eaux d'égout dans les lits d'ardoises. Les quantités sont en milligrammes par litre, moyenne de 10 prises d'échantillons moyens.

	Eau d'égout brute	Eau d'égout décantée	Effluent du lit d'ardoises	Réduction p. 100
Devizes . . .	428	»	142	66.6
Dereham . .	179	«	94	47,5
Machynlleth .	114	84	61	27,4 [1]

Par comparaison, le cinquième rapport donnait, pour la décantation continue, des pourcentages de réduction des matières en suspension variant pour 6 stations de 40 à 80 : moyenne 66. Pour le traitement en fosse septique dans 16 stations, la réduction variait de 35 à 86 pour 100 : moyenne 59 pour 100.

Il est clair que les règles pratiques qui s'appliquent au traitement des eaux d'égout décantées et des effluents de fosses septiques s'appliquent aussi aux effluents des lits d'ardoises. Les observations faites à *Devizes* et *Dereham* montrent que, par un simple contact dans les lits d'ardoises, les eaux d'égout très concentrées et moyennes ne donnent pas un effluent satisfaisant; aussi l'eau ainsi traitée est-elle opalescente et très fortement odorante.

A *Machynlleth*, on obtient un effluent imputrescible par le traitement de l'effluent dilué des lits d'ardoises sur filtres percolateurs, au taux de 252 litres par mètre cube de matériaux par vingt-quatre heures et par temps sec.

Perte de capacité. — La capacité pour l'eau des lits d'ardoises est environ 85 à 90 pour 100 de la capacité totale des lits. Cette capacité peut être maintenue en grande partie si les boues sont évacuées fréquemment.

A *Devizes*, les lits ayant reçu depuis cinq ans des eaux contenant 430 milligrammes par litre de matières en suspension, à raison de 0,9 remplissage par jour en moyenne, avaient gardé 75 pour 100 de leur capacité totale initiale. Pendant la période d'observation, c'est-à-dire dans les quatrième et cin-

[1] Calculée sur l'eau décantée.

quième années, la capacité des deux lits resta pratiquement constante. A cette station, les vannes des lits étaient ouvertes chaque matin pour évacuer la boue accumulée. On a calculé que la perte de capacité correspond à 100 litres par 1000 mètres cubes d'eau traitée.

A *Machynlleth*, après avoir reçu pendant deux années une moyenne de trois remplissages environ par jour avec de l'eau d'égout décantée contenant 80 à 90 milligrammes de matières en suspension par litre, les lits gardaient 75 pour 100 de leur capacité totale originelle. Les vannes des lits étaient laissées ouvertes après chaque vidange. La perte de capacité a été calculée de 48 litres par 1000 mètres cubes d'eau traitée.

A *Dereham* où, pour éviter le colmatage des lits de contact, on retenait la boue dans les lits d'ardoises, la perte de capacité a été très importante. En recevant en moyenne 1,1 remplissage par jour avec de l'eau d'égout contenant 180 milligrammes par litre de matières en suspension pendant 18 mois, les lits d'ardoises ne gardaient que 44 pour 100 de leur capacité totale originelle. Dans ce cas, la perte de capacité fut de 1126 litres par 1000 mètres cubes d'eau traitée. Malgré les soins pris pour retenir les boues dans les lits d'ardoises, les lits de contact subissent une perte sérieuse de capacité.

On a suggeré que les lits d'ardoises peuvent être lavés lorsqu'ils sont colmatés. La Commission, n'ayant eu connaissance d'aucun essai, ne peut donner une opinion sur la possibilité de ce lavage dans la pratique. Même en l'admettant, il serait désirable que des dispositions fussent prévues pour la décharge partielle et le traitement des boues à de fréquents intervalles. Cela évitera le colmatage des lits bactériens ou des canaux de distribution dans l'irrigation terrienne.

Pour les mêmes raisons il sera dans tous les cas utile de prévoir un bassin de décantation, dont la capacité ne sera pas nécessairement grande, pour la séparation des matières en suspension entraînées par l'effluent des lits d'ardoises.

Digestion des boues. — Généralement les boues des eaux d'égout contiennent 40 à 60 pour 100 de matières minérales. Les autres matières comprennent une partie considérable de cellulose et d'autres substances qui, on le sait, se décomposent sous les actions biologiques, mais très lentement aux températures ordinaires. Par suite, même dans les conditions les plus favorables, la digestion des matières en suspension dans les eaux d'égout par processus biologique sera toujours de beaucoup inférieure à 50 pour 100.

Il n'a pas été possible, dans les stations considérées, de se rendre compte de l'importance de la digestion des boues. Pour *Devizes* on a obtenu des nombres qui montrent que la digestion, ou plus correctement la diminution des matières solides qui se produit dans les lits d'ardoises, semble très faible, 1 pour 100 seulement des matières en suspension totales.

Production et traitement des boues. — Quoiqu'on puisse opérer avec des lits d'ardoises de façon à différer pour un temps considérable la nécessité de traiter les boues, cette manière d'agir ne paraît pas économique. Ainsi à *Dereham*, le résultat fut de colmater non seulement les lits d'ardoises mais les lits de contact.

A *Devizes*, les boues évacuées une fois par jour produisent environ 6,2 tonnes par jour, ou 2260 tonnes par année, de boues contenant 95 pour 100 d'eau. Ceci représente 0 tonne 346 de matière sèche ou 5 tonnes 460 de boues à 90 pour 100 d'eau par 1000 mètres cubes d'eau d'égout traitée. Il est à remarquer de plus que, à *Devizes*, les eaux d'orage traversent des bassins de décantation avant d'entrer dans les lits d'ardoises et que des lits d'ardoises spéciaux reçoivent une partie de ces eaux d'orage.

En comparant la production des boues avec celle des fosses septiques, par exemple pour *Manchester*, où toutes les eaux d'égout traversent des bassins à détritus et où des bassins de décantation spéciaux reçoivent les eaux d'orage, on note que la production des boues des fosses septiques par 1000 mètres cubes d'eau traitée fut de 5 tonnes 440 à 90 pour 100 d'eau pendant l'année 1909-1910.

A *Machynlleth*, l'eau d'égout diluée est en partie décantée avant d'être admise dans les lits d'ardoises et on remarque une très légère retenue dans ces derniers. La production de boues a été dans ce cas de 0 tonne 580 par 1000 mètres cubes.

Attendu que les eaux d'égout ne séjournent pas pendant un temps très long dans les lits d'ardoises, la boue diffère de celles des eaux d'égout ou des fosses septiques; elle possède seulement une légère odeur, rappelant celle des algues marines, et elle est remplie d'une foule de petits animaux. Au microscope on est frappé du nombre des vibrions très mobiles qu'elle contient. On remarque aussi de nombreux petits vers dans la boue qui recouvre les ardoises.

La boue évacuée des lits d'ardoises, conservée humide, se putréfie et répand de mauvaises odeurs, mais il est peu douteux que lorsqu'elle est rapidement drainée en couches minces, elle ne puisse être traitée presque sans « nuisance ». On doit reconnaître toutefois que, si l'on veut obtenir des résultats satisfaisants, on devra prévoir un nombre suffisant de lits parfaitement bien drainés pour recevoir les boues; lorsqu'elles seront égouttées on pourra les traiter à loisir. Comme le liquide qui s'écoulera sera très contaminé, on devra le reprendre pour lui faire subir un nouveau traitement.

Odeur des lits d'ardoises. — Les odeurs qui se dégagent des lits d'ardoises sont semblables en espèce et en intensité à celles des lits de contact. Lorsque l'eau est dans l'un ou l'autre de ces lits, il n'y a pratiquement aucune odeur, mais pendant le remplissage les matières en suspension des eaux d'égout se rassemblent à la surface des matériaux, scories ou ardoises, et nécessairement il y a « nuisance » locale. Ces matières peuvent toutefois être entraînées dans les lits d'ardoises pendant le remplissage.

On peut dire que l'effluent des lits d'ardoises donne lieu à plus de dégagements d'odeurs, quand il est distribué, qu'un effluent de bassin de précipitation, mais moins qu'un effluent de fosses septiques.

Si on les compare aux autres traitements préliminaires des eaux d'égout, les lits d'ardoises sont plus coûteux comme frais d'installation; mais, en tenant compte de ce fait que les boues sont comparativement sans odeurs, ce procédé mérite d'être pris en considération lorsque la diminution de l'odeur d'une station d'épuration est de première importance. Il n'est pas désirable de décanter les eaux d'égout avant de les déverser sur des lits d'ardoises, puisque c'est justement le but de ce procédé. A *Machynlleth* on obtiendrait les mêmes résultats en traitant les eaux directement sur les lits.

Construction. — Comme dans le cas de la décantation par repos, l'emploi de lits d'ardoises implique une perte considérable de charge.

Pour éviter les fermentations septiques qui se produisent dans ces lits lorsque les eaux y séjournent trop longtemps, il serait nécessaire de diviser la surface des lits d'ardoises en un certain nombre d'unités, au moins 6 ou 8; d'où accroissement des frais d'installation.

La vidange de ces lits doit être faite aussi lentement et également que possible, de façon à éviter toute augmentation inutile de la boue. Dans quelques cas il peut être avantageux de les munir de vannes séparées pour évacuer la boue du fond des lits, en plus de celles pour l'écoulement de l'effluent.

M. *J. S. Dunkerly* a examiné les boues des lits d'ardoises et y a trouvé les organismes suivants:

1° *Boue qui s'écoule des lits* :

Polytoma uvella, biflagellé incolore,
Spirilles,
Trichomastix?
Nématodes,
Infusoires, Cyclidium glaucum, etc....

2° *Boue déposée sur les ardoises* :

Nématodes anguillules,
Diatomées,
Euglena viridis,
Polytoma uvella,
Flagellés saprophytes,
Bodo sp?
Bacillus spirochœtes semblable au B. s. dentium ou pallida,
Cyclidium glaucum,
Bactéries sulfureuses.

Influence des eaux résiduaires industrielles contenant des sulfocyanates sur l'épuration biologique des eaux d'égout.

Thimme ([1]) a recherché quelle est l'influence des sulfo-cyanates d'ammoniaque, qu'on rencontre souvent dans les eaux résiduaires des usines à gaz, sur la marche des lits bactériens. Il a constaté que le sulfocyanate d'ammonium en petites proportions était entièrement détruit dans les lits bactériens percolateurs, sans que l'activité des lits soit modifiée. En proportions plus fortes, la destruction du sulfo-cyanate est incomplète, et l'activité des lits diminue. Il est donc nécessaire, quand on doit épurer des eaux d'égout mélangées à des eaux industrielles sulfocyanatées, de veiller à la dilution du sulfocyanate pour éviter un mauvais fonctionnement des lits bactériens.

Fowler, *Ardern* et *Lockett* ([2]) qui ont étudié l'épuration biologique de solutions diluées de sulfocyanates, ont constaté la destruction du sulfocyanate de potassium dans des solutions à 180 milligrammes par litre. On retrouve dans l'effluent de sortie 70 pour 100 de soufre à l'état de sulfate et 50 pour 100 de l'azote à l'état d'ammoniaque et de nitrates.

Nouveau type de bec pulvérisateur ([3]).

A l'Exposition internationale de Chicago, le district sanitaire de cette ville a exposé un modèle de filtre percolateur de $1^m,80$ sur $3^m,60$ garni de 24 becs espacés de $0^m,50$ pour pulvé-

---

([1]) *Gesundheits Ing.*, p. 542.
([2]) Voir *Ces Recherches*, 6ᵉ volume, page 258.
([3]) *Eng. Rec.*, 7 octobre 1911, page 412.
Voir aussi d'autres types de becs pulvérisateurs, vol. I, p. 155; vol. II, p. 125; vol. III, p. 142; vol. IV, p. 99.

riser de l'eau au lieu de l'eau d'égout à la surface des pierres cassées. Le dessin (fig. 10) montre la forme et donne les dimensions de ces becs en millimètres; ils sont construits en bronze. Ils étaient alimentés par un réservoir sous une pression de 1ᵐ,125 et donnaient ainsi une très bonne pulvérisation du liquide.

Nous pensons que le modèle aux dimensions indiquées est un modèle réduit, fabriqué spécialement pour la démonstration à l'Exposition, car avec les eaux d'égout, même les mieux décantées, il ne paraît pas possible, à moins d'entraîner des frais de nettoyage

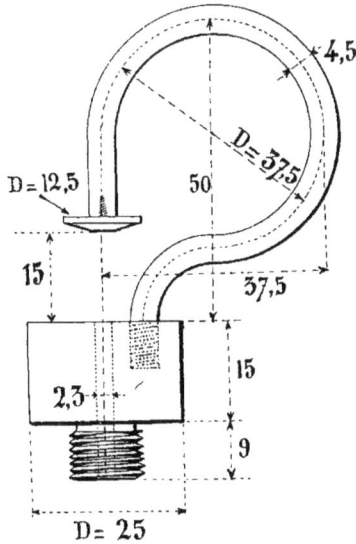

Fig. 10. — Bec pulvérisateur système Chicago.

très importants, de réduire l'orifice de sortie à moins de 6 millimètres de diamètre.

F. — TRAITEMENT DES EAUX RÉSIDUAIRES INDUSTRIELLES

Eaux résiduaires de féculeries.

Dans une étude très documentée, M. *A. Ch. Girard* (¹) a proposé pour les eaux résiduaires de féculeries une méthode de traitement qui, si elle pouvait être généralisée à d'autres industries, permettrait de résoudre d'une façon aussi élégante que profitable la question de l'évacuation des eaux industrielles.

Les eaux résiduaires de féculeries, en mettant à part les eaux

(¹) Ministère de l'Agriculture, Direction de l'hydraulique et des améliorations agricoles, Comité d'Études scientifiques, fasc. 38, 1908, paru fin 1911.

de lavage des tubercules, renferment tous les principes solubles de la pomme de terre. Leur volume est évalué en poids à environ cinq fois celui des pommes de terre traitées. Leur composition est très variable, due surtout à la dilution, comme on peut en juger par les nombres maxima et minima donnés, par l'auteur, par litre d'eau :

	Maximum	Minimum
Eau.	991gr,450	997gr,264
Matière sèche totale	8,550	2,736
Matières minérales	2,325	0,818
Matières organiques	6,225	1,918
Azote total	0,684	0,180
Acide phosphorique	0,251	0,076
Potasse.	0,994	0,442
Chaux	0,187	0,045

En moyenne, la matière sèche de ces eaux a la composition centésimale suivante :

Matières minérales	67,65 pour 100
Matières organiques	72,35 —
Azote.	6,56 —
Acide phosphorique	2,65 —
Potasse.	15,64 —
Chaux	2,11 —
Chlore	0,41 —
Acide sulfurique SO^4H^2	0,45 —
Magnésie.	0,15 —

Ces eaux entraînent aussi des débris cellulosiques en suspension, formant à peu près 27 pour 100 de la matière organique totale.

Évacuation. — Le déversement des liquides résiduaires de féculerie dans les rivières cause une pollution telle que les eaux deviennent impropres aux usages domestiques et à la vie des poissons.

L'auteur a fait une série d'expériences montrant la nocivité de ces eaux pour les poissons. Il conclut que la mort des poissons n'est pas due seulement à l'absorption de l'oxygène de l'eau par les matières organiques, c'est-à-dire à l'asphyxie proprement dite, mais plutôt à l'action de l'hydrogène sulfuré. Les poissons ne peuvent tolérer que de 1 à 2 milligrammes d'hydrogène sulfuré par litre d'eau.

L'épuration chimique donne des résultats imparfaits; elle permet seulement de séparer les particules en suspension, une partie de la matière albuminoïde et quelques corps pectiques; la plus grosse partie des matières azotées et hydrocarbonées reste intacte à l'état de dissolution.

Nous avons rapporté dans un volume précédent les expériences de l'Institut Pasteur de Lille sur l'épuration biologique de ces eaux [1].

L'épandage sur des terres de culture permet d'obtenir économiquement un double résultat : épuration et utilisation des eaux. La méthode qui consiste à déverser les eaux dans de grands bassins de décantation, entourés de digues, dans lesquels elles s'infiltrent et s'évaporent, est défectueuse. L'épuration est mauvaise et des odeurs infectent tout le voisinage; de plus, il se produit une accumulation trop considérable de principes fertilisants. Quant à l'irrigation proprement dite, elle est en général très mal conduite et très peu rationnelle, car on se préoccupe plus de l'irrigation que de l'utilisation. Pour représenter une fumure moyenne de 20 000 kilogs de fumier par hectare, il faudrait, suivant les cas, employer 100 à 800 mètres cubes d'eaux résiduaires de féculerie. Ainsi, l'auteur cite une féculerie qui déverse toutes ses eaux sur une surface de 5 à 6 hectares, alors qu'elle pourrait fertiliser une surface dix fois plus grande au moins. Pour l'épuration seule, on peut compter que, en terre suffisamment perméable, un hectare peut largement épurer 10 000 mètres d'eaux résiduaires pendant la campagne de féculerie.

D'autre part, pour utiliser convenablement ces eaux il faudrait irriguer environ 1 hectare de terre par 30 à 40 000 kilogrammes de tubercules traités à l'usine, soit 150 à 200 mètres cubes d'eaux résiduaires de composition moyenne.

Il faut ajouter que le plus fréquemment, par suite de l'absence de terrains appropriés disponibles, l'irrigation n'est pas possible.

Richesse des eaux en principes fertilisants. — Les liquides résiduaires de féculerie sont constitués par de l'eau tenant en dissolution la presque totalité des éléments solubles contenus

---

[1] *Ces Recherches*, 2e volume, p. 252. — Voir aussi, 5e vol., p. 156.

dans la pomme de terre. Le traitement de 1000 kilogrammes de tubercules entraîne dans les eaux résiduaires :

45 kilogrammes matières organiques.
9   —   matières minérales.
2 kilog. 700 azote à 1 fr. 60 le kilogr . . . .   4 fr. 32
0 kilog. 700 acide phosphorique.à 0 fr. 40 le kilog . .   0 fr. 28
4 kilog. 500 potasse à 0 fr. 40 le kilog . . . .   1 fr. 80
                                Total . . . .   6 fr. 40

Récupération des principes utiles. — L'évaporation des eaux résiduaires plus ou moins diluées serait trop onéreuse; il n'en est pas de même si elle s'applique aux jus purs de pomme de terre. Ces jus contiennent en moyenne par litre :

Matières sèches totales. . . . .   50^{gr},540
Matières organiques...   38,170
Matières minérales   12,170
Azote total   38517
Acide phosphorique.   1,204
Potasse. 6.552
Chaux.   0,167

La proportion de ces jus est approximativement 80 pour 100 du poids de tubercules.

Il en résulte que l'évaporation laisserait, d'après les calculs de l'auteur, une marge de 12 francs, par kilogramme d'engrais obtenu, pour l'amortissement du matériel et la main-d'œuvre.

L'opération consisterait donc à passer la pulpe dans une forte presse qui donnerait d'un côté la pulpe débarrassée presque entièrement de ses matières solubles et qui, réimbibée d'eau, entrerait dans la série des tamis; d'un autre côté le jus, qui serait évaporé.

L'auteur a prévu les objections : — On ne sait quel serait le rendement des presses. Au laboratoire il n'a pu extraire que les deux tiers du jus, mais il est à croire que dans l'industrie on pourrait obtenir au moins les trois quarts. L'extraction incomplète diminuerait le rendement économique et ainsi seulement le danger de pollution par rejet des eaux dans les rivières. De plus, il est possible qu'une partie de la fécule soit entraînée à la pression, on serait alors obligé de laisser déposer les liquides dans des réservoirs pour récupérer les matières entraînées.

L'évaporation devrait se faire dans des appareils à triple effet permettant d'utiliser les chaleurs perdues de l'usine.

M. *Girard* rapporte qu'on a essayé en Hollande de coaguler les jus extraits et d'en séparer le coagulum; les eaux étaient alors considérées comme suffisamment épurées. De ces essais, il conclut que ce n'est ni un procédé de récupération, ni un procédé d'épuration. L'eau contient encore toutes les matières minérales, plus de la moitié de l'azote et plus des deux tiers des matières organiques. Cependant on signale que ce coagulum est une des substances azotées les plus riches que l'on connaisse : 12,75 pour 100 d'azote de la matière sèche. Il présente donc une valeur élevée comme produit d'addition dans les rations hydrocarbonées, telles que mélasses ou basses fécules. Le liquide séparé du coagulum donne par évaporation un résidu très riche mais très hygrométrique. — En résumé, ce procédé entraîne des complications et des dépenses, et il est préférable d'évaporer le jus intégralement sans chercher à y opérer des séparations.

Eaux résiduaires de laiteries, aux États-Unis [1].

Dans les laiteries où l'on prépare le beurre et le fromage, on doit rejeter un volume d'eaux résiduaires dont une partie est employée à la nourriture d'animaux, mais dont l'autre partie doit être épurée car elle pollue les rivières dans lesquelles elle est déversée, comme l'indiquent les considérants d'un jugement : « Le rejet d'eau résiduaire de laiterie dans le lit d'une rivière traversant la propriété et près des habitations du plaignant, polluant l'eau et donnant naissance à des gaz nuisibles qui affectent l'usage et la jouissance du plaignant, est une nuisance. »

Les eaux résiduaires se composent de particules de fromage, de beurre et de crème, de petit-lait, etc... diluées dans l'eau de lavage des locaux et des appareils. A l'inverse des eaux d'égout, ces eaux sont évacuées fraîches et non peuplées

[1] D'après J. Ten Broek Bowles, *Eng. Rec.*, 7 octobre 1911, p. 419. Voir *Ces Recherches*, V^e vol., p. 64; VIe vol., p. 195 et VIIe vol., p. 557.

de germes de putréfaction, de sorte que cette dernière met un certain temps à s'établir.

Le débit des eaux résiduaires de laiterie n'est pas constant, ce qui en rend le traitement difficile. Le matin un grand volume est évacué aussitôt après le barattage ; le soir un autre grand volume provient du nettoyage de l'usine.

J. Ten Broeck Bowles a analysé l'eau de la laiterie de l'Université de Wisconsin qui, comparée avec d'autres eaux, présentait la composition suivante en milligrammes par litre :

	Laiterie de l'Université	Crèmerie Elkhorn	Crèmerie Garnet	Eau d'égout de Madison.
Ammoniaque libre	26,98	32,2	47,0	39,25
— albuminoïde.	38,55	43,8	105,5	6,0
Nitrates et Nitrites	»	»	»	»
Résidu total	1 702,8	2 121,5	7 575,0	896,4
Perte au rouge	169,3	1 200,0	2 216,0	201,0
Oxygène consommé . . .	396,2	511,6	261,0	79,6
Matières en suspension. .	134,16	521,0	668,0	150,0
Putrescibilité (heures) . .	7,9	6	4	12

Les expériences ont été faites uniquement avec les eaux résiduaires de la laiterie de l'Université. Elles ont porté surtout sur les modifications qui se produisaient dans la composition de ces eaux lorsqu'on les conservait pendant un temps variable dans une fosse septique. Ces eaux sont peuplées de bactéries qui donnent d'abord au milieu une réaction plus ou moins acide. A mesure que la fermentation se produit le liquide diminue d'acidité pour devenir presque neutre.

	ALIMENTATION					
	6 fois par jour	5 fois par jour	2 fois par jour	1 fois par jour	1 fois pour 2 j. 1/2	1 fois par semaine
Ammoniaque libre	11,6	29,8	48,6	42,6	58,1	75,6
Ammoniaque albuminoïde. .	26,5	29,7	30,1	13,12	1,5	1,25
Nitrites	»	»	»	Traces	1,0	2,0
Nitrates	»	»	»	0,595	0,0	0,0
Résidu total	1726,1	1324.6	1360,2	897,98	325,0	195,0
Perte au rouge	164,2	150,0	182,9	120,08	115,0	85,0
Oxygène consommé	135,8	135,4	179,3	85,57	18,0	17,0
Matières en suspension . . .	100,1					
Putrescibilité	13 heures	17,6 heures	1 jour	1,80 jour	2 jours	3 jours

Les tableaux suivants indiquent les moyennes des analyses pour chaque période, en milligrammes par litre, des affluents de fosse septique alimentée de six fois par jour à une fois par semaine.

L'auteur tire de ses expériences les conclusions suivantes :

1° Il est démontré que, dans la fosse septique, lorsque les eaux résiduaires de laiterie y séjournent pendant six jours, il se produit une liquéfaction et une décomposition des matières solides.

2° Les eaux résiduaires de laiterie ayant séjourné pendant six jours dans une fosse septique, la matière organique qu'elle contient subit une diminution de 65 pour 100.

5° Ces eaux peuvent séjourner dans la fosse septique pendant un temps beaucoup plus long que les eaux d'égout des villes. Il y a dans ces eaux un grand nombre d'organismes producteurs d'acide lactique qui empêchent la prolifération des germes de putréfaction. Lorsque ces organismes ont transformé tout le sucre, les germes de putréfaction agissent à leur tour.

4° Lorsque ces eaux séjournent pendant six jours dans la fosse septique, on obtient un effluent stable qui n'a pas d'odeur putride.

5° Lorsqu'on ne peut déverser l'effluent dans un cours d'eau on l'épandra sur une prairie ou sur des lits de gravier. Dans ce dernier cas, il faut éviter que les eaux d'infiltration ne viennent contaminer les eaux d'alimentation de la laiterie comme cela s'est produit à *Elkhorn* (Wisconsin).

6° Lorsque la laiterie ne possède qu'une petite fosse septique, on devra épurer l'effluent sur des lits filtrants.

7° Le nettoyage de la fosse septique et des lits filtrants dépendra du volume des eaux traitées. Il sera effectué lorsque l'effluent deviendra mauvais.

8° Les résultats de cette étude ont montré que :

a On peut traiter les eaux résiduaires de laiterie par fosses septiques.

b) C'est un procédé économique.

c) Il est applicable à toutes les laiteries, grandes ou petites.

Eaux résiduaires de brasseries.

Le procédé *Rohland* ([1]) est basé sur l'emploi de l'argile. L'argile a la propriété d'absorber tous les colloïdes, toutes les matières colorantes complexes, les carbonates, bicarbonates, borates, silicates, une partie des phosphates, les carbures d'hydrogène CnH^2n et $CnH'n\text{-}^2$, les mauvaises odeurs, etc. Les eaux résiduaires de brasserie renferment beaucoup de substances colloïdes, de matières colorantes et le procédé *Rohland* s'appliquerait particulièrement à leur épuration. On doit choisir dans ce but l'argile noire ou brune, dont le prix est très bas (1 fr. 25 la tonne). Les boues précipitées sont utilisées comme engrais.

Action bactéricide des eaux de mines de houille et des eaux résiduaires de tannerie vis-à-vis du bacille typhique ([2]).

On avait remarqué qu'en aval des mines de Pensylvanie les eaux des rivières contenaient peu de germes microbiens, et spécialement on avait constaté l'absence des microbes, hôtes habituels des eaux d'égout, bien que ces eaux y fussent rejetées en quantité assez importante pour former des barres de matières déposées le long des rives. Pendant les périodes d'inondations toutefois, le volume des eaux de dilution était suffisant pour neutraliser l'acidité des eaux de houillères et par suite pour supprimer en grande partie le pouvoir bactéricide de ces dernières. On a reconnu que les germes des eaux d'égout sont détruits dans les rivières d'eaux naturelles et S. G. *Dixon* a été chargé par « le State Board Department of Health » de déterminer l'action des eaux des mines et de certaines eaux résiduaires de tannerie sur quelques microorganismes : le bacillus typhosus, le bacterium coli et le bacillus anthracis en particulier.

([1]) *Zeitschrift für das Gesamte Brauwesen*, 1911, p. 1 et *Wasser und Abwasser*, 1911, p. 390.
([2]) Dr. DIXON, *Eng. Rec.*, 16 avril 1910, p. 553.

Les houillères considérées ont des puits à la profondeur de 167 mètres, avec des galeries s'étendant à l'est sur une longueur de 750 mètres, et à l'ouest sur une longueur de 2400 mètres. L'eau qui s'écoule dans les galeries est pompée et sert en partie au lavage du charbon.

Dans les tanneries on n'emploie que les extraits et principalement celui de Quebracho. On travaille les peaux sèches et salées et l'épilage est obtenu par le procédé à la chaux. Les peaux sont trempées, puis écharnées et épilées. Après lavage elles sont mises dans les vieux bains usés d'extraits pour neutraliser la chaux et enfin elles sont plongées dans les extraits actifs. Les eaux expérimentées sont les suivantes : deux bains usés d'extraits, deux mélanges de toutes les eaux résiduaires de la tannerie, un bain d'extrait ne contenant que très peu d'acide tannique, et un bain de blanchiment contenant de l'acide sulfurique et de l'acide tannique.

L'eau de mines de houille empêche la culture du bacille typhique après une heure de contact ; elle diminue progressivement la vitalité du bacterium coli qui ne peut plus être cultivé après 24 heures. Certains micro-organismes vécurent 3 jours, mais ne purent être retrouvés après 4 jours dans une expérience avec une très grande dilution. Les bains tannants usés font disparaître le bacille typhique après 6 heures, le bacille du côlon résiste 24 heures et même 3 jours pour une dilution de 1 pour 4000. Dans les bassins de tannerie le bacille du charbon diminue de nombre, mais même après 7 jours on en retrouve des germes, ce qui montre que les spores ne sont pas détruites.

La seule conclusion que l'on puisse tirer de ces expériences est que, en ce qui concerne le risque le plus sérieux de la pollution de l'eau par le bacille typhique et son indice le bacterium coli, et par déduction le vibrion cholérique qui succombe dans les eaux acides, l'interdiction de rejet des eaux de mines de houille, et des eaux résiduaires de tannerie dans les rivières, dont l'eau peut occasionnellement être consommée en boisson, serait une erreur. Ces organismes ne peuvent vivre longtemps dans une eau de rivière contenant une quantité appréciable de ces eaux résiduaires. On ne peut cependant pas, d'après ces résultats, savoir jusqu'à quelle distance de la mine ou de la

tannerie l'influence protectrice de ces eaux s'étendra. Celle
des eaux de mines de houille sera évidemment effective à une
distance beaucoup plus grande que celle des eaux de tannerie.
Mais comme ces dernières peuvent être éventuellement infectées par les spores du bacille charbonneux, elles ne doivent
jamais être déversées dans les rivières sans avoir été traitées
au préalable.

Il y a une opinion déjà ancienne pour ceux qui ont étudié
les conditions sanitaires de Philadelphie que l'acidité des eaux
de la rivière *Schuylkill*, recevant des eaux de mines, était un
facteur important de protection contre la fièvre typhoïde. Les
expériences du Dr *Dixon* appuient fortement cette opinion.

G. — PRIX DES INSTALLATIONS D'ÉPURATION DES EAUX D'ÉGOUT

Au sujet du coût des stations d'épuration
des eaux d'égout (^{1}).

Un abonné du *Sanitary Record* ayant remarqué que certaines
stations d'épuration des eaux d'égout avaient entraîné des
dépenses qu'il juge exagérées, posait la question de savoir si
ces stations ne pouvaient être établies d'une façon plus économique. Il cite le cas d'une station où les dépenses se sont
élevées à 455 000 francs pour traiter les eaux d'égout d'une
ville de 7000 habitants, sans compter le prix des terrains et
sans qu'on eût été obligé de relever les eaux par pompage!

La première réponse vient d'un ingénieur d'une grande ville
ayant réalisé l'épuration des eaux d'égout d'une manière efficace et économique, qui se retranche sous le pseudonyme
d'*Observer*. La question, dit-il, est très vaste, et il faut s'attendre
à ce que les prix varient considérablement suivant les circonstances locales. Il est toutefois remarquable que, dans les
relations données ces dernières années, on trouve qu'une station d'épuration pour une ville de 10000 habitants a coûté
225000 francs, tandis que pour une autre de même importance

(^{1}) *San. Rec.*, 15 nov. 1911, p. 478 et 14 déc. 1911, p. 579, 21 déc, 1911, p. 591
et 602, 19 janv. 1912, p. 58.

le prix a été de 500000 francs, les terrains étant comptés à part dans les deux cas. Il doit y avoir quelque raison pour qu'il y ait une différence aussi considérable dans le prix de deux stations où les eaux d'égout à épurer ont une composition presque identique et le même volume, les deux projets ayant été soumis à l'approbation du *Local Government Board*, et les deux stations étant à peu près égales comme dimensions et construction. Toutes deux, d'ailleurs, fournissent les mêmes garanties pour l'obtention d'un effluent remarquablement bien épuré.

La différence de prix n'est pas justifiée par des résultats meilleurs obtenus grâce à une dépense supplémentaire. Dans le premier cas les bassins sont construits en béton, ce qui est pratiquement suffisant pourvu qu'on ait réalisé l'étanchéité. Dans l'autre cas, les dépenses supplémentaires sont dues à l'emploi de briques bleues de première qualité, avec d'autres accessoires absolument inutiles. De plus, les dernières inventions brevetées ont été employées, ce qui augmente beaucoup la dépense. Une méthode plus économique d'épurer les eaux d'égout serait sûrement suffisante sans avoir à établir des constructions sur une échelle extravagante. Il est certain que beaucoup d'autorités n'hésiteraient pas à dépenser quelques milliers de livres sterling pour améliorer leurs eaux d'égout, mais quand elles apprennent que des sommes aussi importantes sont dépensées par de petites villes, leur hésitation est toute naturelle.

N'est-il pas possible à un ingénieur d'établir un projet d'épuration d'eaux d'égout arrivant à la station par gravitation, pour une ville de 10000 habitants, à un prix qui ne dépasse pas 250000? Si cela est fait, et on le peut, il n'est pas douteux qu'il y aura considérablement plus de travaux pour les ingénieurs, constructeurs et autres.

Un autre ingénieur, qui signe *Westminster*, tout en déclarant que les observations précédentes sont très suggestives, pense qu'il est troublant pour un homme non spécialisé dans ces questions de voir que les dépenses de deux installations pour une même population s'élèvent l'une à 250000 francs, l'autre à 500000 francs. Il y a nécessairement gaspillage dans le dernier cas. Lorsqu'il n'est question que de station d'épuration d'eaux d'égout, si toutes choses sont égales dans les deux cas, une telle différence est inexplicable, sauf si l'on emploie des dispositifs coûteux non indispensables. On doit avoir pour principe de combiner l'efficacité avec l'économie. Il ne faut pas cependant, parce que telle ou telle station a été établie à un prix très bas, en faire un critérium du prix d'une station projetée. Beaucoup de facteurs entrent dans l'évaluation des dépenses, et ce qui est convenable pour une station peut ne pas l'être pour une autre. Toutefois, il n'est pas discutable qu'une station d'épuration des eaux d'égout peut et doit être établie à un prix beaucoup plus modéré qu'on ne l'a fait trop souvent. Toute la question réside dans l'emploi des dispositifs et matériaux les plus simples, choisis en égard au coût d'entretien.

L'ingénieur, qui signe *Conscientious*, est du même avis qu'*Observer* et ajoute que les différences signalées peuvent se trouver dans la rémunération des services rendus par les ingénieurs et les architectes. Il pense que ceux-ci sont encouragés à exagérer les dépenses puisqu'ils reçoivent un tant pour cent du prix des travaux. Ils auraient au contraire une tendance à les réduire si on employait une méthode analogue à celle employée au Japon pour rémunérer les services rendus par les médecins. Dans ce pays, on paye le médecin pour se bien porter, et on cesse les paiements lorsqu'on est malade, jusqu'à complète guérison. Il en résulterait que l'homme de l'art qui établirait la station la plus économique, sans en négliger l'efficacité et la durée, recevrait les honoraires les plus élevés.

Il donne un exemple qu'il connaît pour prouver ce qu'il avance. Il y a quelques années, le Conseil auquel il est attaché décida, sur sa proposition, la construction d'un filtre percolateur circulaire, mais auparavant le Comité d'hygiène visita une station voisine où on construisait deux filtres. Ces deux filtres avaient environ 21 mètres de diamètre, avec des murs perforés de 225 millimètres d'épaisseur sur une hauteur de $1^m,80$ avec des armatures en fer pour les renforcer. Il a oublié le prix des lits ou des murs de briques, mais il se rappelle qu'au retour il dit au Comité qu'il était certain de construire les filtres complets à un prix égal et même inférieur à celui des murs en briques, et il le fit ainsi. Le plus grand lit qu'il construisit avait 19^m,80 de diamètre, a coûté 7500 francs, et le plus petit de 14^m,40 de diamètre, 5000 francs complet. Les ferrures posées complètes coûtèrent 2150 et 1500 francs et un siphon de 500 francs était compris dans le prix du premier. Les matériaux de remplissage (scories) ne coûtèrent pas plus que le prix du chargement et du criblage dans les deux cas. Les murs furent établis avec des scories de hauts fourneaux au prix de 2 fr. 50 la tonne, transport payé et 1 fr. 25 pour chargement. Ils étaient maçonnés à sec et avec une épaisseur de 0^m,60 au fond et 0^m,30 à la surface. Le plus grand lit avait une profondeur de 1^m,80, le plus petit de 1^m,35.

M. *W. Laurence Bradley* cite une installation dont il dirige la construction comprenant : usine de force motrice avec 6 pompes électriques, compresseurs d'air, 450 mètres de conduites de 0^m,50, un mille de câbles électriques en double, bassins de sédimentation et six lits filtrants à percolation de 22^m,50 de diamètre, avec les chemins nécessaires, etc., et le coût total sera inférieur à 250 000 francs. La population reliée aux égouts est de 15 000 habitants. Il estime avoir agi avec économie sans préjudice de l'efficacité. Il pense qu'une station bien établie, où les eaux arrivent par gravitation, ne doit pas coûter plus de 12^{fr},50 à 15 francs par habitant.

Un *urban engineer* (ingénieur municipal) cite le cas suivant : il vient de faire un projet pour une ville de 7 500 habitants dont le devis s'élève à 243 750 francs, soit 34^{fr},50 par habitant. Ce prix paraît considérablement élevé, mais il faut tenir compte de la situation locale et du fait que le volume d'eau journalier par habitant est de 180 litres, comprenant par moitié des eaux résiduaires industrielles, principalement de peignages de laines, teintureries et huileries. Ces eaux sont très concentrées, comme le montre la détermination de l'oxygène absorbé en quatre heures, qui a donné en moyenne 0^{gr},2194 par litre. On pratiquait auparavant la filtration intermittente sur des terrains au bord de la rivière, filtration ayant donné de mauvais résultats, ce qui a obligé à établir la station dans un endroit entouré de trois côtés par la rivière. Il en est résulté la nécessité d'un double pompage et de travaux coûteux.

Le correspondant indique que, dans une ville voisine de

52 000 habitants, l'assainissement à coûté 750 000 francs
($14^{fr},35$ par habitant), tandis que, dans une autre de 25 000 habitants, le prix s'est élevé à 950 000 francs (38 francs par habitant) et il pense que, dans les deux cas, les prix n'ont pas été
excessifs eu égard aux travaux exécutés.

M. *Moss Flower* dit qu'il est peu convenable de supposer
qu'un ingénieur propose des travaux coûteux pour augmenter
ses honoraires. Il y a à distinguer entre l'ingénieur qui,
soucieux de sa réputation, désire faire des travaux durables
et donnant toute satisfaction, et celui qui se sert de matériaux
coûteux non nécessaires. Certains ingénieurs, surchargés de
travail, font faire leurs projets par des employés qui, pour
éviter toute étude et toute responsabilité, recherchent les dispositifs brevetés.

Souvent aussi les dépenses sont augmentées sans utilité,
du fait d'une étude incomplète des ressources locales en
matériaux convenables pour la construction : on en fait venir
de bien loin, tandis que sur place on eût pu en trouver, de
moins parfaits peut-être, mais d'assez satisfaisants pour le
but poursuivi.

Si les dépenses exagérées doivent être évitées, on ne doit
pas recourir à des économies fallacieuses, et entre ces deux
maux, le dernier est certainement le plus grand.

Un *Borough Surveyor* (inspecteur des services de voirie)
trouve que l'estimation de M. *Bradley* du prix d'une station
d'épuration par habitant est tout à fait faible. Il pense
qu'aucun prix ne peut être considéré comme excessif lorsqu'il
ne dépasse pas 50 francs, ceci étant le prix moyen, par habitant, d'établissement d'une fosse d'aisance dans une maison
isolée occupée par 5 personnes en moyenne. Il y a un côté du
problème réellement difficile à résoudre que les correspon-
dants ont abordé, c'est la prévision qui doit être faite, dans la
construction d'une station d'épuration, des extensions nécessaires pour traiter un volume d'eau supérieur à celui déversé
actuellement dans les égouts. En pratique, chacun sait que
c'est là le point faible, un prix excessif de premier établissement a parfois la prétention de ménager les agrandissements
futurs : les directeurs de station, pour leur tranquillité, s'appuient volontiers sur cette idée, et ils sont généralement en

communauté de vues avec l'ingénieur entrepreneur. Des travaux superflus sont ainsi fréquemment exécutés et restent pendant des années pratiquement inutilisés.

H. — ASSAINISSEMENT DES COURS D'EAU. — DÉVERSEMENT DANS LA MER ET POLLUTION DES COQUILLAGES

Étude de l'autoépuration des cours d'eau.

G. T. Ruediger ([1]) a cherché à déterminer la résistance des bactéries dans les cours d'eau subissant, suivant les saisons, des températures très différentes.

Les analyses bactériologiques de l'eau de la rivière du Lac Rouge, prélevée à 129 kilomètres du point de pollution par les eaux d'égout, ont montré qu'il reste vivant au moins quatre à cinq fois autant de bacterium coli pendant les mois d'hiver que pendant ceux d'été. Le bacille typhique exposé dans les dialyseurs a survécu plusieurs fois plus longtemps sous la glace que dans la rivière découverte pendant l'été.

Ces résultats expliquent, d'après *Ruediger*, les épidémies de fièvre typhoïde qui ont éclaté pendant l'hiver dans des villes du Nord et des États-Unis, où l'eau de distribution était puisée dans des rivières contaminées par les eaux d'égout, comme à *Grand Forks Minneapolis*, et aussi à *Lawrence* avant l'installation des filtres à sable.

Les analyses bactériologiques des eaux de rivière distribuées, susceptibles d'être polluées par ces eaux d'égout, doivent être effectuées aussi bien en hiver qu'en été. Les échantillons d'eau prélevés pendant la saison chaude ne donnent aucune indication sur la qualité hygiénique de l'eau lorsque la rivière est couverte de glace et de neige.

Déversement d'eaux d'égout dans les eaux sujettes aux marées.

Au congrès de *Belfast* le *Prof. E. A. Letts* présenta un rapport très documenté sur le déversement d'eaux d'égout dans

([1]) *Eng. Rec.*, 8 oct. 1910, p. 414.

les eaux sujettes aux marées, qu'il a divisé en plusieurs parties (¹).

Principes chimiques. — Les transformations chimiques qui se produisent dans les mélanges d'eaux d'égout et d'eau de mer (ou d'eau de mer et d'eau douce) sont de première importance, et il est utile de les résumer.

D'une façon générale, dans tous les procédés d'épuration d'eaux d'égout, les mêmes transformations chimiques s'accomplissent, c'est-à-dire l'oxydation (éventuellement par l'oxygène de l'air) des constituants organiques de l'eau d'égout pour former des produits ultimes : acide carbonique, eau, acide nitrique, acide sulfurique. L'oxydation n'est pas due à une action chimique directe, mais à l'intervention de microorganismes vivants ; il est aussi probable que des animaux ou végétaux plus élevés dans l'échelle des êtres vivants y coopèrent. De plus, on sait que les matières solides ne sont pas aussi facilement transformées que les matières en solution ; aussi leur élimination par un traitement préliminaire est-elle reconnue indispensable.

Dans le déversement d'eau d'égout brute ou clarifiée dans l'eau douce ou l'eau de mer, l'oxygène nécessaire à l'épuration existe en solution et provient de l'air ; comme il est soustrait de l'eau pendant l'épuration, il est de nouveau emprunté à l'air. A ce sujet, une série de questions très importantes se posent.

L'eau de mer absorbe-t-elle la même quantité d'oxygène que l'eau douce dans les mêmes conditions ? Absorbe-t-elle l'oxygène aussi rapidement que l'eau douce ? Les transformations chimiques sont-elles les mêmes dans les mélanges d'eau de mer et d'eau d'égout et s'opèrent-elles aussi rapidement que dans les mélanges semblables d'eau douce et d'eaux d'égout ?

Les réponses à ces questions sont données dans les autres parties de ce travail.

Gaz de l'air dissous dans l'eau douce et dans l'eau de mer. — Des recherches sur ce sujet ont été effectuées par *Dittmar*, et par *Roscœ* et *Lunt* quoique d'une façon incomplète. Les résul-

(¹) *Journal of the Royal Sanitary Institute*, fév. 1912, p. 11.

tats, qui ne sont pas identiques sont cependant concordants. D'une façon générale, le volume d'azote de l'air dissous par l'eau douce distillée et par l'eau de mer, est double de celui de l'oxygène ; ce volume varie avec la température et la pression, mais, dans les mêmes conditions de celles-ci, l'eau douce absorbe plus de gaz de l'air que l'eau de mer; la différence dans la quantité d'oxygène est d'environ 20 pour 100 pour toutes les températures; ainsi à 15 degrés C_0 et à la pression de 760 un litre d'eau de mer dissout $5^{cm3},85$ d'oxygène de l'air tandis que un litre d'eau douce distillée en dissout $7^{cm3},2$.

Régénération de l'eau douce et de l'eau de mer. — Le Dr *Adeney* a étudié cette question et a obtenu des résultats curieux et des plus intéressants.

Dans une colonne d'eau de mer, sans aucune agitation, privée de gaz et exposée à l'air par sa surface, l'aération se fait très lentement et non comme on s'y attendait, c'est-à-dire par saturation de la partie superficielle, puis par diffusion graduelle dans la profondeur; mais un courant relativement rapide se produit amenant le gaz dissous dans toute la masse. Si la surface de l'eau est brisée, l'effet du courant s'accroît considérablement. La cause de ce courant, n'a pas été, d'après l'auteur, reconnue.

Dans une colonne d'eau douce, sans aucune agitation, l'aération de la surface procède en descendant encore plus lentement que dans le cas de l'eau de mer, et si la surface est brisée il se produit un courant analogue mais moins important.

Le Dr *Adeney* tire quelques conclusions importantes et pratiques de ses expériences, dont la principale, peut-être, est que, par temps calme, les volumes d'oxygène sont transmis, à chaque litre d'eau préalablement désaérée, en une heure à une profondeur d'au moins $1^m,80$: eau de mer $0^{cm3},08$, eau de mer $0^{cm3},03$.

Supposant alors que ces taux de transmission soient maintenus, il faudrait 240 heures, ou dix jours, pour complètement réaérer une nappe d'eau douce, préalablement privée de tout gaz atmosphérique, à une profondeur de $1^m,80$ et à la température de $15°,C^0$; mais seulement 75 heures, ou pratiquement trois jours, pour produire le même résultat dans une nappe correspondante d'eau de mer.

Ainsi, le plus petit volume d'oxygène contenu dans une eau de mer complètement aérée, comparé à la même masse d'eau douce aérée de même, est plus que balancé par la rapidité avec laquelle l'eau de mer se réarère elle-même.

Transformations chimiques dans les mélanges d'eau d'égout avec l'eau de mer et avec l'eau douce. — L'eau de mer pure contient environ 3,5 pour 100 de sels dissous, dont 2,5 pour 100 de sel commun. Comme ce dernier est à concentration suffisante pour préserver les aliments, c'est-à-dire pour empêcher la putréfaction, on peut se demander si la dilution dans l'eau de mer arrête les transformations qui s'effectuent dans l'eau d'égout et si elle empêche l'action bactérienne.

On peut mentionner que, en présence d'oxygène, cette action est, d'une façon générale, de nature double. La première transformation est très semblable à la respiration des animaux, c'est-à-dire absorption d'oxygène et élimination d'acide carbonique, c'est ce qui a été appelé par le Dr *Adeney* le *stade carbone* de fermentation.

D'autre part, les composés azotés de l'eau d'égout s'oxydent, avec formation d'acides nitreux et nitriques, mais éventuellement en présence d'une quantité suffisante d'oxygène : c'est pour le Dr *Adeney*, le *stade azote* de fermentation.

Maintenant il a été établi que, dans les mélanges d'eau d'égout et d'eau de mer, le stade carbone est retardé, mais dans les expériences du *Prof. Letts et de Richards* un tel empêchement a été complètement controuvé. De très nombreuses expériences avec la même proportion de la même eau d'égout mélangée avec les mêmes volumes d'eau potable et respectivement d'eau de mer, dans des conditions semblables de température, ont montré pratiquement la même absorption d'oxygène dissous, ce qui indique une activité bactérienne semblable dans les deux cas.

Pour le stade azote de fermentation. *G. Fowler*, expérimentant avec de la boue d'égout dans l'eau de mer et *Adeney* avec des mélanges d'eau d'égout et d'eau de mer, trouvèrent qu'il se produisait de l'acide nitreux et pas d'acide nitrique. Les expériences de *Letts* et *Richards* confirment ces observations en un point : l'acide nitreux est produit sans aucun doute en premier lieu dans les mélanges d'eau d'égout et d'eau de mer, mais il arrive que l'acide nitrique soit formé et que l'acide nitreux disparaisse. Dans une de ces expériences, une perte d'azote de près de 30 pour 100 fut constatée, probablement due au dégagement de cet élément, à l'état gazeux, par un processus de dénitrification et de dénitrosification. Il apparaîtrait ainsi que l'eau de mer retarde matériellement la nitrification.

Effets du déversement des eaux d'égout dans les eaux sujettes aux marées. — 1° *Sur le poisson.* — Il existe encore une erreur curieuse, c'est que l'eau d'égout par elle-même est dangereuse pour la vie des poissons et de nombreux conseils de pêcheries ont convenu de s'opposer énergiquement au déversement des eaux d'égout dans les eaux dont ils ont contrôle, même dans les endroits où se font sentir les marées.

On reconnaît maintenant que l'eau d'égout, loin d'être dangereuse pour le poisson, est presque certainement bienfaisante quand elle n'est pas en proportion excessive, car il apparaîtrait que certaines espèces de poissons se nourrissent de matières excrémentitielles et le remarquable compte rendu suivant peut être cité :

« Quiconque a été à *Kissingen*, dit *Jäger*, a observé la multitude de poissons qui nagent autour des ouvertures des cabinets d'aisances sur les bancs de la *Saal*, et leur ardeur à dévorer les excréments frais aussitôt qu'ils tombent. De même que les petits paysans et les gypsies savent qu'on prend le poisson en amorçant les lignes avec des excréments humains, de même agit le héron : s'il ne trouve pas un poisson, il dépose son excrément sur l'eau pour attirer le poisson plus près de la surface. »

Pour la perche, que les Romains estimaient beaucoup, *Conck* dit :

« Cependant, ce poisson préféré par l'Épicurien devait exciter le dégout, car la station préférée où il était pêché était redevable de son excellence au grand cloaque ou principal égout de la ville. » Et, comme l'observe *Willoughsby*, c'est grâce à cette alimentation avec des matières déversées par l'égout que les poissons avait acquis la couleur et le goût auxquels ils devaient leur réputation et il remarque que des observations analogues ont été faites aussi dans les temps modernes.

En Allemagne, dans quelques fermes d'irrigation d'eaux d'égout, et spécialement à Berlin, les établissements d'élevage du poisson existent ou ont existé ; les étangs étaient alimentés avec l'effluent dans lequel se développaient particulièrement bien les petits crustacés etc., qui servent de nourriture au poisson.

Quiconque a étudié les localités situées sur le bord de la mer doit avoir remarqué que la flore et la faune sont abondantes au débouché des petits égouts, principalement de ceux qui reçoivent le produit des fosses d'aisance. Les moules, les crevettes, les annélides, et autres petits animaux de ce genre abondent et la végétation verte est planureuse. On ne peut donc douter, que dans certaines circonstances, le déversement d'eaux d'égout ou d'effluents d'eaux d'égout dans les eaux donne la nourriture aux poissons, directement ou indirectement, et n'a aucune action nuisible sur ces animaux.

Le *Prof. Herdman* a déclaré devant la Commission Royale qu'une foule de petits animaux, comme les copépodes, trouvent leur nourriture dans les eaux d'égout qui, par leur intermédiaire, servent de nourriture aux poissons.

L'eau d'égout ne peut donc par elle-même être considérée comme dangereuse pour les poissons ; mais d'autre part, par un effet secondaire, elle peut le devenir si elle est en proportion suffisante, par suite de la suppression de l'oxygène de l'eau, ce qui cause l'asphyxie du poisson.

La question se pose alors de savoir quelle est la quantité d'oxygène dissous nécessaire à la vie du poisson. D'après les travaux des naturalistes, on peut établir que, lorsque la quantité d'oxygène dissous est inférieure à la moitié ou au tiers de celle contenue dans l'eau saturée d'air, l'eau est fortement dangereuse pour le poisson.

On peut croire que ces conditions ne peuvent se produire dans les eaux sujettes aux marées, mais *Letts* et *Adeney* ont trouvé des quantités d'oxygène encore plus petites dans ces eaux. Ainsi en 1904, ils trouvèrent dans la Tamise près des deux débouchés d'égouts de *Barking* et *Crossness*, même près des hautes eaux, une zone de pollution extrêmement forte dans laquelle l'oxygène dissous était inférieur à un quart de la quantité à saturation, et près des basses eaux, voisine de un dixième; dans l'Ouse, près de l'embouchure de l'Aire, il y avait seulement un quart de l'oxygène à saturation.

2° *Sur les mollusques*. — Il suffira ici de rappeler les travaux montrant la propagation de certaines maladies (principalement fièvre typhoïde et gastro-entérite) par la consommation d'huîtres, moules et autres coquillages récoltés dans les eaux polluées par les eaux d'égout.

3° *Nuisances dues aux exhalations*. — Les unes sont produites directement, et bien que des améliorations considérables aient été apportées il doit se trouver des endroits où elles existent encore. Il y a 25 ou 30 ans, à *Belfast*, on était malade à l'arrivée du vapeur dans les basses eaux par suite des odeurs infectes qui se dégageaient de la rivière; il en était de même à *Dublin*, à *Broomiclaw* et à *Barking Creek*. — Dans ce cas, le mal provient des matières des eaux d'égout et on a affirmé (cela est très probablement exact) que les nuisances menacent la santé publique, non seulement par l'effet des gaz délétères dégagés, mais par les mouches qui véhiculent les germes de maladies infectieuses.

Les gaz dégagés proviennent en partie de la décomposition des matières albuminoïdes de l'eau d'égout en l'absence de l'air. D'après *Beyerink* et *Van Delden* l'hydrogène sulfuré a aussi une autre origine : c'est la décomposition des sulfates par les micro-organismes. L'eau de mer étant très riche en sulfates il peut donc s'y produire une plus grande quantité d'hydrogène sulfuré que dans les eaux douces. A l'instigation du *Prof. Letts*, J. L. *Mackee* a montré que le dégagement d'hydrogène sulfuré était dû à la décomposition des sulfures par l'acide carbonique provenant de la désintégration de la matière organique.

Les nuisances peuvent aussi être produites indirectement par la mort de plantes marines et spécialement de l'ulva latissima ou laitue de mer. Cette question a été étudié par le *Prof. Letts* dont les travaux ont été rapportés dans le septième rapport de la Commission Royale[1].

[1] Voir *Ces Recherches*, VII⁰ volume, p. 145.

Conditions de déversement des eaux d'égout dans les eaux sujettes aux marées. — Cette question est la plus difficile à résoudre, car elle dépend d'une foule de considérations, soit esthétiques et sentimentales, pour le cas d'une station balnéaire située dans un beau site, soit éminemment pratiques eu égard aux charges que l'on peut imposer aux contribuables.

Les deux principales questions qui se posent toujours sont : la force des courants de marées et le volume d'eau pour la dilution de l'eau d'égout.

Il ne peut être question des courants importants et rapides, comme dans la Mersey, pouvant entraîner les eaux d'égout sans danger ; mais pour certaines villes comme *Colchester*, la situation est telle qu'il est nécessaire d'épurer complètement les eaux d'égout avant de les rejeter dans le courant.

Le *Prof. Letts* et *Adeney* ont proposé de diviser les eaux sujettes aux marées en trois classes : celles qui ne peuvent recevoir que des eaux d'égout débarrassées des matières organiques solubles ou en suspension ; celles qui peuvent recevoir les eaux ne contenant que les matières solubles en suspension très fines ; enfin celles qui peuvent recevoir les eaux simplement décantées, à moins que le volume des eaux d'égout soit très faible.

Au même Congrès, un autre rapport sur ce sujet a été présenté par *M. William Harpur*, qui examine quelques-uns des points essentiels qui doivent être pris en considération pour établir les conditions dans lesquelles les eaux d'égout peuvent être déversées dans une eau sujette aux marées et les enquêtes auxquelles il y a lieu de se livrer.

Des recherches sérieuses et complètes doivent être faites pour déterminer :

1° S'il existe des bancs de coquillages pouvant être endommagés par le déversement des eaux d'égout.

2° Si, aux environs du point de déversement, la côte est peuplée ou susceptible de l'être dans un avenir prochain, ou si la plage est un endroit de réunion publique.

3° Si on se baigne à cet endroit ou dans les environs.

4° Sur la montée et la descente, la direction et la vitesse des courants de marée à chaque heure, pour un cycle complet de marées, en s'assurant si l'eau d'égout revient sur la plage, sous une forme, aspect ou position capable d'être inadmissible, dangereuse et de créer une nuisance.

5° De conclure, de ces observations, si l'eau d'égout peut être déversée avec sécurité et si les conditions, tout bien considéré, sont telles qu'il y ait nécessité à traiter l'eau d'égout par quelque procédé, et si cela est, jusqu'à quel point.

L'auteur donne des exemples de choix de points de déversement après étude des courants au moyen de flotteurs ([1]). Il examine ensuite le cas de *Belfast* dont il a été fait mention plus haut.

Dans la discussion qui suivit ces lectures, le *Dr Gilbert Fowler* rappela qu'on avait fait à *Witthington* l'inventaire des êtres vivants trouvés dans l'effluent de cette station ([2]) mais qu'il fut très difficile de déterminer exactement les fonctions de ces organismes et qu'il est probable qu'ils dépendent pour leur alimentation, soit les uns des autres, soit des bactéries. *Russel* a montré qu'une stérilisation partielle du sol amenait un accroissement des bactéries par suite de la destruction des infusoires qui s'en nourrissent. Ceci suggère une réflexion concernant la stérilisation des effluents : l'agent qui détruit les bactéries peut aussi détruire des organismes plus élevés qui servent de nourriture aux poissons. Il y a un autre danger à éviter : c'est la retenue trop longue des effluents d'eaux d'égout, car ils peuvent se putréfier, ce qui amène une rapide absorption d'oxygène, d'où danger pour le poisson.

La non-nitrification des eaux d'égout dans l'eau de la mer ([3]).

Dans le septième rapport de la Commission royale anglaise (Sewage disposal) sont relatées les expériences d'*Adeney* et celles de *Letts*. L'eau d'égout filtrée était mélangée, dans la proportion de 1 pour 100, avec l'eau de mer. La conclusion

---

([1]) Ces méthodes ont été décrites en détail dans un ouvrage récemment paru : *The Sewage of sea coast towns*, par H.-C. ADAMS. London, Cresby Lockwoodrand Sons, 1911.

([2]) Voir *Ces Recherches*, VIIe volume, p. 156.

([3]) *Journal of the royal Sanitary Institute*, 1911, p. 442.

fut que les germes nitrifiants peuvent exister et produire des
nitrates dans l'eau de mer, quoiqu'il soit établi qu'une partie
de l'ammoniaque libre restait non nitrifiée même après
11 mois. De plus, dans leurs dernières expériences, ces auteurs trouvèrent que les nitrates présents au début disparais-
saient après 21 mois.

Dans un travail sur l'influence des composés salins de
l'eau de mer sur la décomposition des eaux d'égout, *Purvis*
et *Coleman* ont montré que les substances organiques des
eaux d'égout sont seulement légèrement décomposées dans
l'eau de mer; après huit semaines il y avait une très faible
diminution de l'ammoniaque libre ou albuminoïde et il n'était
pas produit de nitrates ni de nitrites. Lorsqu'il y avait des
traces de nitrates au début de l'expérience, ces traces dis-
paraissaient au bout de trois jours. La détermination des
nitrates fut faite par la méthode à l'indigo qui permettait d'en
apprécier les plus petites quantités.

Dans d'autres expériences, *Purvis* et *Courtauld* obtinrent
des résultats analogues avec des dilutions d'eau d'égout dans
de l'eau faiblement alcalinisée par la soude ou dans l'eau distillée; cependant il y eut formation de très petites quantités
de nitrates et quelquefois de nitrites.

Purvis, Macalister et *Minnett* continuèrent ces recherches
tant chimiques que bactériologiques. Les analyses chimiques
montrèrent que, dans tous les mélanges dans l'eau de mer
d'eaux d'égout concentrées ou diluées (1 à 10 pour 100 d'eau
d'égout), il restait non décomposé environ 70 pour 100 de
l'azote organique après dix-huit jours, et on n'y retrouve
après ce temps ni nitrates, ni nitrites, sauf, dans un cas, des
nitrates qui disparurent ensuite. Les analyses bactériologiques montrèrent une diminution rapide du nombre des
germes dans l'eau de mer. En fait, les sels de l'eau de mer
agissent comme des antiseptiques : il en résulte que les matières organiques sont peu décomposées, leur décomposition
étant due probablement à l'oxygène dissous.

Purvis, Mc. Hattie et *Fisher* ont repris ces expériences et en
tirent les conclusions suivantes :

1° Même après soixante-dix jours d'incubation de 10
pour 100 d'eau d'égout dans l'eau de mer, avec une aération

très faible, il n'y a pas production de nitrates ou de nitrites;

2° On obtient des nitrates dans l'eau d'égout diluée avec de l'eau distillée en quarante-deux jours;

3° L'ammoniaque libre augmente dans l'eau d'égout et l'eau de mer au bout de quarante-deux jours, mais diminue dans l'eau d'égout et l'eau distillée après cette même période.

L'explication la plus plausible de ces faits est que l'eau de mer détruit les germes nitrifiants comme le montrent les expériences relatées plus haut. Pour les changements dans la teneur en ammoniaque, les auteurs supposent que le libre accès de l'air produit une décomposition des substances azotées avec formation d'ammoniaque, et que, dans le mélange eau d'égout et eau distillée, l'oxydation se continue et alors il se forme des nitrates.

Épuration de l'eau de mer[1].

Dans son travail lu devant la « New England Waterworks Association », *R. Spurr Weston* a décrit récemment la station d'épuration des eaux salées de *Gloucester*, Mass. U. S. A. Cette station fut établie pour épurer l'eau puisée dans la baie de *Gloucester* par les expéditeurs de morue, et autres poissons salés et séchés, pour le lavage du poisson et la fabrication de la saumure. On avait en effet reconnu que les eaux polluées de la baie, employées à cet usage, rendaient la conservation du poisson séché très difficile dans cette ville. Bien que cette station soit une entreprise privée, c'est le fait du rejet des eaux des égouts de la ville qui cause la pollution, aussi est-il utile d'attirer l'attention sur la nécessité de prévenir la contamination de certains cours d'eau salée.

D'après l'auteur, la filtration d'une eau sur un filtre à sable bas, au taux de $4^{m3},480$ à $5^{m3},600$ par mètre carré et par jour, réduit le nombre des bactéries de cette eau et spécialement du Bac. Coli.

Le filtre consiste dans un bassin en bois contenant $0^m,90$ de sable reposant sur une couche de gravier de $0^m,30$. Le taux de traitement fut $22^{m3},700$ à l'heure. Après deux ou trois

[1] *San. Rec.*, 9 nov. 1911, p. 444.

semaines d'opération la présence du Bac. Coli ne fut plus
décelée dans l'eau filtrée, tandis qu'on trouvait toujours ce
germe dans l'eau non filtrée.

Variations saisonnières des conditions sanitaires des coquillages [1].

Il y a deux ans, l' « American Public Health Association »
nomma une Commission composée de MM. *G. C. Whipple*,
président, *II. D. Pease*, secrétaire, *W. R. Stokes*, *St. DM. Gage*
et *A. W. Freeman*, pour rechercher les méthodes types d'examen des coquillages. Un premier rapport fut présenté en
septembre 1910 et un second rapport, comprenant les travaux
de la Commission en 1911, a été présenté à la réunion de La
Havane le 4 décembre 1911.

Un fait très important a été acquis : c'est que la flore
microbienne des huîtres subit, suivant les saisons, des variations dues, semble-t-il, à des causes biologiques et non complètement en relation avec les conditions sanitaires des bancs.
Les recherches ininterrompues ont montré que les huîtres
des mêmes bancs donnent des résultats différents suivant
les saisons de l'année et que, durant l'hiver, la contamination
bactérienne est moindre qu'en tout autre temps. Dans quelques cas, cette différence a été très frappante : les huîtres
prélevées sur des bancs reconnus sujets à contamination
bactérienne ne contenaient pas de bacterium coli pendant
l'hiver, même lorsque les analyses de l'eau baignant les bancs
et les échantillons des huîtres pendant l'été indiquaient le
danger.

Suivant les rapporteurs, la raison de cette différence sai-
sonnière paraît être due à l'hibernage de l'huître. Dans cette
supposition, les coquilles seraient hermétiquement fermées
pendant l'hiver, de sorte que l'eau et par suite les bacilles
coli ou typhiques ne peuvent y entrer. Si ces résultats sont
confirmés, on peut dire que les huîtres recueillies entre le
1er décembre et le 1er avril sont beaucoup plus saines que
celles récoltées le reste de l'année.

[1] *San. Rec.*, 30 déc. 1911, p. 775.

Pour les conditions générales de l'hygiène des huîtres, la Commission signale qu'un des points les plus heureux pour la salubrité des huîtres est l'intérêt que les ostréiculteurs ont pris à cette question. On a reconnu rapidement que le danger d'absorber des huîtres contaminées était très réel, mais d'un autre côté il est dit que les experts hygiénistes arrivent à cette conclusion que le danger de la consommation d'huîtres contaminées est moins fréquent qu'on ne le croyait dans ces dernières années.

CHAPITRE VIII

LES PROGRÈS DE L'ÉPURATION BIOLOGIQUE DES EAUX D'ÉGOUT
EN FRANCE

MONT-MESLY. — Station d'épuration biologique des eaux d'égout du département de la Seine ([1]).

Les travaux effectués à la station de *Mont-Mesly*, depuis la note publiée dans le sixième volume ([2]), sont de différentes sortes : ils ont consisté d'abord à mettre au point les appareils de distribution (pulvérisateurs mobiles) des deux systèmes décrits précédemment ; le résultat obtenu aujourd'hui est tout à fait satisfaisant. D'autre part, les lits bactériens à siphons ont tous été modifiés et pourvus d'un réseau de tuyaux portant des becs pulvérisateurs fixes. Depuis longtemps, les analyses très fréquentes et très complètes effectuées au laboratoire de la station montraient que les effluents des lits à siphons étaient sensiblement moins bien épurés que ceux des lits à pulvérisateurs. Des sondages effectués dans le mâchefer des lits à siphons dénotèrent d'ailleurs un colmatage assez notable. La transformation effectuée pour les lits et les constatations faites lors de son exécution ont fait ressortir que la distribution de l'eau dans le mâchefer n'était pas parfaite. Elle s'effectuait en effet au moyen de chasses produites périodiquement et dont l'eau s'écoulait dans de petits drains de terre cuite placés bout à bout et non jointifs. Il arrive dans ces conditions, pour peu que l'eau ne s'écoule pas également par toutes les interruptions d'une file de drains, qu'une quantité d'eau très notable se déverse en des points particuliers. Il en résulte

([1]) Note communiquée par M. l'Ingénieur Verrière chargé de la direction de la station d'épuration.
([2]) *Ces Recherches*, VI⁶ volume, page 47.

en ces points un colmatage qui, au bout d'un certain temps, peut être un obstacle à l'écoulement de l'eau, et obliger celle-ci à chercher ailleurs un point de passage qui, à son tour, se colmatera. On a constaté même dans certains conduits une notable proportion de boues dans des drains, ce qui indiquait que l'eau avait dû y séjourner et ne pouvoir s'en écouler que lentement par suite du colmatage du mâchefer aux environs des interruptions des drains.

La distribution par pulvérisateurs fixes n'a donné lieu au contraire à aucune critique. Elle a le précieux avantage d'être visible et de se prêter par suite à des constatations continuelles. La pulvérisation aère d'ailleurs l'eau, et cette aération est, comme on sait, intéressante pour l'épuration. Si, en certains points, il se produisait un commencement de colmatage, — et cela est très rare, — on en serait immédiatement averti par la présence d'une petite flaque d'eau qui resterait sur le mâchefer, et le mal serait réparé aussitôt par un piochage, un nettoyage et au besoin un remplacement de la couche supérieure du mâchefer. L'exemple prouve d'ailleurs que ce mal n'est jamais que très superficiel. Les pulvérisateurs dont on se sert à la station fonctionnent très bien ([1]).

Lorsque la transformation des lits à siphons a été décidée, la préférence a été donnée aux lits à pulvérisateurs fixes sur les appareils balladeurs pour l'unique raison qu'on n'était pas encore fixé sur ce que donneraient ces appareils dont on terminait la mise au point.

Il n'y a pas en effet d'objections à faire à l'emploi de ces derniers dans une station de l'importance de celle de *Mont-Mesly* qui comporte un mécanicien susceptible d'exécuter toutes les petites réparations. Quant à la différence de prix, on ne saurait s'y arrêter, car les prix des appareils de distribution ramenée au mètre carré de lit sont les suivants :

Lits à pulvérisateurs fixes		5,00
Lits à appareils balladeurs *Lajotte-Laffly*		8,50
—	*Lajotte-Durey*	8,80

([1]) D'après M. l'Ingénieur VERMÈRE le volume d'eau brute par mètre carré de surface du lit bactérien (2 m. de profondeur) ne doit pas dépasser 800 litres avec des pulvérisateurs fixes, mais peut être porté à 1000 et 1100 litres avec les appareils mobiles.

Si on tient compte de ce qu'un mètre carré de lit (comportant une épaisseur de 2 mètres de mâchefer) revient à 51 francs le mètre carré, on voit que la différence possible sur le prix du mètre carré de lit — y compris la distribution — s'évalue par l'écart entre 56 francs et 59 fr. 80. La variation possible est donc de l'ordre de grandeur de 10 pour 100. Il suffit par conséquent, pour que les appareils balladeurs soient économiques, qu'ils donnent la même épuration que les pulvérisateurs fixes avec un cube d'eau distribuée supérieur de plus de 10 pour 100. Les comparaisons faites sont encore trop peu nombreuses pour qu'on puisse se prononcer sur ce point; mais il semble bien que, grâce à l'égalité en tous points de la distribution qu'ils fournissent, et à ce fait qu'étant à distribution discontinue ils permettent une meilleure aération des lits, ces appareils doivent donner une épuration encore meilleure que les pulvérisateurs fixes.

A la fin de l'année 1912, les 21 000 mètres carrés de lits de *Mont-Mesly* se répartissent donc en 12 600 mètres à pulvérisateurs fixes et 8 400 mètres à pulvérisateurs mobiles.

Avec la transformation des lits à siphons, la question qui a le plus occupé le service de l'établissement de *Mont-Mesly* a été celle de l'extraction des boues des fosses septiques, de la rigole de distribution et des bassins d'arrivée. Des indications sur l'importance de la quantité de boues produites ont déjà été données dans le sixième volume; on peut les compléter aujourd'hui, des relevés très précis ayant été faits pour noter la marche de l'envasement des fosses.

On sait qu'il y a à *Mesly* deux types de fosses : les onze premières à fond horizontal comportent des chicanes alternativement de fond et de surface dont la présence oblige l'eau à décrire dans un plan vertical un chemin ondulé ; les onze autres sont à fond incliné et sans chicanes.

Le dernier type paraît bien préférable au premier dont les chicanes constituent un défaut appréciable. En effet si une des fosses du premier type est laissée longtemps sans être curée, la boue s'accumulant se rapproche de la partie inférieure de celles des cloisons qui s'arrêtent à une certaine distance du fond, et il arrive même que les boues bouchent complètement l'espace libre, de sorte que l'eau n'a plus d'autre moyen de s'écouler que de passer immédiatement de l'entrée à la sortie par la surface libre supérieure. Là où le dépôt n'est pas suffisant pour que les faits se passent ainsi, on peut craindre que le courant de l'eau, trouvant un passage rétréci entre le bas d'une cloison et la boue, n'y prenne une valeur assez grande pour remettre à certains moments en suspension la boue précédemment déposée. Dans les deux cas la décantation sera imparfaite.

Il est donc nécessaire de curer régulièrement les fosses (une fois par an au moins), mais avec les cloisons de chicane l'opération de curage n'est pas aisée et devient onéreuse.

Avec les nouvelles fosses, le curage (qui n'a pas encore été effectué jusqu'ici) sera une opération beaucoup plus facile, parce qu'il est aisé de ramener, sur le plan incliné qui constitue le fond, la boue déposée jusqu'en bordure du canal de distribution d'où il sera facile de l'enlever par une grue dont le chemin de roulement reposera sur des pièces en béton armé établies à cet effet.

Si, depuis le début du fonctionnement de l'établissement de *Mont-Mesly*, on cumule toute la boue déposée tant dans les fosses septiques que dans le bassin d'arrivée, la rigole de distribution et les fosses à boues, et si on le rapporte au nombre de mètres cubes d'eau épurée, on trouve que 1 mètre cube d'eau a déposé 1 litre de boue compté à l'état frais, c'est-à-dire dans un état où la boue, d'après les mesures faites, contient de 82 à 85 pour 100 d'eau. La densité de la boue à cet état étant environ 1100, le poids de boue à l'état sec qu'a déposé 1 mètre cube d'eau est de $\dfrac{18 \times 1100 \text{ gr.} \times 1 \text{ l.}}{100}$, soit environ 200 grammes en moyenne.

Des essais sont actuellement poursuivis, en vue d'arriver à faciliter le curage des fosses et à en abaisser le prix de revient au moyen de dispositions nouvelles et d'engins mécaniques.

Jusqu'ici on se débarrasse facilement des boues provenant des curages que les cultivateurs des environs viennent chercher, lorsqu'elles ont séché depuis un certain temps. Il semble qu'ils apprécient beaucoup d'ailleurs cette sorte d'engrais puisque certains de ces cultivateurs font plus de 15 kilomètres de trajet pour venir de chez eux à *Mesly*.

L'expérience acquise à *Mesly* au sujet des dépenses de premier établissement, des surfaces de terrain nécessaires, des frais d'exploitation, etc., etc., permet de préciser les quelques points suivants :

L'étendue de terrain nécessaire pour une installation d'épuration est d'environ $2^{m2},5$ par mètre cube d'eau à épurer par jour dans le cas où on n'a pas l'intention de se débarrasser des boues par enfouissement dans des terrains aménagés à cet effet : ce chiffre se décompose ainsi : $0^{m2},5$ pour les fosses septiques, les décanteurs, etc., $1^{m2},6$ pour les lits bactériens, $0^{m2},4$ pour le traitement des boues et accessoires. Au cas où on étendrait les boues sur le sol pour les enfouir, il faut compter environ 2 à 3 mètres carrés de terrain par mètre cube d'eau à épurer par jour.

Les dépenses de premier établissement pour *Mesly* atteignent 1 760 000 francs représentant environ 80 francs par mètre cube journalier. Cette dépense se décompose ainsi :

a) Terrains..	8,80
b) Bâtiments (en raison de l'éloignement de tout centre habité, on a logé les égoutiers, le conducteur chef de station. — On a d'autre part construit un atelier et un laboratoire).	9,60
c) Chambres à sable, canal de distribution, grue pour le curage	2,40
d) Fosses septiques.	18,00
e) Lits bactériens (compris mâchefer et non compris les appareils de distribution).	51,00
f) Appareils de distribution sur les lits.	6,10
g) Décanteur et fosses à boues	1,80
h) Conducteur de distribution.	1,50
i) Plantations et clôtures	0,90
Total.	80,10

Il ne faudrait d'ailleurs pas tabler sur une dépense aussi élevée dans une installation destinée à une ville de province pour diverses raisons : d'abord la station de *Mesly*, établie pour 22 000 mètres cubes, est une station d'essais créée dans le but de savoir, par une expérience en grand, si le système d'épuration biologique était susceptible d'être adopté pour les 400 000 mètres cubes d'eau qui représentent le débit de tout le département de la Seine. On n'a donc rien négligé pour rendre cette expérience décisive et on n'a pas recherché l'économie. C'est ainsi, par exemple, qu'un laboratoire bien outillé a été établi à *Mesly* de manière à suivre de très près les résultats de l'épuration.

Dans une station d'épuration ordinaire, où on ne ferait que le strict nécessaire, la dépense pourrait être réduite d'environ 10 francs par mètre cube.

D'autre part, les travaux dans le département de la Seine coûtent beaucoup plus cher qu'en province. Les prix dans la banlieue sont à très peu près les mêmes qu'à Paris et ils comportent une majoration d'environ 20 pour 100 sur les prix ordinaires.

Si on tient compte de ces diverses considérations, on arrive à cette conclusion : qu'une installation d'épuration biologique peut être évaluée, comme premier aperçu, à environ 55 francs par mètre cube d'eau à épurer journellement, ce prix étant à majorer de 20 pour 100 environ dans les régions exceptionnelles où les prix atteindraient ceux de la région parisienne.

En ce qui concerne les frais d'exploitation, ils ressortent, à *Mesly*, à un peu plus de 1 centime par mètre cube d'eau à épurer et il ne nous semble pas possible d'abaisser ce prix qui suppose que les boues n'ont pas à être traitées d'une façon ou d'une autre et qu'elles sont enlevées par les cultivateurs après séchage naturel.

Il va sans dire d'ailleurs qu'il ne comprend pas le prix du refoulement de l'eau qui est relativement très important pour *Mesly*, où les eaux sont refoulées par l'usine d'*Ivry* à une hauteur de 25 mètres. Le refoulement coûte en effet 2 centimes par mètre cube, bien que l'énergie électrique employée ne soit payée que 7 à 8 centimes le kilowatt (la décomposition du prix de 2 centimes est la suivante : énergie électrique 1 c. 2 ; fournitures diverses, entretien, etc., 0 c. 25 ; personnel 0 c. 55). A titre d'indication, pour une hauteur de 13 mètres, le prix du refoulement s'abaisserait environ à 1 c. 5 ; pour une hauteur de 35 mètres, il s'élèverait à 2 c. 5.

On voit combien sont favorisées les régions où l'eau d'égout peut arriver par simple gravité à la station d'épuration.

Les résultats de l'épuration obtenue actuellement à *Mont-Mesly* sont fournis par les chiffres suivants qui sont les moyennes de toutes les analyses effectuées journellement par le laboratoire, de décembre 1911 inclus à mai 1912 inclus :

RÉSULTATS EN MILLIGRAMMES PAR LITRE	MATIÈRES EN SUSPENSION	OXYGÈNE ABSORBÉ EN 4 HEURES	AMMONIAQUE	NITRATES
Eau d'égout brute à *Ivry*.	Non mesurée parce que trop variable.	52	18,4	»
Eau à l'arrivée à *Mesly*.	533	34	20	»
Eau à la sortie des fosses septiques.	37	31	20,4	»
Eau à la sortie des lits bactériens.	6,5	7,8	7,5	40,4

Les pourcentages d'épuration sont les suivants :
De l'effluent des lits bactériens par rapport à l'eau brute à Ivry.

Oxygène absorbé 75,5 0/0
Ammoniaque . . . . 60 —

De l'effluent des lits bactériens par rapport à l'eau à l'arrivée à Mesly :

Matières en suspension. 98 0/0
Oxygène absorbé . . . . 77 —
Ammoniaque . . . . 63 —

CROIX (Nord)[1]. — La Compagnie internationale des machines agricoles a édifié, à *Croix*, sur de vastes terrains, de nombreux ateliers qui doivent prochainement être augmentés. Elle occupe actuellement environ 600 ouvriers. Le nombre de ces derniers sera porté à 2 000 lorsque tous les ateliers seront construits. Pour l'évacuation et l'épuration des eaux-vannes avant leur rejet au canal, on a établi, sous la direction de M. E. *Gillespie*, ingénieur de la Compagnie[2], un réseau d'égouts du système séparatif, à petite section. A chaque atelier est adjointe une série de cabinets à la turque et d'urinoirs, périodiquement lavés par des chasses d'eau. De plus à l'extré-

[1] Nous continuons la liste des installations définitives que nous avions donnée dans le VIe volume de *Ces Recherches*, p. 40 à 85.
[2] Quelques modifications ont été suggérées en cours d'exécution par M. Degoix, de Lille, qui a fourni l'appareillage.

trémité de chaque canalisation se trouvent des réservoirs de chasses.

La pente du terrain étant favorable, les eaux-vannes arrivent par gravité à la station d'épuration située près du canal dont elle n'est séparée que par le chemin de halage.

La station d'épuration (voir fig. 11) se compose d'une fosse à sables d'une capacité de 9 mètres cubes environ, puis d'une

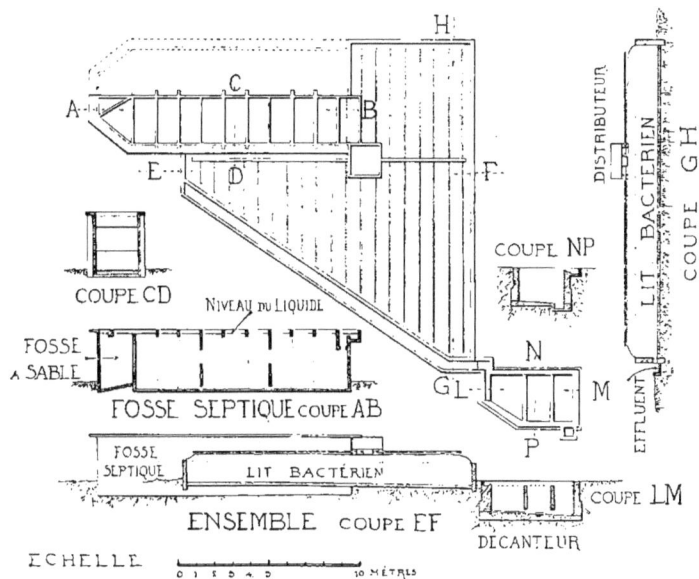

Fig. 11. — Station d'épuration de la Compagnie internationale des machines agricoles à Croix.

fosse septique d'une capacité de 100 mètres cubes, munie de chicanes et portant un filtre à l'extrémité. Ces fosses sont couvertes de madriers en bois goudronné. Leur effluent tombe dans un bassin de 800 litres de capacité avec siphon de chasse qui en déverse le contenu dans une série de tubes en fonte perforée, placés sur le lit bactérien. Celui-ci mesure 120 mètres carrés sur une hauteur de scories de 1 m. 25. Le fond est bien drainé et en pente de 1 centimètre par mètre. L'effluent final traverse un réservoir à « films », à chicanes, d'une capacité de 15 mètres cubes 500 environ, puis est déversé au canal.

Cette station a été mise en fonctionnement partiel dans les

premiers mois de 1912. Elle reçoit 30 mètres cubes environ par jour depuis la fin de mai. Elle a été établie pour traiter un plus grand volume d'eau. On a prévu l'emplacement nécessaire pour la doubler lorsque les usines seront terminées.

L'analyse d'échantillons prélevés, le 9 septembre 1912, a donné les résultats suivants en milligrammes par litre :

	EFFLUENT	
	de la fosse septique.	du lit bactérien.
Aspect	opalescent	limpide
Odeur.	urineuse	nulle
Oxygène absorbé en 4 heures.	90,4	12,8
Ammoniaque	87,0	4,5
Azote organique.	2,5	néant
Alcalinité en CO³ Ca	770,0	280.0
Chlore des chlorures	102,0	98,0
Nitrates.	"	180,0
Nitrites	"	3,5
Putrescibilité au bleu de méthylène. .	"	néant en 7 jours

Les résultats montrent que la transformation est aussi parfaite que possible en fosse septique et, par suite, que la nitrification est très active dans le lit bactérien. L'effluent est épuré dans les conditions les plus satisfaisantes pour être rejeté au canal sans y produire de contamination. Il peut même, par l'apport d'innombrables germes nitrifiants et oxydants, hâter l'autoépuration qui se produit lentement dans un canal dont les eaux sont déjà très souillées.

CAMP DE SATORY. — La direction du génie militaire a décidé de faire construire, au camp de *Satory*, une installation d'épuration des eaux usées qui puisse servir de type soit pour les camps, soit pour les casernes. *M. Degoix*, ingénieur à Lille, fut chargé de l'exécution de ce modèle (fig. 12).

La population du camp de *Satory* comprend une partie fixe et une partie variable. La partie fixe est actuellement de 400 hommes, mais elle [sera [progressivement portée jusqu'à 1200 hommes, logés dans des casernements pourvus de canalisations du tout à l'égout, système séparatif. Pendant les périodes d'instruction, la population du camp augmente beaucoup. Les excreta de cette population flottante sont recueillis dans des tinettes mobiles qui sont vidées dans une cuve d'où le produit s'écoule dans une canalisation qui aboutit à la station d'épuration. Pour faciliter la propulsion et la dilution convenable du contenu des tinettes, il est recommandé de

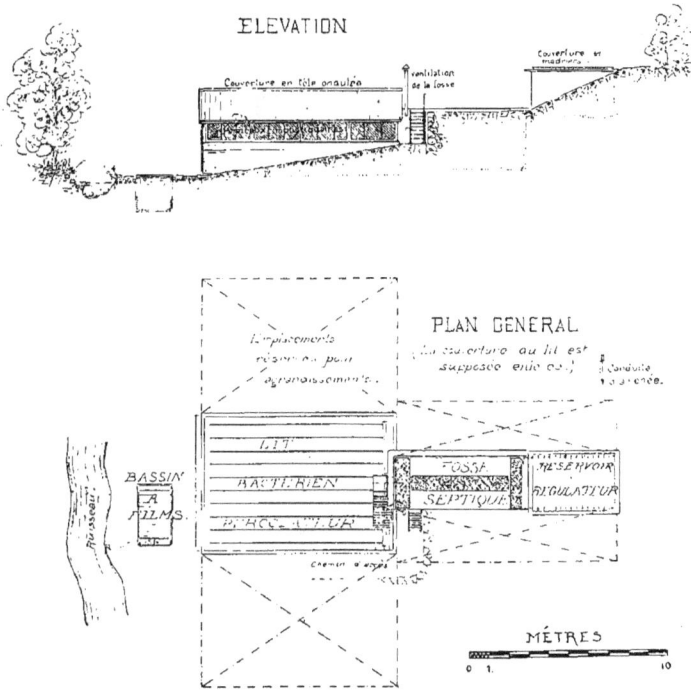

ELEVATION

PLAN GENERAL

MÈTRES

Fig. 12. — Station d'épuration du *Camp de Satory*.

faire dans la cuve des chasses en proportion du nombre des tinettes déversées.

Les canalisations ont dû être établies avec le plus grand soin car elles passent à deux reprises au-dessus de l'aqueduc de *Trappes* qui amène les eaux d'alimentation à *Versailles*. Pour éviter toute infiltration, la canalisation est posée, au-dessus de l'aqueduc, dans une gaine étanche, terminée à ses deux extrémités par des regards permettant de constater l'étanchéité de la canalisation et de remédier aux fuites.

La caractéristique de cette station est qu'elle devra permettre de traiter les volumes d'eaux usées les plus variables; aussi a-t-elle été construite de manière à faciliter les agrandissements futurs, et fort probablement très prochains, comme il est indiqué dans la figure.

Les eaux usées arrivent par gravitation à la station située en plein bois à environ 12 à 1500 mètres des casernements. Malgré ces conditions extrêmement favorables, le génie a demandé au constructeur de prendre toutes les précautions contre les odeurs, comme si la station était construite près des habitations.

L'extrémité de la canalisation débouche dans un réservoir régulateur de 35 mètres cubes environ de capacité. De ce réservoir, les eaux tombent dans la fosse septique de 60 mètres cubes environ de capacité. Un dispositif a été prévu pour que, en cas de réparation à la fosse septique ou pour toute autre cause, on puisse envoyer les eaux usées directement sur le lit bactérien, après toutefois les avoir fait passer sur un filtre disposé spécialement à cet effet.

La fosse septique a une capacité de 60 mètres cubes environ. Elle ne comporte que deux chicanes de surface, une à l'entrée, l'autre à la sortie. Le lit bactérien a une surface de 70 mètres carrés et une hauteur de 1^m,60. A la sortie de ce lit l'effluent traverse un bassin de décantation, bassin à *films*, d'une capacité de 5 mètres cubes 1/2.

Le réservoir régulateur, la fosse septique et le bassin à *films* ont été construits en ciment armé. Les deux premiers sont recouverts de panneaux mobiles pleins. Pour la fosse septique, il existe une cheminée de ventilation garnie de toile métallique. Le lit bactérien est enclos dans une construction à armature métallique; les côtés sont largement ventilés par des panneaux moustiquaires. La toiture est en tôle ondulée. Le bassin à *films* est lui-même aussi recouvert de panneaux moustiquaires. Ces précautions ont été prises pour se rendre compte de la dissémination des odeurs dégagées par ces sortes d'installations et aussi pour éviter que les feuilles ne viennent obturer les conduites et ainsi troubler l'épuration.

La station fonctionne depuis trop peu de temps pour qu'on puisse connaître les résultats d'épuration.

HOPITAL - HOSPICE DE CHATEAUROUX

EPURATION BACTÉRIENNE DES EAUX RÉSIDUAIRES SYSTÈME "SEPTIC-TANK"

Installation pour Traiter 33m³ Environ par Jour

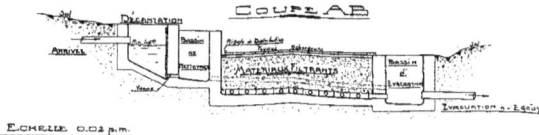

COUPE AB

ECHELLE 0.02 p.m.

PLAN   Monsieur SUARD Architecte

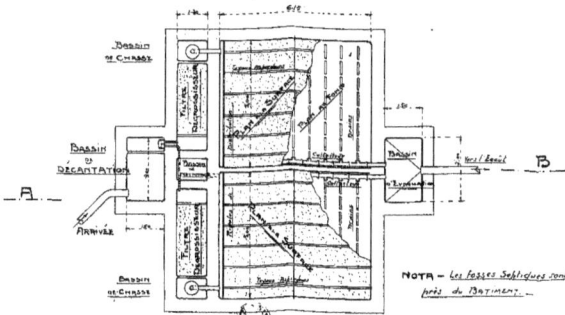

NOTA — Les fosses Septiques sont près du Batiment.

E. 14927

PLAN N° 1131   Paris le 5 Janvier 1912

Fig. 15.

CHATEAUROUX (Indre) ([^1]). — *Hôpital-hospice* (fig. 15).
Population moyenne : 175 personnes.
Volume journalier : environ 55 mètres cubes.

Pour éviter de trop grandes dépenses, vu le peu de pente de
terrain, plusieurs fosses septiques ont été aménagées ; les eaux
ménagères subissent un traitement spécial et pour augmenter
les mesures de protection contre la contamination possible
des eaux provenant des pavillons de contagieux, étant donné
le mode d'évacuation, des bassins de désinfection ont été prévus avant l'envoi à la canalisation générale.

Cette canalisation débouche dans un bassin d'arrivée formant décantation ; les eaux sont envoyées sur des filtres dégrossisseurs, puis sur des filtres percolateurs ; l'effluent épuré
est évacué par épandage.

L'installation a été mise en service au commencement de
1912.

CONFLANS (Seine). — *École secondaire diocésaine.* — Éta-
blissement ecclésiastique dépendant du Diocèse de Paris, in-
stallé dans l'ancien château de *Conflans* (commune de *Charenton*).
Système séparatif avec « tout à l'égout ».
Population : environ 400 personnes.
Volume journalier : environ 60 mètres cubes.

Bassin de décantation, deux fosses septiques, deux bassins
de nettoyage, bassin de chasse formant filtre dégrossisseur,
filtre percolateur.

Pour permettre une plus grande élasticité de fonctionnement et étant donnée la variation du nombre de personnes habitant cet établissement, on a prévu une partie de l'installation
en double, fosses septiques et bassins de nettoyage.

En fonctionnement depuis juin 1911.

DREUX (Eure-et-Loir). — *Hôpital.*
Population : 100 à 125 personnes, personnel compris.
Système séparatif avec tout à l'égout.
Volume journalier : environ 25 mètres cubes.

[^1]: Cette description et les suivantes nous ont été fournies par la *Société
générale d'Épuration et d'Assainissement*, 28, rue de Châteaudun, Paris, qui a
construit ces installations. — Aucun contrôle officiel n'a été fait, que nous
sachions, de ces installations.

Bassin de décantation, fosse septique, bassin de nettoyage, filtre dégrossisseur, filtre percolateur.

Des dispositifs spéciaux ont été prévus pour permettre la désinfection des eaux provenant des pavillons de contagieux. L'évacuation de l'effluent épuré se faisant dans la rivière La Blaise.

La mise en service a eu lieu en septembre 1912.

FLEURY-LES-AUBRAIS, près ORLÉANS (Loiret). — *Asile du Loiret* (fig. 14).

Population : environ 1500 personnes.

Système du tout à l'égout unitaire.

Volume journalier : environ 250 mètres cubes.

Bassin de décantation avec trop plein d'orage, deux fosses septiques, deux filtres dégrossisseurs, deux filtres bactériens percolateurs avec sprinkler rotatif modèle Adams.

Pour éviter une installation coûteuse de relèvement mécanique, les eaux vannes provenant du pavillon du concierge sont traitées séparément.

HAUTEVILLE (Ain). — *Sanatorium.* — Établissement hospitalier pour une agglomération d'environ 90 personnes, personnel compris.

Le volume des eaux serait d'environ 50 mètres cubes par jour, la quantité d'eau consommée dans ce genre d'établissement étant toujours importante.

Le système de canalisation est du modèle séparatif avec tout à l'égout.

L'installation d'épuration dont nous avons donné précédemment la description (¹) a été transformée. Elle comprend maintenant, d'après les renseignements fournis par la Société générale d'épuration : un bassin de décantation, une fosse septique, un filtre dégrossisseur avec siphon automatique, un filtre percolateur.

Les eaux provenant des cuisines et buanderies reçoivent un traitement spécial par décantation rationnelle.

L'évacuation est faite partie en épandage, partie dans un ruisseau.

Cette nouvelle installation a été mise en service en 1911.

(¹) VIᵉ volume, page 79.

ASILE DÉPARTEMENTAL D'ALIÉNÉS DU LOIRET

EPURATION BACTÉRIENNE DES EAUX RÉSIDUAIRES SYSTÈME "SEPTIC-TANK"

INSTALLATION pour TRAITER 250 m³ Environ par JOUR

COUPE

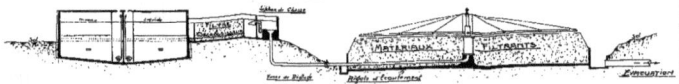

Monsieur GUILLEMONAT Architecte

ECHELLE 0.02 p. m.

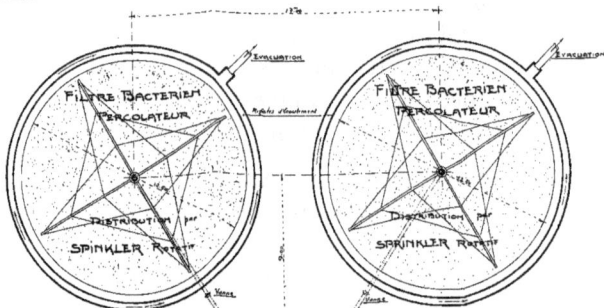

FILTRE BACTÉRIEN PERCOLATEUR

FILTRE BACTÉRIEN PERCOLATEUR

DISTRIBUTION par SPRINKLER Rotatif

DISTRIBUTION par SPRINKLER Rotatif

PLAN

FOSSES SEPTIQUES AUTOMATIQUES

"SEPTIC-TANK"

BASSIN DE DÉCANTATION

ARRIVÉE

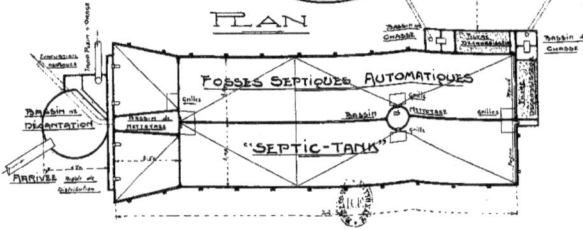

PARIS le 20 Novembre 1912

PLAN N° 1106

Fig. 14.

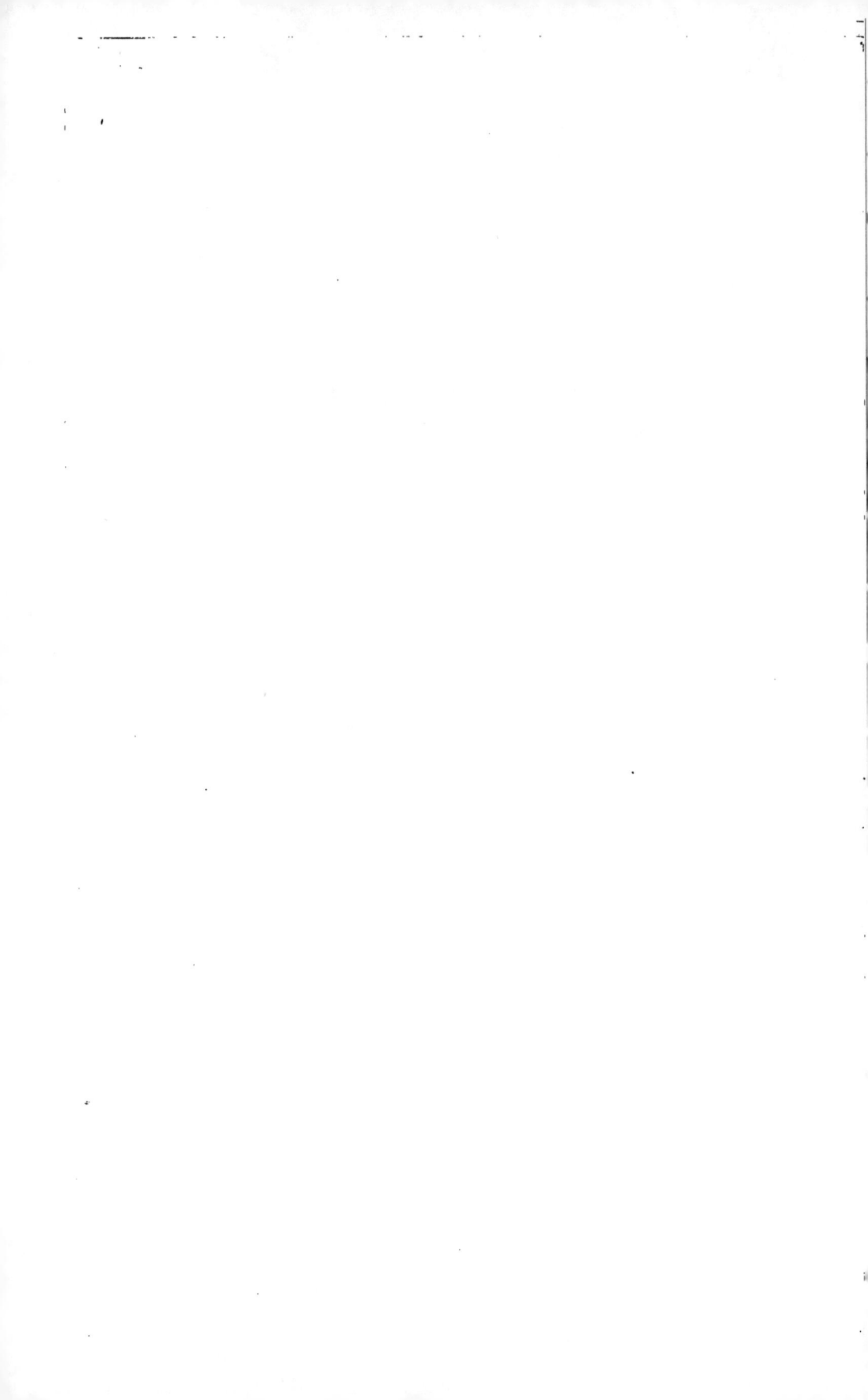

LÈVES, près CHARTRES (Eure-et-Loir). — *Asile d'Aligre.*
Établissement hospitalier pour 500 personnes.
Volume journalier des eaux résiduaires, 60 mètres cubes.
Système séparatif avec tout à l'égout.

Bassin de décantation, fosse septique avec bassin de nettoyage, citerne de captation des eaux venant de la fosse septique, pour permettre leur relèvement avant l'envoi sur les

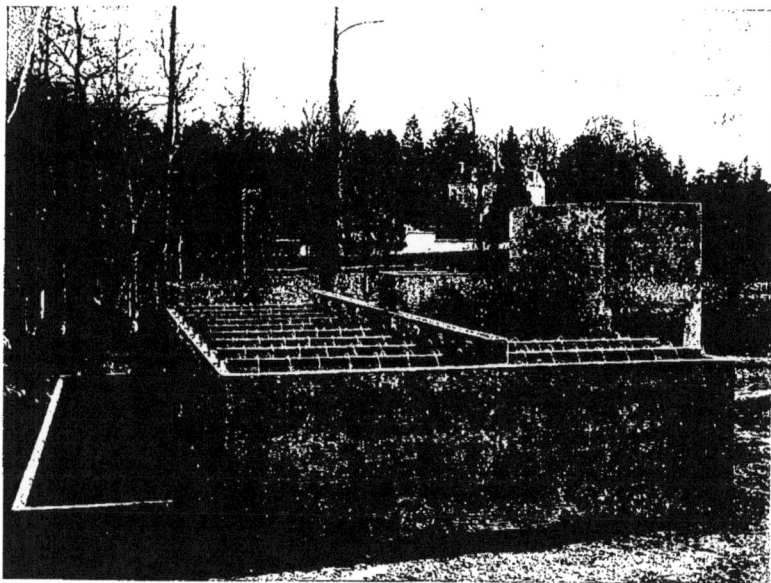

Fig. 15. — Station d'épuration de l'asile d'*Aligre*, près Chartres.

filtres, une station de relèvement par pompes centrifuges, un bassin régulateur, bassin de chasse formant filtre dégrossisseur, filtre percolateur, filtre percolateur complémentaire permettant en cas d'épidémie grave de compléter l'épuration par une précipitation chimique (fig. 15).
Mise en service en 1911.

ORLÉANS (Loiret). — *Abattoirs.*
L'installation est prévue pour traiter 200 mètres cubes par jour d'eaux résiduaires et pluviales avec un réseau de tout à l'égout du système unitaire.

Elle comprend : un bassin de décantation avec dispositif d'enlèvement des matières grasses par décantation rationnelle et trop plein d'orage, deux bassins de nettoyage, deux fosses septiques avec bassin de nettoyage commun, deux filtres dégrossisseurs, deux bassins de chasse, deux filtres bactériens percolateurs, avec sprinklers rotatifs.

Des dispositifs spéciaux ont été prévus pour le traitement préalable des liquides très chargés provenant des salles d'abatage ou autres.

L'installation est divisée en deux parties pour donner une plus grande élasticité à la marche et procéder aux nettoyages sans provoquer d'à-coups dans le fonctionnement.

CHAPITRE IX

Caractéristiques modernes de l'épuration des eaux d'égout ([1]).

Dans quelques régions, une impression s'établit que beaucoup des principes types généralement reconnus et acceptés concernant l'épuration des eaux d'égout ne sont plus modernes. Cette impression, qui n'est pas sans fondement, mérite de retenir l'attention des hygiénistes.

Les principes généralement acceptés peuvent être définis comme suit :

1° L'eau d'égout contient des matières minérales et organiques. La matière organique en solution ou en suspension, est susceptible de se putréfier. La putréfaction engendre des odeurs et crée une nuisance au point de déversement.

2° L'eau d'égout contient les germes ou bactéries de certaines maladies, spécialement ceux de la fièvre typhoïde. Ces germes sont en rapport avec les matières solides, parties de tissus animaux, etc.;

3° La putréfaction de la matière organique n'engendre aucune maladie spécifique. La matière organique, en dehors des germes infectieux qu'elle renferme, est inoffensive, et les gaz qui s'en dégagent, causant de mauvaises odeurs, sont de même inoffensifs, aussi longtemps qu'ils ne sont pas en quantité suffisante pour déplacer l'oxygène naturel de l'air et causer ainsi l'asphyxie. Les germes de maladies ne sont pas

[1] T. AIRD MURRAY. *The Sanitary Record*, 19 octobre 1911, p. 569.

entraînés par les gaz et peuvent seulement se répandre dans le voisinage par éclaboussement. L'air des égouts ne peut disséminer la contagion comme on le croyait autrefois. La contagion ou l'infection est obtenue seulement par contact direct de quelque particule d'eau d'égout contenant le germe infectieux avec un aliment (solide ou liquide). Si l'eau d'égout ne contient aucun germe infectieux, elle ne produira ni la fièvre typhoïde ni aucune autre maladie, même si elle est en contact avec le lait ou l'eau de boisson. Tout le danger pour la santé publique réside dans les germes spécifiques qui se trouvent dans l'eau d'égout. L'eau d'égout par ses constituants purement chimiques n'est pas dangereuse ; elle l'est par ses constituants biologiques ou bactériologiques ;

4° Le but ultime de l'épuration des eaux d'égout peut être de :

a) Traiter seulement la matière organique de façon qu'elle ne puisse causer de nuisance, c'est-à-dire qu'au point de déversement il n'y ait aucune putréfaction et qu'il ne se dégage aucune mauvaise odeur ;

b) Traiter la matière organique de telle façon que tout germe infectieux soit détruit et que l'eau d'égout ne puisse répandre les maladies ;

c) Traiter la matière organique pour obtenir l'un et l'autre des résultats ci-dessus.

5° On sait que lorsque la matière organique de l'eau d'égout est en contact avec un excès d'oxygène, elle subit des transformations qui la rendent imputrescible et il ne se dégage aucune mauvaise odeur. Pour éviter tout dégagement de mauvaise odeur ou toute nuisance du fait des eaux d'égout, il faut donc les oxyder partiellement ;

6° Les procédés d'épuration ayant le seul but d'éviter toute nuisance par le moyen de l'oxydation n'ont pas été suffisamment efficaces pour détruire les germes de maladies ;

7° Pour détruire les germes de maladie contenus dans les eaux d'égout, il ne faut pas seulement produire une eau imputrescible, mais encore employer un système efficace de désinfection.

Il n'y a pas un des principes généraux ci-dessus qui puisse être séparé et posé en contradiction des conclusions de toutes les grandes autorités sur ce sujet. Ces conclusions ne sont pas nouvelles, elles ont été comprises et reconnues par tous les savants depuis bien des années. Il n'y a pas lieu de dire que les anciens principes doivent faire place aux nouveaux ; dans cette matière ce n'est pas une question de principes, mais une question d'application de principes reconnus.

En Grande-Bretagne, le principal but de l'épuration des eaux d'égout a été et est encore d'obtenir un effluent imputrescible, d'où il résulte qu'on supprime la contamination des cours d'eau, tout juste pour éviter seulement la nuisance. Dans ce pays, sauf une ou deux exceptions, les villes et agglomérations ne puisent pas leur eau de distribution dans les rivières s'écoulant aux environs ; aussi tous les efforts ont seulement tendu à préserver la beauté naturelle et l'apparence esthétique des cours d'eau et non en vue d'en faire une source d'eau potable. La ville de Londres est une exception car elle puise son eau de distribution dans la Tamise et ses tributaires qui reçoivent des eaux d'égout seulement partiellement traitées ; aussi l'eau doit-elle être purifiée plus complètement avant la distribution.

Un grand nombre de villes des États-Unis d'Amérique empruntent leur eau de distribution aux rivières recevant des eaux d'égout. Il est d'usage de purifier toutes les eaux de distribution et de n'épurer que partiellement les eaux d'égout.

La question de la désinfection des eaux d'égout, c'est-à-dire la destruction des germes de maladie est, au point de vue de l'application, relativement nouvelle. Ceux qui connaissent ce sujet n'ont jamais prétendu que les procédés d'épuration puissent donner une eau de boisson ; seuls quelques industriels ont émis cette prétention. C'est en Allemagne qu'on appliqua, en premier lieu, les principes de désinfection des eaux d'égout, mais c'est aux États-Unis qu'ils ont retenu le plus l'attention.

En 1909, *Phelps* montra qu'on pouvait désinfecter les eaux d'égout avec de petites quantités de chlore, que la stérilisation absolue n'était pas nécessaire et qu'une désinfection ou stérilisation partielle était suffisante pour détruire les germes de maladies. Ces conclusions apparurent à certains comme une révolution dans les procédés d'épuration des eaux d'égout, mais elles n'ont pas eu toutefois d'effet appréciable sur les méthodes types d'épuration.

La préservation de la condition naturelle et de l'apparence des cours d'eau et l'éloignement de toute nuisance par les odeurs est une question aussi actuelle que jamais. La désinfection n'enlève ni ne diminue les matières en suspension des eaux d'égout, elle retarde la putréfaction mais pour un temps seulement. La désinfection ne satisfera pas ceux qui verront flotter des ordures sur une rivière, alors même qu'ils seraient assurés que les germes de fièvre typhoïde et autres ont été détruits. D'autre part, la désinfection ajoutée aux procédés types d'épuration pour éviter la nuisance actuelle, peut, dans beaucoup de cas, avoir son importance : ce n'est pas une révolution des procédés types d'épuration, mais simplement leur développement.

La désinfection des effluents épurés est aussi une des caractéristiques modernes les plus importantes et les plus utiles. On doit reconnaître qu'aucun effluent, si l'eau d'égout n'a été traitée que pour supprimer la putrescibilité, ne peut entrer dans une source d'eau de distribution. Dans le cas d'eaux qui ne doivent pas servir pour une distribution, on peut y rejeter les eaux d'égout partiellement traitées.

Dans le district de *Sackatchewan*, les seules sources d'eau potable sont la rivière du même nom et ses tributaires ; aussi doit-on éviter toute souillure. Le gouvernement impose aux municipalités d'épurer les eaux d'égout de façon que les effluents déversés dans la rivière ne contiennent pas de germes de maladie. Les municipalités, suivant ces conditions, construisent | actuellement des stations pour l'épuration des eaux d'égout d'après les méthodes types et, de plus, l'installation nécessaire pour la désinfection des effluents.

Les caractéristiques modernes de l'épuration des eaux d'égout peuvent être résumées comme suit :

a) L'élimination d'une grande partie des matières en suspension par criblage et décantation dans des bassins ;

b) La suppression de la tendance à la putréfaction en mettant l'eau d'égout en contact avec l'oxygène, généralement par l'emploi de filtres aérés, ou, lorsque l'occasion se présente, par dilution dans de grands volumes d'eau contenant l'oxygène dissous nécessaire pour oxyder la matière organique de l'eau d'égout;

c) La suppression de la tendance de l'eau d'égout à disséminer certaines maladies lorsqu'elle vient en contact avec les aliments, ou en d'autres termes la désinfection de l'eau d'égout par destruction des germes de maladies.

Excepté lorsque l'eau d'égout est déversée dans un bassin sujet aux marées, il est généralement nécessaire de suivre le procédé a. Avec un criblage efficace et de l'attention, beaucoup des matières pouvant produire une « nuisance » sont retenues et, avec une décantation supplémentaire, toutes les matières solides, excepté les très fines particules, sont pratiquement retenues. Un tel effluent peut être désinfecté par environ 7 milligrammes de chlore par litre.

L'opportunité de ne pas effectuer l'oxydation par les filtres aérés et de compter sur l'oxydation qui se produira dans la rivière qui recevra l'effluent dépend : a) de conditions locales, telles que l'importance, la rapidité, le débit de la rivière, et si l'eau de cette rivière est utilisée pour l'alimentation ou autre emploi; b) ou si la désinfection est nécessaire, une étude sérieuse des dépenses annuelles capitalisées pour le supplément de chlore, mises en parallèle avec le capital nécessaire pour la construction de filtres aérés, lesquels exigent moins de chlore.

Pour les rivières de l'intérieur des terres qui servent de sources d'eau d'alimentation, on trouvera généralement que les trois procédés sont nécessaires, tant au point de vue de l'efficacité qu'à celui de l'économie.

Épuration des eaux d'égout.

Dans un éditorial du *Sanitary Record* ([1]) nous trouvons cette constatation que, pendant l'année 1911, nos connaissances sur l'épuration des eaux d'égout ont peu progressé. On peut noter une tendance à limiter la capacité des bassins de décantation et aussi à réduire la durée du séjour des eaux dans ces bas-

([1]) *San. Rec.*, 4 janvier 1912, p. 2.

sins. On attache moins d'importance, semble-t-il, à assurer la fermentation dans ces bassins, et on y retient les eaux le temps strictement nécessaire pour réduire d'une façon satisfaisante la proportion des matières en suspension. La supériorité des filtres à percolation sur les lits bactériens de contact a encore été établie pendant cette année, et cette méthode d'épuration paraît avoir été adoptée dans presque toutes les stations de quelque importance. Bien que les sprinklers rotatifs automatiques soient très efficaces, la préférence qui était marquée il y a deux ou trois ans pour les sprinklers mus électriquement n'a pas persisté. Pour la décantation de l'humus entraîné par l'effluent des filtres percolateurs, beaucoup d'ingénieurs ont adopté les fosses *Dortmund*, bien qu'on filtre encore souvent sur sable l'effluent de ces lits. Le déversement des effluents dans des lagunes pour les séparer de l'humus et les aérer a été adopté dans quelques cas. Il n'y a aucune nouvelle méthode de traitement des boues; le pompage de la boue dans des sillons sur la terre et le traitement par épandage sur des terrains drainés, sont les méthodes les plus généralement employées. On a prétendu que, dans quelques cas, il y a une tendance marquée à exagérer les dépenses de construction des stations d'épuration. Comme tous les projets de quelque importance doivent être soumis à l'approbation du *Local Government Board*, il apparaît que ce Conseil pourrait avec opportunité insister sur quelque unification du prix de ces stations, car il n'y a pas de justification apparente pour que certaines stations aient coûté 100 pour 100 plus cher que d'autres.

Épuration des eaux usées des institutions, maisons de campagne et de petits hameaux.

M. H. Maclean Wilson a résumé dans un rapport au *West Riding Rivers Board* dont il est le *Chief Inspector*, les opinions généralement admises en Angleterre relativement à l'épuration des eaux usées des petites agglomérations (avril 1912).

Lorsqu'on aura à choisir une méthode d'épuration, il y a lieu d'apporter la plus grande attention à de nombreux points

qui sont peu importants pour les grandes stations. Les dispositifs adoptés ne doivent pas être coûteux; les appareils seront
le plus simple possible pour ne pas exiger une surveillance
attentive : tout doit être presque automatique. *M. Wilson*
déclare que remplir ces conditions n'est pas tâche aisée :
beaucoup de tentatives ont été faites et n'ont pas toujours été
couronnées de succès.

L'auteur prend comme type un petit hameau de 100 habitants. L'importance de l'installation dépend du volume d'eaux
usées qui varie de 18 à 23 litres par tête et par jour lorsque
l'eau est tirée du puits, jusqu'à 130 litres, à 180 et plus, pour
les villas pourvues d'une distribution d'eau constante et où se
trouvent des salles de bains et des water-closets.

Dans tous les cas, les eaux des toitures et autres eaux propres
ne seront pas reçues dans les canalisations des eaux usées,
car leur admission troublerait l'épuration. Dans une petite
installation il ne doit pas y avoir de grilles car elles ne seront
pas surveillées, et les grosses matières peuvent facilement
être reçues dans les fosses.

La capacité de la fosse septique doit être égale au volume
d'eau qui s'écoule en 36 heures. On peut croire qu'elle est
ainsi trop grande, mais il faut prévoir l'accumulation des
boues qui la diminuera. La fosse septique aura une profondeur
d'au moins 1^m,50 pour tenir compte du dépôt des boues et de
la formation des écumes. Les tuyaux d'entrée et de sortie
seront au moins au nombre de 2 pour réduire la vitesse d'écoulement du liquide; ils seront à 0^m,60 au dessous du niveau de
l'eau, de façon que les arrivées ne disloquent pas la couche
d'écumes. La fosse sera construite en briques et ciment, ou
béton, ou autres matériaux imperméables. Le fond sera en
pente vers un angle pour permettre le nettoyage facile. S'il y
a une dénivellation suffisante, on placera, dans l'angle le plus
bas de la fosse, une vanne pour l'écoulement des boues sur la
terre ou sur un lit à boues. Il est préférable de couvrir la fosse,
sans qu'il soit nécessaire de la tenir à l'abri de l'air. Il est
indispensable en ce cas de prévoir un tuyau pour le dégagement des gaz.

Dans une petite installation comme celle-ci, il n'y a pas
utilité de construire la fosse en double, pour le temps de net-

toyage, mais lorsqu'on peut disposer de terrains on prévoira une canalisation pour dériver les eaux à ce moment. Dans les grandes maisons de campagne, les variations du volume des eaux usées peuvent causer des difficultés. En effet, le nombre des habitants peut osciller de 2 ou 3 pendant l'hiver, à 20 ou 30 en été, et l'installation doit être construite de façon à traiter le maximum. Une fosse septique établie pour les eaux de 30 personnes sera trop grande pour celles de 2 à 3 et le liquide sur-septisé sera très offensif. Dans ces cas spéciaux, il peut être convenable d'avoir deux fosses septiques, une grande et une petite, et de les employer alternativement. Lorsque les variations sont plus faibles, le tuyau d'écoulement de la fosse peut être réglé pour répartir le volume des eaux sur les 24 heures ou bien de l'eau propre peut être ajoutée lorsque le débit est faible, de façon à obtenir une moyenne.

Le lit filtrant est la partie la plus importante de l'installation et sa construction doit être très soignée. Le fond doit être imperméable et en forte pente vers le canal d'évacuation ; il sera couvert d'un faux fond de tuiles ou d'ardoises posées sur des briques écartées de 30 centimètres ou de tuiles à pieds fabriquées spécialement. Pour les petits lits, ce faux fond n'est pas absolument nécessaire ; il peut être remplacé par une couche de gros matériaux qui permettent l'entraînement des matières finement divisées avec l'effluent. Les filtres seront soutenus par des murs en forme de pigeonniers, construits en pierres sèches. Il n'est pas nécessaire que le lit soit au-dessus du sol ; il est plutôt préférable qu'il soit en sous-sol, il est alors moins visible et protégé en grande partie des vents froids ; dans ce dernier cas, le côté du canal d'évacuation sera libre sur toute sa hauteur pour permettre à l'air d'entrer par les murs et par le faux fond.

Les matériaux du lit seront résistants, comme les pierres cassées, le gravier, les scories, ne s'effritant pas facilement par les alternatives de sécheresse et d'humidité. La profondeur du lit variera de $0^m,90$ minimum à $1^m,80$ maximum.

Le remplissage du lit est très important, les matériaux doivent être gradués avec grand soin. Dans un lit de $1^m,80$, sur le faux fond on place des morceaux de 75 à 100 millimètres sur une profondeur de 150 millimètres ; au-dessus, une couche de 0ᵐ,90 de morceaux de 57 à 75 millimètres, puis une couche de 0ᵐ,50 de morceaux de 12 à 57 millimètres, puis 0ᵐ,15 de morceaux de 6 à 12 millimètres, et enfin une couche superficielle de 0ᵐ,30 de morceaux de 5 à 6 millimètres. Un lit de 0ᵐ,90 de profondeur sera construit comme les couches des 0ᵐ,90 superficiels du lit précédent. La surface du lit sera entourée d'un bourrelet de 0ᵐ,15, en hauteur, de fins matériaux pour éviter les débordements. Cet arrangement a cet autre avantage de permettre que les murs se conservent secs, ce qui diminue la pullulation des mouches.

La surface du lit dépend de sa profondeur et du volume d'eaux usées à épurer. On calculera les dimensions sur la base d'au moins 3ᵐ²,365 par mètre cube d'eau à épurer par jour, et même plus que cela peut être prévu, car il ne faut pas oublier que dans une installation de ce genre tout le travail est fait en 10 ou 12 heures par jour. Dans l'exemple proposé plus haut, pour un lit de 1ᵐ,80, la surface sera de 5ᵐ²,820 pour le taux de 25 litres par tête, ou de 30ᵐ²,560 pour le taux de 180 litres ; mais, comme les eaux dans le premier cas seront plus chargées et la surface nécessaire réduite au minimum, il est préférable de la doubler.

Comme on l'a établi, l'effluent de la fosse septique, déversé directement et d'une façon continue à la surface du filtre, pénètre au travers des matériaux et ne gagne la partie la plus éloignée de l'arrivée que lorsque la surface du filtre est en partie colmatée. Pour éviter cet inconvénient, l'effluent de la fosse doit être déversé subitement en relativement grande quantité, comme avec les déversoirs basculants.

La capacité du déversoir dépend du volume des eaux usées et de la surface du lit. Pour un lit de 7ᵐ²,64 et un débit de 2270 litres par jour, un déversoir de 9 litres sera suffisant ; pour un lit de 30ᵐ²,56 et un débit de 18160 litres par jour, sa capacité de 22ˡ,7. Cela donne un déversement d'un volume d'eau de 1ˡ,074 à 0ˡ,678 par mètre carré de lit.

Comme ces appareils peuvent cesser de fonctionner par le froid, ils doivent être protégés par une couverture en bois ou, si cela est possible, placés en sous-sol dans un trou d'homme. Pour mieux assurer la distribution du liquide sur toute la surface du lit, on doit établir des canaux spéciaux comme des drains posés bout à bout, drains en terre non gélive.

Dans l'effluent du lit de cette forme on constate parfois la décharge d'une quantité considérable d'humus ou matières fines en suspension qu'on peut retenir dans un petit bassin de décantation de 227 à 454 litres de capacité, ou sur un petit filtre de 75 à 100 millimètres de sable posé sur 150 millimètres de gravier, ou mieux encore sur une petite prairie. L'effluent des lits percolateurs ne contient pas de matières dangereuses et peut favoriser la croissance de l'herbe.

Une telle installation exige peu de surveillance. La fosse septique ne devra être nettoyée qu'au bout d'un temps assez long. Le nettoyage sera effectué en hiver pour diminuer les nuisances possibles et la boue séchée pourra être utilisée comme engrais. Il est seulement utile d'huiler de temps en temps le déversoir basculant. La surface du filtre sera grattée périodiquement pour enlever les matières et les graisses entraînées, et remplacée par une petite quantité de matériaux neufs pour garder la même profondeur.

HYDE. — Dans une réunion de l'*Association of Managers of Sewage Disposal Works*, M. T. *Horrocks* a donné une description de la station d'épuration qu'il dirige à *Hyde* et des considérations sur son fonctionnement ([1]).

Les eaux d'égout arrivent à la station par gravitation et traversent deux bassins à détritus, munis de grilles dont la surface est de 7^{m2},5 qui peuvent être en service ensemble ou séparément. Les eaux s'écoulent alors dans une série de 8 bassins de décantation, qu'elles traversent de part en part, d'une capacité totale de 8172 mètres cubes, correspondant au débit de un jour et demi des égouts par temps sec. Chaque bassin est muni d'un mur formant chicane avec ouvertures au bas, de façon à obliger les eaux à se mélanger et à prévenir la formation de courants directs. La surface des bassins compris les murs est de près de 4000 mètres carrés, et le chemin parcouru par les eaux est de 227^m,5. Les bassins fonctionnent à deux niveaux : le niveau inférieur pour le débit normal, le niveau supérieur pour les afflux subits d'eau d'orage, ou lorsque

---

([1]) Natural purification of Sewage. *San. Rec.*, 2 mars 1911, p. 195.

les eaux doivent être emmagasinées quelque temps. Au centre
de la surface occupée par les bassins se trouve un large chemin
en excavation pour les tuyaux et les vannes destinés à l'évacuation des boues par gravitation.

Les eaux d'orage s'écoulent par un déversoir permanent
placé dans le premier bassin, sur un lit d'orage de 4000 mètres
carrés de superficie, formé de scories sur 1^m,05 de profondeur,
les eaux y étant distribuées par des conduits en demi-tuyaux.

A la sortie du huitième bassin, l'effluent est élevé dans un
réservoir supérieur d'où il s'écoule sur 15 lits percolateurs.
Chaque lit a la forme d'un octogone de 18^m,90 de diamètre,
donnant une surface totale de 4 740 mètres carrés, du type
Wittaker-Bryant, munis de sprinklers *Candy-Wittaker*. Les
matériaux des lits sont du coke de 25 à 100 millimètres non
gradués, sur une profondeur de 2^m,70. Les lits sont entourés
de murs en briques de 22 centimètres, comprenant de nombreuses ouvertures. Leur fond est recouvert de larges tuiles
semi-circulaires placées sur des rangées de briques, de façon
à ménager un espace d'aération de 0^m,30 entre le sol et les
matériaux. L'effluent des lits traverse enfin deux bassins de
décantation à humus, peu profonds et munis de chicanes,
pour retenir les matières en suspension. Leur surface est de
1 765 mètres carrés et leur capacité totale est de 961 mètres
cubes, soit environ 1/5 du débit journalier par temps sec.

Certains dispositifs de ce procédé d'épuration ont, d'après
Horrocks, contribué à son succès.

Le premier facteur important est le mode de construction
des bassins de décantation. Le fait que le courant est brisé
par des chicanes et que le chemin parcouru est plus long
qu'habituellement, contribue à en obtenir l'arrêt et un dépôt
physique maximum ou une liquéfaction bactérienne, comme
cela peut être, des matières solides.

Un autre point, plutôt nouveau, est la méthode de pompage
par pulsomètres, des eaux sur les lits bactériens. Comme on
le sait, dans ces pompes, la vapeur utilisée pour l'élévation de
l'eau est absorbée, ce qui augmente la température du liquide.
Par suite, l'effluent, lorsqu'il est déversé sur ces lits, est toujours à deux ou trois degrés F. de température de plus que
lorsqu'il sort des bassins de décantation. L'auteur pense que

cela est très important et favorise l'aération des lits en déter-
minant des courants d'air frais au travers des interstices des
matériaux. De plus, pendant les temps froids, on observe un
grand avantage et on n'a aucune difficulté avec les sprinklers
rotatifs.

La construction des lits bactériens est aussi importante.
L'auteur n'attache pas grand intérêt à la perforation des murs
extérieurs et il pense qu'on obtiendra d'aussi bons résultats
avec des murs pleins, pourvu qu'on réserve toujours au-dessous des matériaux un espace suffisant pour l'aération et que
le fond du lit soit bien drainé. Il attribue les bons résultats
obtenus à *Hyde* à cet espace d'aération qui est beaucoup plus
grand qu'ordinairement.

Un autre point essentiel est que les matériaux des lits sont
très gros et pratiquement non gradués. Aucun morceau n'a
moins de 25 millimètres. On a seulement réservé pour le fond
les morceaux de coke les plus volumineux. On doit, sans
doute, à la grosseur ce fait qu'ils sont plus propres et meilleurs actuellement qu'au moment de la construction des lits.
Leur capacité n'est en aucune façon réduite et ils sont remarquablement exempts de cavités. L'auteur pense qu'on a une
tendance à construire des lits avec des matériaux trop fins, et
trop gradués, ce qui entraîne à des dépenses inutiles pour le
classement des matériaux de différentes grosseurs. D'ailleurs
un lit à matériaux fins fonctionne très bien pendant un certain
temps, agissant alors plutôt comme un filtre ; mais son utilisation est de courte durée, car il se colmate bientôt et il se
forme des cavités, ce qui oblige à des piochages, puis à des
lavages et à des réfections. Il fait remarquer qu'il ne faut pas
en conclure que les matériaux doivent être toujours de la
même grosseur sans rapport avec la profondeur du lit ; mais
il arrive qu'on obtient de meilleurs résultats, relativement,
avec un lit à gros matériaux qu'avec un lit à fins matériaux,
car, dans le premier cas, on a le maximum d'aération, ce qui
est le point le plus essentiel.

Parmi les dispositifs de distribution automatique et intermittente des eaux à la surface des lits bactériens (appareils
mécaniques ou autres), les uns sont très perfectionnés et coûteux, les autres très ingénieux. *T. Horrocks* doute de l'absolue

nécessité de l'alimentation intermittente des lits bactériens percolateurs. Ceux de *Hyde* fonctionnent continuellement depuis plusieurs années. Lorsqu'on remet en marche un ou deux lits supplémentaires arrêtés depuis longtemps, il n'en résulte aucun inconvénient pour l'effluent final; mais il est probable que les bassins à humus supportent mal l'effluent de ces lits neufs. Dans les premières années on s'efforçait de faire fonctionner les lits alternativement et avec des périodes de repos aussi égales que possible; mais on trouva bientôt que cela n'était pas nécessaire et l'expérience montra qu'il n'y a pratiquement aucune limite à la période pendant laquelle les filtres travaillent continuellement et efficacement.

Les lits de *Hyde* reçoivent par temps sec en moyenne 1944 litres d'eau par mètre carré, ou 696 litres par mètre cube de matériaux, par jour.

L'emploi de gros matériaux a encore l'avantage de la conservation, car les matières en suspension les traversent, après avoir subi des transformations, et sont recueillies dans les bassins à humus.

Reste la question des boues, car, comme on sait, tous les procédés d'épuration produisent des boues. Or, à *Hyde*, on peut estimer qu'on pompe de 3 à 4000 tonnes de boues humides par an contre 7000 tonnes lorsqu'on traitait les eaux d'égout par la chaux. Par suite de leur grande capacité, les bassins peuvent être en service pendant de longues périodes sans être vidés. Depuis 6 ans 1/2 que les bassins fonctionnent d'après le principe de la fosse septique, les numéros 1 et 2 ont été dragués seulement chacun trois fois ; les derniers l'ont été plus souvent; les numéros 7 et 8 deux fois par an. Pour le procédé à la chaux on vidait chaque semaine l'un des six bassins plus petits qui existaient alors. Il est vrai de dire que le nettoyage d'un bassin est actuellement plus long et plus coûteux.

Au début, on essaya sans succès de presser la boue septique. On ne pouvait obtenir de tourteaux satisfaisants qu'en ajoutant une certaine quantité de chaux. La boue est maintenant répandue sur les terres où elle se sèche. Lorsqu'elle ne contient plus que 60 pour 100 d'eau environ, elle est relevée et mise en tas. Cette méthode est primitive, mais elle a le

mérite d'être économique : soit environ 0 fr. 90 par tonne de
boue séchée, tandis que par les presses le prix revenait à
4 fr. 95 la tonne. Malgré la prime d'enlèvement de 0 fr. 60 par
« load », les cultivateurs n'enlèvent pas toute la boue produite
à la station. Il n'en serait probablement pas de même dans
une contrée exclusivement agricole.

La solution de cet important problème réside dans un traitement scientifique de ces matières en éliminant l'humidité et
d'autres éléments inutiles et en y ajoutant des composés fertilisants pour accroître leur valeur comme engrais.

Les eaux résiduaires industrielles sont aussi importantes à
considérer. A *Hyde* il y a différentes industries : fabriques de
peaux, blanchisseries, pelleteries, boyauderies, fabriques de
margarine, de couleurs, de coton, teintureries, etc.

Pour cette raison, les eaux d'égout de *Hyde* étaient considérées auparavant comme difficiles à épurer. On traite encore à
la station des eaux très complexes, mais sans dommage appré
ciable pour le procédé d'épuration.

Le coût de l'épuration est tombé de 20 fr. 95 (procédé à la
chaux) à 14 fr. 25 actuellement par 1000 mètres cubes et, comme
le volume d'eau traité a augmenté en dix ans, ce dernier prix
est relativement encore inférieur.

LICHFIELD ([1]). — Les eaux d'égout de *Lichfield* sont difficiles à épurer par suite de la forte proportion d'eaux résiduaires industrielles qu'elles contiennent, et du fait qu'elles
doivent être rejetées dans un ruisseau dont elles constituent à
elles seules le débit pendant les mois d'été.

On y appliqua pour la première fois des filtres à écoulement
continu. Deux séries de bassins de précipitation furent construits en 1899. Leur capacité totale était de 1110 mètres cubes ;
deux filtres étaient adjoints, qui ont été augmentés depuis en
plusieurs fractions. Ils mesurent actuellement 5940 mètres
carrés et contiennent 5700 mètres cubes de matériaux. La profondeur des filtres varie de 1^m,20 à 1^m,65. Ils sont établis directement sur le sol argileux. Les matériaux sont composés, sauf
pour une exception, de charbon ; les deux derniers filtres de

---

([1]) D'après W. B. Chancellor, *San. Rec.*, 14 juin 1912, p. 561.

1^m,20 de profondeur sont composés sur 0^m,50 de morceaux de 25 à 50 millimètres et sur 0^m,90 de morceaux de 6 à 12 millimètres. Un filtre fut défait en mars 1908 et reconstruit avec du laitier : 0^m,55 de morceaux de 25 à 50 millimètres, 0^m,225 de 12 à 25 millimètres et 0^m,975 de morceaux de 5 à 6 millimètres. Ce filtre, en service depuis lors, ne présente pas de détérioration. La couche supérieure, de 0^m,225, qui retient les matières en suspension et les matières colloïdales que renferme encore l'effluent des bassins, est graduellement remplacée par de petits morceaux de laitier, car on a remarqué que le charbon se désagrège rapidement à la surface. La distribution est obtenue par des becs pulvérisateurs fixes.

La superficie utilisable est de plus de 8 hectares, mais le sol d'argile compacte est sans valeur pour l'épuration. Pendant les trois dernières années, une partie a toutefois été aménagée en la labourant, mélangeant la terre avec des résidus de charbon et en y pratiquant des cultures appropriées, pour y déverser les eaux d'orages.

Jusqu'en 1907, les eaux d'égout étaient traitées par précipitation chimique ; on employait par an environ 62 tonnes d'alumino-ferric, et de chaux. L'effluent était généralement satisfaisant, mais il se décomposait en se mélangeant à l'eau du ruisseau. Il en résultait le dépôt d'une quantité considérable de matières floconneuses et de zooglées microbiennes. En 1908, à la suite d'expériences, on reconnut qu'il était possible d'améliorer ces résultats par de légères modifications.

Actuellement, le débit des égouts par temps sec est de 1800 mètres cubes par jour, soit 200 litres par habitant ; ce volume élevé provient des trois brasseries de la ville qui emploient des quantités d'eau considérables pour le refroidissement.

Le système de fosses adopté est en partie septique et en partie de précipitation chimique, c'est-à-dire que les eaux d'égout laissent décanter les matières les plus lourdes dans un bassin avant d'être additionnées des réactifs chimiques. On obtient ainsi de meilleurs résultats qu'en traitant directement l'eau brute, et on fait une économie de 75 pour 100 des précipitants. Pendant les mois d'été, l'eau séjourne dans un bassin pendant 6 h. 22 et en hiver pendant 10 h. 25 comptées sur

le débit par temps sec. Il n'est pas possible de traiter les eaux
d'égout de *Lichfield* seulement en fosse septique à cause des
variations de composition.

Aucun étalon d'épuration ne peut être fixé arbitrairement
sans tenir compte des circonstances locales. A *Lichfield*, vu la
proportion du volume d'effluent comparé au débit du ruisseau, l'étalon a été ainsi fixé par litre : ammoniaque organique, pas plus de $0^{mg},8$; oxygène absorbé en 4 heures, pas
plus de 5 milligrammes; azote des nitrites et nitrates, pas
moins de 10 milligrammes; matières en suspension, pas plus
de 50 milligrammes.

A *Lichfield*, le plus fin charbon employé est encore en aussi
bon état qu'au début, sauf la couche superficielle de $0^m,225$.
Les meilleurs résultats furent obtenus avec les filtres de $1^m,50$
de profondeur.

Pour séparer les matières floconneuses entraînées avec l'effluent on a construit 360 mètres de fossés en séries de 5 et
6 mètres de large, ce qui a permis de continuer l'oxydation
des matières organiques.

On emploie environ de 60 à 70 milligrammes d'alumino-
ferric par litre d'eau d'égout. Les bassins sont vidés toutes
les deux ou trois semaines. La boue est répandue dans des
rigoles. Le taux d'alimentation des filtres n'excède pas 650 litres par mètre carré et par jour. Le charbon forme un excellent milieu, mais il se désagrège facilement à l'air ; aussi est-
indispensable de le recouvrir d'une couche de $0^m,225$ de fin
laitier.

WAKEFIELD [1]. — Les eaux d'égout de *Wakefield* sont
considérées comme concentrées et contiennent diverses eaux
résiduaires industrielles, principalement des eaux de lavage
de laines. Elles sont épurées par précipitation chimique suivie
d'une filtration sur lits bactériens à percolation. L'ingénieur
de la ville, *J. P. Wakeford*, a expérimenté divers réactifs chimiques [2].

---

[1] Voir description de l'ancienne station d'épuration : *Ces Recherches*,
VIIe volume, page 314.
[2] *Eng. Record*, 23 septembre 1911, page 355 et *San. Record*, 8 août 1912,
page 138.

Le volume des eaux d'égout était d'environ 9000 mètres cubes par jour et la quantité de précipitant était ajoutée en proportion du débit moyen par heure.

Chaux. — La chaux sèche était ajoutée graduellement à l'eau et mélangée continuellement, puis passée à travers un crible pour en séparer les pierres. Elle était versée dans des fosses peu profondes, et abandonnée au repos pendant un jour ou deux jusqu'à ce qu'elle ait acquis la consistance voulue. Elle était alors distribuée dans un baril placé au-dessus du canal d'arrivée des eaux et muni d'une ouverture de 5 centimètres près du fond, dans lequel un jet d'eau entraînait la chaux sous forme de lait qui se mélangeait à l'eau d'égout. La proportion de chaux ajoutée était de 0 gr. 115 par litre. On obtenait ainsi un liquide trouble, de réaction très alcaline, se précipitant de nouveau par l'addition d'autres réactifs comme les sels ferriques, ce qui indiquait que l'épuration était incomplète.

Chaux et sulfate ferrique. — Le sulfate ferrique était obtenu par oxydation du sulfate ferreux. On trouva que pour obtenir une bonne précipitation on devait employer 0 gr. 400 de sulfate ferrique et 0 gr. 050 de chaux par litre.

Chaux et sulfate ferreux. — On employa 0 gr. 215 de sulfate ferreux et 0 gr. 060 de chaux par litre. La précipitation parut bonne, mais l'effluent était quelque peu trouble et n'avait pas la limpidité obtenue avec le sulfate ferrique.

Chaux et sulfate ferrique en plaques. — Le sulfate ferrique en plaques était placé dans des paniers immergés dans le canal d'entrée des eaux et la chaux ajoutée comme plus haut, cette dernière à la dose de 0 gr. 245 par litre. L'effluent était clarifié mais il présentait une légère opalescence due au kaolin ajouté dans la proportion de 22 pour 100 au sulfate ferrique pour en faire des plaques. Le prix parut prohibitif. Ce précipitant donne des résultats très satisfaisants en produisant un fort précipité qui se dépose facilement. On ne fit qu'une courte expérience dans le but, si elle donnait de bons résultats, de l'expérimenter sous la forme liquide.

Chaux et sulfate ferrique. — On prépare une solution
d'hydrate ferrique dans l'acide sulfurique à chaud. La chaux
était ajoutée au taux de 0 gr. 085 par litre, puis le sulfate ferrique en solution. La dose de ce dernier donnant le meilleur
résultat fut de 0 gr. 246 par litre. On obtint ainsi une précipitation très rapide et l'effluent limpide présentait un pourcentage d'épuration de 75 par l'épreuve de l'oxygène absorbé en
4 heures.

Les expériences suivantes ont montré que l'emploi de la
chaux suivi de celui d'une solution de sulfate ferrique donne
les meilleurs résultats d'épuration des eaux d'égout de *Wakefield*. La préparation du sulfate par dissolution de l'hydrate
ferrique dans l'acide sulfurique est moins coûteuse que celle
par oxydation et exige beaucoup moins de main-d'œuvre.

C'est cette méthode qui a été définitivement adoptée et la
station d'épuration est actuellement en réfection.

Dans la nouvelle disposition les eaux d'égout (9000 mètres
cubes en moyenne par jour et par temps sec) seront reçues
dans deux bassins à détritus ayant chacun une capacité de
décantation de 150 mètres cubes et une capacité de retenue de
120 mètres cubes. Les eaux passeront alors dans un puisard
de pompage qui les élèvera dans un caniveau alimentant les
bassins de précipitation.

Pendant leur passage dans le caniveau, les eaux recevront
les réactifs chimiques, des chicanes assureront un mélange
plus parfait avant le déversement dans les bassins de précipitation.

Lorsque le débit des égouts dépassera trois à cinq fois celui
observé par temps sec, un déversoir dérivera le supplément
sur les terrains servant auparavant à la filtration intermittente.
Ces terrains sont entourés de rebords et un déversoir per-
mettra l'évacuation directe d'un volume supérieur à ce débit.

Le volume de trois fois le débit par temps sec passera dans
les bassins de précipitation, qui ont une capacité égale au
débit de 16 h. 6 par temps sec, puis dans un canal de distribution divisé en 8 sections. Dans ce canal se trouveront
32 siphons qui déverseront automatiquement les eaux dans les
chambres d'où elles seront conduites à des distributeurs placés au-dessus des lits.

Les lits percolateurs auront la constitution suivante :

Couche de fond. .   0ᵐ,50 de gravier de 100 à 75 millimètres.
    —   .   0ᵐ,80   —   37ᵐᵐ,5
    —   .   0ᵐ,50   —   12ᵐᵐ,5
    —   0ᵐ,25 de scories de 12ᵐᵐ,5 à 6 millimètres.
Couche de surface. 0ᵐ,15   —   6 à 3 millimètres.

L'effluent des lits traversera un bassin à humus dont la capacité sera de 2 h. 1/2 de débit par temps sec.

Les résultats comparatifs de la décantation simple ou après précipitation par la chaux seule, ou la chaux et le sulfate ferrique, sont les suivants en milligrammes par litre :

	Oxygène absorbé en 4 heures.	Épuration pour 100 de l'oxygène absorbé.	Matières en suspension.
	—	—	—
Eau brute.	118,4	—	510,0
Eau brute décantée . . .	76,0	55,8	220,0
Eau brute.	114,0	—	450,0
Eau brute précipitée par la chaux.	54,6	52,1	50,0
Eau brute.	113,6	—	556,0
Eau brute précipitée par la chaux et le sulfate ferrique	43,6	61,6	55,0

CHAPITRE X

HOMBOURG. — Une nouvelle installation a été faite à *Hombourg* pour l'épuration des eaux résiduaires de l'asile d'aliénés. Cette installation comprend une fosse à sables avec grille et chicanes, un bassin de décantation d'une capacité de 300 mètres cubes, deux filtres percolateurs de 1 m. 30 de hauteur constitués par des scories, et enfin un bassin de désinfection de l'eau en cas d'épidémie.

QUEDLINBURG. — La ville de *Quedlinburg* a disposé dans ses abattoirs des bassins de décantation pour récupérer les graisses des eaux résiduaires et éliminer les matières en suspension. On tue en moyenne chaque jour, à l'abattoir, 5 bœufs, 10 moutons et 30 porcs, ce qui entraîne une consommation d'eau d'environ 25 mètres cubes. Dans les journées les plus chargées, on tue 18 bœufs, 25 moutons et 78 porcs et la consommation d'eau atteint alors 60 mètres cubes. Les eaux résiduaires de l'abattoir traversent d'abord une grille, placée entièrement au-dessus du premier bassin de décantation, ce qui permet d'enlever facilement les gros débris retenus par cette grille : on retire ainsi environ 1 mètre cube toutes les huit semaines. L'eau qui a traversé la grille passe dans un premier bassin de décantation où elle abandonne la plus grande partie de ses dépôts, puis dans un second bassin muni de 5 chicanes, dans lequel on recueille les graisses : on retire ainsi tous les mois 70 à 80 kilogrammes de graisses assez

pures, qu'on vend 0 fr. 20 le kilogramme. Chaque bassin de
décantation est en outre muni d'une fosse à boues. Les eaux
qui sortent du second bassin s'écoulent au dehors et se mélangent avec les eaux d'égout de la ville.

Cette installation a coûté 10 000 francs.

RATHENOW. — Une installation a été faite au Sanatorium
de *Rathenow* pour traiter les eaux résiduaires de 60 personnes,
soit environ 12 mètres cubes par jour. Cette installation comprend deux fosses septiques placées l'une à la suite de l'autre,
d'un volume de 45 mètres cubes, deux lits percolateurs à deux
étages, de 56 mètres cubes de capacité, constitués par des
morceaux de coke. On utilise chacun de ces lits alternativement toutes les 24 heures et leur chargement se fait par
chasses automatiques de 170 litres. Le prix de l'installation
s'est élevé à 3 750 francs.

STELLINGEN, LANGENFELDE, LOCKSTEDT, BI-
DELSTEDT et NIENDORF. — Les eaux résiduaires de ces
quatre communes s'écoulent par gravitation et se réunissent
au point le plus bas, et elles y traversent des bassins dans lesquels les grosses matières en suspension sont retenues par
des grilles. Ces bassins sont au nombre de trois et ils ont
chacun 200 mètres cubes. L'effluent a un volume journalier
de 4 000 mètres cubes, dont 2 700 d'eaux industrielles provenant surtout de deux tanneries, d'une fabrique de papier et
d'une brasserie. Les eaux sont alors envoyées par des pompes
au champ d'épuration. Elles y sont d'abord clarifiées mécaniquement par 4 décanteurs *Emscher*, et le liquide clair est
envoyé sur un terrain de 12 hectares, constitué par une couche
de sable de 1^m,20 à 2 mètres où il subit la filtration intermittente. On charge à raison de 300 à 400 mètres cubes par
hectare et par jour, avec deux arrêts journaliers.

Les eaux renferment, à l'arrivée, beaucoup de matières
précipitables par dépôt : cette quantité varie de 4 à 32 centimètres cubes par litre : à la sortie des décanteurs *Emscher*,
l'eau ne renferme plus que 0^{cc},02 de ces matières précipitables par dépôt. Le fonctionnement des décanteurs est donc
excellent. A la sortie des filtres intermittents, l'eau est claire,

sans odeur, et renferme 50 à 100 grammes de nitrates par litre.

Cette installation a coûté environ 1 million, exclusivement pour l'aménagement des appareils d'épuration, c'est-à-dire sans les canalisations d'amenée et la station de pompes.

Épuration des eaux usées de la colonie Graf Schwerin près Rauxel et de Holzwickede [1].

Les eaux résiduaires de la colonie *Graf Schwerin*, près *Rauxel* (3100 habitants), sont épurées dans deux décanteurs *Emscher* de 44 mètres cubes qui séparent les boues, deux lits bactériens percolateurs et un petit décanteur *Emscher* pour la clarification de l'eau qui s'écoule des lits bactériens. La partie inférieure des deux décanteurs est en communication avec un bassin de 275 mètres cubes où les boues séparées subissent la fermentation. Les lits percolateurs ont une hauteur de $2^m,75$, un diamètre moyen de $6^m,50$ et un volume de 180 mètres cubes : ils sont constitués par des scories de 6 à 10 centimètres. L'installation a coûté 57 500 francs, soit environ 12 fr. 25 par habitant. Les dépenses annuelles de fonctionnement ont atteint 1 500 francs, soit environ 49 centimes par habitant. En comptant l'intérêt, l'amortissement, les redevances, les réserves, on arrive à 5 500 francs par an, soit 1 fr. 77 par habitant.

Cette installation a été soumise à un contrôle chimique régulier dont *Bach* et *Blunk* font connaître les résultats. Le volume journalier de l'effluent est environ de 175 mètres cubes ; sa température varie de 5° à 16°. On a déterminé pendant six mois les matières précipitables par dépôt que renferme l'effluent à l'entrée et à la sortie des appareils. On a constaté que 95 pour 100 de ces matières étaient retenues. L'effluent d'entrée renfermait de $0^l,5$ à 12 litres de boues par mètre cube ; l'effluent de sortie ne renferme plus que $0^l,01$ à $0^l,4$. Il suffit de procéder, une fois par an, à l'extraction des boues accumulées dans les deux fosses.

[1] D'après BACH et BLUNK. *Gesundheits Ing.*, 1911, p. 775.

De nombreuses analyses ont été effectuées pour contrôler la marche de l'installation : il résulte de ces analyses que l'eau renferme, en moyenne, à l'entrée dans les décanteurs, 421^{mg},13 de matières insolubles par litre et 1185^{mg},7 de matières solubles; à la sortie des décanteurs, elle ne renferme plus que 91^{mg},6 de matières insolubles; à la sortie des lits bactériens, elle renferme de nouveau 287^{mg},67 de matières insolubles, dont la plus grande partie est retenue dans le dernier décanteur à la sortie duquel on ne trouve plus que 92^{mg},07 de ces matières insolubles, contre 941^{mg},7 de matières solubles. L'azote total atteint 68^{mg},5 par litre à l'entrée, 51^{mg},6 à l'arrivée aux lits bactériens, 28^{mg},2 à la sortie de ces derniers et 26^{mg},7 après la dernière décantation. On voit que l'azote subit une diminution de 45,51 pour 100 dans le passage à travers les lits bactériens et de 60,97 pour 100 dans toute l'installation. Les boues extraites des fosses renferment 73,4 pour 100 d'eau et 26 pour 100 de matière sèche, constituée par 2/3 environ de matières minérales et 1/3 de matières organiques. Ces boues, abandonnées sur les lits de drainage, deviennent fermes au bout d'une semaine en moyenne : elles renferment alors 46,1 pour 100 d'eau et 53,9 pour 100 de matière sèche.

Une étude du même genre a été faite pour l'installation d'*Holzwickede* (3 500 habitants), comprenant également deux décanteurs *Emscher* et un lit bactérien percolateur de 10 mètres de diamètre et de 4 mètres de hauteur. Le volume de l'effluent à épurer atteint 650 mètres cubes par jour; sa température varie de 4° à 16°. Il renferme à l'arrivée environ 5 litres de matières précipitables par dépôt, par mètre cube; à la sortie, il ne renferme plus que 0^l,1 de ces matières, ce qui représente un coefficient de séparation de 97 à 98 pour 100. Les analyses effectuées pour contrôler la marche de l'installation ont montré que l'eau renferme à l'entrée dans les décanteurs en moyenne 512^{mg},7 de matières insolubles par litre; en arrivant aux lits bactériens, elle ne renferme plus que 98 milligrammes de ces matières; à la sortie du lit bactérien, on en retrouve 149^{mg},5, et ce chiffre s'abaisse à 40^{mg},1 dans l'effluent de sortie après passage dans un dernier décanteur *Hemscher*. Les matières solubles atteignent 885 milligrammes par litre à l'entrée et 801^{mg},3 par litre à la sortie. L'azote total est de 30^{mg},1 à l'arrivée, 32^{mg},8 à l'entrée dans le lit bactérien, 15^{mg},4 à la sortie du lit et 14^{mg},9 après passage dans le dernier décanteur. Les boues extraites des fosses renferment 66,7 pour 100 d'eau et 33,3 pour 100 de matières sèches ; après drainage elles ne renferment plus que 43 pour 100 d'eau, et 57 pour 100 de matières sèches.

Cette installation d'*Holzwickede* a coûté 32 000 francs, soit 9 fr. 30 environ par habitant. Les frais d'exploitation s'élèvent annuellement à 1 875 francs, soit 54 centimes par habitant.

CHAPITRE XI

LES PROGRÈS DE L'ÉPURATION BIOLOGIQUE DES EAUX D'ÉGOUT AUX ÉTATS-UNIS ET AU CANADA

Épuration des eaux usées dans les communes rurales aux États-Unis.

Il est souvent difficile de trouver des informations sur l'épuration des eaux usées des petites agglomérations, telles que les communes rurales, et pourtant le problème est alors difficile à résoudre car, comme l'a très bien défini M. *Maclean Wilson*, il est indispensable que l'installation soit simple, peu coûteuse et demande le minimum d'entretien et de surveillance. Ainsi, dans les revues techniques, on trouve les descriptions des installations de grandes villes ou encore celles construites pour des institutions humanitaires ou privées pour lesquelles la question d'argent est moins importante.

Nous avons recherché dans un traité d'hygiène rurale paru récemment[1] les opinions d'un ingénieur américain sur cette question.

L'auteur, *H. Ogden*, fait remarquer d'abord que le problème à résoudre pour une habitation de campagne est tout différent de celui qui se présente pour une ville. Le volume des eaux usées est très faible ; la surface de terrain à affecter à l'épuration est, dans presque tous les cas, plus que suffisante ; il n'y a pas à craindre les complications dues à l'admission d'eaux résiduaires industrielles. Les eaux à épurer sont uniquement ménagères et leur volume varie seulement suivant la quantité d'eau employée, si bien que la concentration peut être plus ou moins forte ; de plus, ces eaux arrivent rapidement à l'ins-

[1] *Rural Hygiene*, by HENRY H. OGDEN, New-York, Macmillan C°, 1911.

tallation, et par suite à l'état frais, sans décomposition préalable dans de longues canalisations.

Bien que, dans certains États, il soit interdit de déverser
les eaux usées, même celles d'une maison, dans les rivières,
il est admis que, dans beaucoup de cas, le traitement des eaux
usées par une très grande dilution est la meilleure méthode
d'épuration, pourvu que l'eau de la rivière ne puisse pas être
utilisée pour la boisson. C'est le droit à ce dernier usage et
non la possibilité de « nuisance » qui dicte souvent les lois.

Lorsqu'il n'y a pas de rivière assez importante à proximité,
les eaux usées doivent être traitées par l'irrigation terrienne
avant de s'écouler au ruisseau. Pour que l'épuration soit efficace, il faut que l'irrigation soit intermittente; dans un sol
convenable, la plus grande partie du travail est accomplie à
une profondeur de $0^m,30$. L'auteur explique alors toutes les
conditions d'une bonne opération, conditions très connues
actuellement.

On peut aussi employer la filtration intermittente sur sol
nu. Pour une famille de 10 personnes usant $1131^l,5$ d'eau par
jour, la surface totale nécessaire est de 400 mètres carrés.

Il peut être utile de pratiquer l'irrigation terrienne à un
taux plus élevé : on se sert alors de lits artificiels de sable qui
peuvent recevoir dix fois plus d'eau. Les matériaux les meilleurs sont représentés par le gros sable dont les particules
sont retenues par les tamis à 25 mailles par centimètre carré
et passent sur tamis de 4 mailles par centimètre carré. Dans
un lit ainsi construit, on peut traiter les eaux usées au taux
de 56 litres par mètre carré et par jour. 4042 mètres carrés
suffisent donc pour 1000 personnes. Ceci conduit à dire qu'il
faut prévoir environ $4^{m^2},50$ par personne. Le principe de l'intermittence doit être observé, et pour cela on divisera le lit
en trois parties sur chacune desquelles on déversera les eaux
alternativement. Il est préférable de déverser un plein seau
à la fois, à courts intervalles, plutôt que de laisser écouler
un petit filet d'eau continuellement sur le lit. Le lit aura donc
$0^m,90$ de profondeur; il sera entouré de murs et établi sur un
sol de béton. Pendant l'hiver il est recommandable de creuser
dans les lits des rigoles de 50 à 75 millimètres de large et de
$0^m,30$ de profondeur, ce qui permet de protéger les eaux au

moins partiellement contre le froid. En hiver, l'épuration n'est pas aussi bonne qu'en été, mais elle est suffisante pour éviter toute « nuisance ».

On peut aussi distribuer les eaux d'une façon intermittente par des drains placés sous le sol. La pente des drains est variable suivant la composition du sol : pour un terrain argilo-sableux, très bon, elle sera de 125 millimètres par 30 mètres. Elle sera moindre pour les terrains argileux et plus forte pour les graviers. Il est aussi essentiel que la distribution soit effectuée dans une longueur de drains proportionnelle au nombre des personnes de l'habitation. Le sol absorbe environ le même volume que lorsque l'eau est répandue à la surface : ainsi, pour une famille de 10 personnes, la surface affectée à l'épuration sera de 440 mètres carrés environ. Sur cette superficie on établira 7 files de drains, espacées d'au moins 3 mètres chacune, de 21 mètres de long : soit 147 mètres de drains au total, ou $14^m,70$ par personne. L'auteur recommande comme longueur convenable 12 mètres par personne dans un sol bien cultivé. On peut la réduire de moitié dans un sol sableux ; mais, dans d'autres conditions, il n'est pas utile de l'augmenter. Les drains seront placés en tenant compte de la pente des terrains.

Pour assurer l'intermittence de l'irrigation, on emploie des siphons de chasse automatiques placés dans une chambre qui se vide toutes les heures.

Les fosses septiques permettent la décantation des matières en suspension, dont la partie organique se décompose, ce qui ne nécessite le nettoyage des fosses qu'assez rarement. Ces fosses doivent avoir une capacité au moins égale au volume journalier des eaux usées, soit, pour 10 personnes à 113 litres par personne et par jour, une capacité de 1130 litres. La fosse doit être cinq fois plus longue que large. On doit s'arranger pour ne pas disloquer les écumes de surface, ni entraîner les boues déposées ; pour cela, les eaux arrivent par un tuyau à mi-hauteur de la fosse et sortent par un déversoir devant lequel est placée une chicane de surface. La fosse est couverte, il n'est pas nécessaire de la ventiler, quoiqu'il soit désirable qu'il y ait un espace libre de $0^m,50$ entre le niveau de l'eau et la couverture.

L'installation complète comporte donc une fosse de décantation recevant les eaux usées de la maison et les déversant dans un petit bassin dont la capacité correspond au débit d'une heure avec un siphon de chasse automatique pour décharge intermittente. Le bassin mesureur doit pouvoir contenir le débit d'eau de l'heure la plus chargée, ce qui correspond environ au quart du débit journalier. L'effluent sera alors reçu sur sol naturel ou artificiel.

CHICAGO. — En 1922, la population du district sanitaire de *Chicago* aura atteint 3 000 000 d'habitants et, suivant la loi, les eaux d'égout exigeront pour leur dilution un minimum de 283 mètres cubes par seconde, débit qui ne pourra être atteint avant quelques années par l'ouverture du canal *Calumet Slag*. On doit se demander si ce débit de 283 mètres cubes à la seconde sera suffisant pour diluer convenablement l'eau d'égout rejetée par 3 000 000 d'habitants et comprenant les eaux résiduaires industrielles.

Le rapport de *M. G. M. Wisner*, ingénieur en chef du district sanitaire, au nom d'une Commission qui a dirigé les recherches, décrit l'état actuel du canal principal et de ses affluents, énumère les travaux à effectuer pour augmenter la capacité de dilution du canal en vue de prévenir toute « nuisance » locale, et les étapes à parcourir pour épurer les eaux d'égout lorsque la population aura dépassé le nombre prévu pour la dilution. Le point de vue sanitaire est seulement considéré, avec l'évaluation des dépenses relatives aux différents moyens proposés.

L'estimation de 94^l,4 d'eau par seconde pour la dilution des eaux d'égout de 1000 habitants était basée sur les études de *Rudolf Hering*, principalement d'après l'expérience européenne, avec cette condition qu'elles contiendraient peu d'eaux résiduaires industrielles. Elle ne prévoit pas une marge assez grande pour le volume considérable actuel des eaux résiduaires industrielles, ni les effets des dépôts de boues dans les rivières ou canaux. En été, l'eau du canal est privée d'oxygène jusqu'à 24 kilomètres et des odeurs sont perceptibles quoiqu'elles ne causent pas une « nuisance » marquée.

(¹) *Eng. Rec.*, 11 nov. 1911, p. 558.

Hering, en 1888, établit que si l'on évite toute « nuisance », le poisson peut probablement vivre. Les recherches conduisent à cette conclusion que la « nuisance » peut ne pas être apparente et cependant tout le poisson périr faute d'oxygène nécessaire à sa vie. Le rapport établit qu'il faut que l'eau contienne de 2,5 à 6 milligrammes d'oxygène par litre, suivant les espèces, pour que le poisson puisse vivre. Pendant l'été de 1911, l'eau du canal contenait moins de $2^{mg},5$ d'oxygène par litre sur toute sa longueur, et sur 16 à 24 kilomètres il y avait moins de 1 milligramme. Les recherches ont montré que l'eau du canal, de mai à septembre, est très putrescible, mais que son passage au travers des turbines l'oxygène à nouveau.

La détermination de l'oxygène dissous n'est pas suffisante : elle doit être complétée par l'épreuve de la putrescibilité. Un mélange peut contenir la moitié de l'oxygène à l'état de saturation et cependant être très putrescible ; par contre, un échantillon peut contenir de 30 à 40 pour 100 de l'oxygène dissous à saturation et être stable.

Des dépôts de boues se forment en amont du barrage devant les turbines, boues qui diminuent l'efficacité de la dilution par suite de leur fermentation et diminuent aussi la section du canal ; aussi dut-on prévoir la décantation des eaux d'égout et surtout des eaux résiduaires industrielles. On estime qu'actuellement on déverse par an dans le canal et la rivière 150 000 tonnes de matières en suspension (à l'état sec) de provenance humaine seule. Environ 40 pour 100 de ces matières peuvent se séparer, ce qui ferait environ 550 000 mètres cubes de boues liquides. Ces évaluations ne tiennent pas compte des eaux industrielles et des détritus de lavage des rues.

Les recherches faites à la station expérimentale indiquent que le criblage, même au travers de grilles fines, ne diminue que peu ou pas la putrescibilité. Par la sédimentation seule ou combinée au criblage, on obtient de 50 à 70 pour 100 des matières en suspension avec un écoulement de 4 à 8 heures. Cette retenue toutefois n'est pas un indice de l'amélioration du liquide au point de vue de la dilution, car la matière colloïdale est la plus putrescible et les expériences montrent que l'amélioration du liquide par une décantation efficace peut être évaluée à 25 pour 100.

Le rapport établit que, pour *Chicago*, aucune condition n'est favorable à l'irrigation. Le sol est pauvre et la ferme de *Pullmann* fut un insuccès. Il ne peut être question de la filtration au sable à cause des énormes dépenses qu'elle nécessiterait. Les filtres de contact furent considérés comme plus coûteux que les filtres à percolation.

En prévoyant la sédimentation des matières en suspension, les filtres percolateurs paraissent être actuellement le meilleur procédé possible. Deux points peuvent être envisagés : l'un, l'aération de l'eau d'égout décantée ; l'autre, l'élimination des matières en suspension les plus ténues par filtration. Toutefois, on manque pour le moment de résultats expérimentaux ou pratiques, montrant comment ils peuvent être adaptés à l'échelle exigée à *Chicago*. Des expériences faites avec une eau d'égout principalement domestique, bien décantée, donnent un rendement de $2^{m3},800$ à $3^{m3},560$ qui peut être espéré avec un lit bactérien de pierres en morceaux de 31 à 50 millimètres sur une profondeur de $1^m,80$ à $2^m,10$. L'effluent sera stable pendant la plus grande partie de l'année.

Une décantation par repos de trois heures permet pratiquement de séparer toutes les matières en suspension. La réduction de la putrescibilité est marquée, mais elle n'est pas aussi grande que celle des matières en suspension ; elle varie avec la proportion de matières fixes et volatiles, aussi bien que la relation des matières en suspension avec le résidu total et leurs compositions respectives. Des essais à différentes échelles montrent que la réduction de la putrescibilité est de 12 pour 100 pour une élimination de 50 à 60 pour 100 des matières en suspension ; cependant on peut espérer atteindre 15 à 20 pour 100. Pour la décantation et le traitement des boues, les appareils de type *Imhoff* sont considérés comme les meilleurs.

Il y a deux méthodes pour augmenter la capacité du canal : la décantation des eaux d'égout d'une grande population, et la décantation et l'épuration par lits percolateurs pour les populations beaucoup moins nombreuses. Par la combinaison judicieuse des deux méthodes, on croit qu'un développement plus économique peut être assuré une fois que le rejet admissible au lac *Michigan* aura été établi définitivement. En tout cas, l'installation de bassins de décantation est économique, et la décantation est indispensable pour l'emploi de filtres percolateurs ou de toute méthode d'épuration, si cette dernière devenait nécessaire dans l'avenir.

Des évaluations comparatives ont été faites du prix des différents types de décanteurs :

	Durée de la décantation.	Volume d'eau par habitant par jour.	Prix par habitant.
Type *Imhof*	3 heures.	900 litres.	7ᶠʳ,20
— *Dortmund*.	4 —	—	4ᶠʳ,20
Décanteur rectangulaire.	8 —	—	5ᶠʳ,85
Décanteur *Columbus*. . .	6 —	—	2ᶠʳ,90

Bien que le prix d'installation d'un décanteur *Imhoff* soit considérablement plus élevé, on peut espérer que la quantité de boues à transporter sera beaucoup moindre, et d'après *Wisner* ce type de décanteur est le plus convenable et le moins coûteux pour un long usage, lorsque le prix de la manipulation des boues est pris en considération. De plus, il cause moins de « nuisance » locale.

La boue peut être déversée dans des bateaux-citernes et pompée sur des lits d'asséchement. Il y a de grandes surfaces de terrains, le long du canal, qui peuvent être acquises à peu de frais. On peut aussi combler des carrières. Il est enfin à espérer qu'on pourra brûler la boue séchée.

Les décanteurs du type *Dortmund* avec fond en entonnoir sont indiqués pour le *Stock Yards District*, la boue fraîche qui y serait recueillie serait desséchée par centrifugation.

La boue sèche de décanteur *Imhoff*, provenant de 280 000 habitants, couvrirait une surface de 4 000 mètres carrés sur une épaisseur de 1ᵐ,50 par an. Une surface de 8 000 mètres carrés serait suffisante pour la boue des bassins de décantation préliminaire et la boue de sédimentation des effluents des filtres percolateurs.

Le projet du conseil du district sanitaire était d'éloigner les eaux d'égout du lac *Michigan* pour protéger l'eau de distribution. Lors de l'adoption des règlements du district, cela semblait évident, mais actuellement les exigences des hygiénistes sont telles que toutes les eaux de surface doivent être filtrées avant d'être distribuées, et on pense que, dans l'avenir, la filtration des eaux de distribution de *Chicago* sera inévitable. Que les eaux d'égout soient déversées dans le lac, brutes, ou même épurées, les eaux de distribution doivent être purifiées. Les eaux distribuées dans certaines parties du district devraient être stérilisées déjà par l'hypochlorite de chaux.

MADISON et CHATAM-NEW-JERSEY ([1]) (États-Unis d'Amérique).

Les deux bourgs de *Madison* et de *Chatham* ont une population totale d'environ 7 000 habitants dont les 5/7 pour le premier et les 2/7 pour le second. Le volume d'eau d'égout total est d'environ 2 700 mètres cubes par jour et par temps sec.

La station d'épuration des eaux d'égout pour ces deux bourgs comprend des bassins de décantation système *Imhoff*, des lits bactériens de 1er et de 2e contact et des filtres à sable pour les effluents des lits de contact et pour les boues.

Les lits de contact ont été adoptés pour les raisons suivantes : insuffisante quantité de sable convenable pour la filtration intermittente à proximité des deux bourgs ; estimation que les filtres à sable auraient coûté au moins 25 pour 100 plus cher que les lits de contact ; possibilité avec les lits de contact de traiter un afflux supplémentaire de 50 pour 100 pendant quelques semaines à certaines époques ; ce qui n'est pas possible avec les filtres à sable surtout en hiver ; avantage au point de vue esthétique, présenté par les lits de contact, de rendre l'eau d'égout imputrescible avant de l'exposer à la vue. Les lits à percolation n'ont pu être envisagés par suite d'une dénivellation insuffisante.

NEW-BEDFORD, U.S.A. ([2]). *Projet de désinfection des eaux d'égout.*

New Bedford est une grande ville qui s'accroît rapidement. Elle est située au bord d'un estuaire sujet aux marées et d'une rivière. Il est de plus probable que d'autres villes seront créées aux environs par suite de cette situation. On doit donc songer à la salubrité des eaux de la rivière et de l'estuaire qui donnent

[1] *Eng. Rec.*, 22 janvier 1912, p. 97.
[2] *Eng. Rec.*, 2 septembre 1911, p. 269.

à la ville un avantage considérable qu'on doit garder à tout
prix.

C'est dans ces eaux qu'on se propose de rejeter à la fois les
eaux usées de 100 000 habitants et celles de nombreuses industries qui se multiplient très rapidement. Quoiqu'il soit désirable de traiter les eaux d'égout d'une autre manière, le rejet
simple dans la baie paraît actuellement la seule solution pratique de ce problème.

Deux rapports ont été soumis à l'ingénieur de la ville, l'un
par le professeur *W. T. Sadgwick*, l'autre par le professeur *E.
B. Phelps*.

Le professeur *Sadgwick* établit d'abord que la démonstration
a été faite de la possibilité de rejeter des eaux d'égout dans
une baie comme celle de *Buzzards* sans créer de « nuisance »
intolérable. Cette méthode consiste principalement, et non
entièrement, dans une dilution parfaite, c'est-à-dire dans un
mélange des eaux d'égout et des eaux plus pures de la baie tel
qu'il n'en résulte pas de pollution forte. En plus de la dilution
intervient aussi une série de changements chimiques et bactériologiques, dont l'importance et l'efficacité varient avec les différentes conditions telles que la température, les courants, la
lumière solaire, etc., par lesquels il se produit ce qu'on peut
appeler une digestion ou une absorption des eaux d'égout. La
dilution et l'absorption des eaux d'égout par l'eau de mer est
facilitée par le déversement à une profondeur considérable
au-dessous de la surface, et naturellement en un point où la
marée est forte et où les courants produits par le vent sont
intenses.

Jusque dans ces dernières années on ne connaissait aucun
moyen pratique de désinfection des eaux d'égout en grande
masse. Il n'en est plus de même actuellement et le professeur
Sadgwick déclare qu'aucune ville, telle que *New Bedford*, ne
peut se refuser à désinfecter ses eaux d'égout avant de les
rejeter dans les eaux qui baignent ses côtes avec l'excuse que
les dépenses seraient prohibitives. Le plus qu'on puisse dire
contre la désinfection est que les dépenses seront considérables et que les dangers provenant de l'eau infectée sont
apparemment éloignés. On ne doit pas aussi oublier de tenir
compte des considérations sentimentales et esthétiques.

On a encore peu d'indications concernant la distance à
laquelle on peut rencontrer dans la mer les eaux d'égout et les
germes qui y vivent; cela dépend des courants et surtout de la
direction et de l'intensité des vents.

Au sujet de la contamination des mollusques par les eaux
d'égout désinfectées, on ne peut assurer qu'elle sera complètement écartée et que la consommation des mollusques à l'état
cru sera sans danger; mais celui-ci sera grandement diminué.
D'ailleurs, il n'est jamais recommandable d'ingérer à l'état cru
des mollusques recueillis près d'une ville, et comme les cas
de maladies contractées dans ces conditions peuvent créer des
foyers d'infection dangereux pour tous les habitants, cette
question a une grande importance.

Le vrai problème est celui-ci : peut-on infecter ou doit-on
protéger les eaux de la baie? Ces eaux, sur lesquelles circulent
des bateaux de plaisance, dans lesquelles se baignent les
enfants et les adultes, pourront-elles charger de germes mal-
faisants la brise qui passera sur la ville?

Le professeur *Sadgwick* conclut qu'il est possible, à un prix
élevé sans doute, mais qui n'a rien de prohibitif, de désinfecter les eaux d'égout avant leur rejet dans la baie.

En ce qui concerne les eaux d'orage, il estime que si l'on
traite les eaux d'égout, celles qui sont évacuées pendant les
orages peuvent être rejetées par des déversoirs, car elles ne
représentent pas plus de 1 à 2 pour 100 du volume des eaux
d'égout.

Le professeur *Phelps* est d'avis que le désinfectant reconnu
le plus efficace en raison de son prix est l'hypochlorite de
chaux. La quantité nécessaire pour la désinfection satisfaisante de l'eau d'égout brute est de 100 à 150 grammes par
1000 mètres cubes, suivant la dilution de l'eau d'égout. Avec
une proportion convenable de désinfectant et une durée d'action suffisante, on peut réduire le nombre des bactéries de 95
à 98 pour 100. Il en résulte que le danger d'infection est diminué au moins dans cette proportion. Le chlorure de chaux
coûte actuellement de 110 à 150 francs la tonne suivant le prix
du transport. L'addition de petites quantités de chaux à l'hypochlorite en augmente le pouvoir désinfectant et, par suite,
les frais de l'opération sont réduits. Des expériences sont

encore nécessaires pour déterminer les proportions relatives
de ces deux réactifs, car on obtient des résultats différents en
opérant de la même manière avec diverses eaux d'égout.
L'effet utile dépend beaucoup du mélange exact de la substance
désinfectante avec l'eau d'égout. La durée d'action doit être
environ de 15 minutes, pendant lesquelles on évitera qu'il se
produise une décantation des matières en suspension.

La proportion de désinfectant dépend principalement de la
quantité et de la composition de la matière organique des eaux
d'égout. La rapidité avec laquelle l'hypochlorite est fixé par
la matière organique détermine la quantité de désinfectant à
ajouter pour produire le résultat cherché. L'expérience a montré
que lorsque la désinfection est le seul but, l'économie dans la
quantité de réactif employé qui résulte d'un traitement préliminaire est en général moindre que le coût du traitement. Cette
règle générale s'applique à tous les degrés d'épuration, depuis
la simple clarification ou décantation, jusqu'au degré d'oxydation représenté par le traitement sur lits bactériens à percolation. Il est aussi démontré que la dépense qu'entraîne la désinfection consécutive à la clarification est tout à fait minime au
regard du prix de cette clarification elle-même.

La présence de particules de matières solides d'un volume
tel que la pénétration du désinfectant soit difficile ou impossible, rend parfois la désinfection délicate à réaliser. C'est là
un point qui doit préoccuper davantage les petites villes que
les grandes. Pour les eaux d'égout de *Boston*, bien que les
grilles de 12 millimètres ne retiennent qu'une quantité relativement faible de matières, on a reconnu que les eaux ainsi
criblées peuvent être désinfectées sans subir aucun autre traitement. *Phelps* croit que les eaux d'égout de *New-Bedford*, passées au travers de grilles placées dans le collecteur principal,
pourraient être désinfectées dans les mêmes conditions.

L'effet des eaux d'orages est un point important à considérer : dans le projet, une grande partie des eaux, dans les
périodes ordinaires d'orages, s'écoulera par l'émissaire ; mais
lors des débits excessifs, le surplus s'échappera par des déversoirs prévus en certains points du système. De plus, avec
l'accroissement de la ville et des égouts, la quantité d'eaux
d'orages ainsi déversée augmentera régulièrement. Deux diffi-

cultés apparaissent : tout d'abord, le volume de décharges au
delà du point de traitement sera beaucoup accru pendant les
périodes d'orages et, en second lieu, l'eau d'égout diluée
s'échappera par les différents déversoirs. On sait que, plus
l'eau d'égout est diluée, moins il faut de réactif pour la désinfecter et que, pour la désinfection de cette eau diluée, la dose
de réactif ne doit pas croître proportionnellement avec l'augmentation du volume. Si la dose était maintenue constante,
l'efficacité diminuerait, mais on obtiendrait encore une réduction considérable du nombre des bactéries. Le professeur
Phelps pense que, dans les orages ordinaires, après que le premier flot a traversé les égouts, on obtiendrait une réduction
de 50 pour 100 des bactéries par addition de la quantité régulière de réactif, et une efficacité beaucoup plus grande en
employant deux ou trois fois la dose normale. Les orages étant
comparativement peu fréquents, le coût supplémentaire serait
insignifiant.

A cette décroissance de l'efficacité de la désinfection pendant les orages il faut aussi ajouter ce qui a déjà été signalé :
le rejet d'un volume considérable d'eau d'égout non traitée
par les déversoirs.

A cette difficulté on ne peut apporter aucun remède qui ne
soit excessivement coûteux en comparaison des résultats obtenus. Pour ces raisons, la désinfection chimique n'est pas parfaite. Toutefois, si on les considère au point de vue quantitatif, ces désavantages ne sont que de minime importance.
Les conditions ne sont pas ici complètement les mêmes que
celles exigées pour les eaux de distribution qui doivent être
constamment pures et pour lesquelles une faute d'opération
peut causer des désastres. Laisser échapper sans traitement
les eaux d'égout pendant 1 centième du temps, équivaudra à
distraire 1 centième du volume de ces eaux, ce qui donne
encore une désinfection de 99 pour 100 du volume total. *Phelps*
pense que même sans apporter une attention spéciale au traitement de l'eau d'orage, l'épuration bactérienne moyenne ne
sera pas réduite de plus de 1 à 2 pour 100, et que, pendant les
mois d'été, lorsque la désinfection est le plus nécessaire, les
orages auront un effet beaucoup moindre. Si, pendant les
périodes d'orages, une quantité additionnelle de désinfectant

est employée, l'importance de la décroissance de l'efficacité sera encore diminuée d'autant.

PLAINFIELD (N.-J.)(¹). — La station d'épuration de *Plainfield* comprend 4 fosses septiques couvertes de 6140 mètres cubes de capacité, 8 lits de premier contact et 8 lits de deuxième contact, occupant une superficie de 14150 mètres carrés. On a construit en 1900 2 fosses et 8 lits ; le reste a été établi en 1905.

L'eau d'égout est presque entièrement d'origine domestique. Une seule fabrique rejette une petite quantité d'eau résiduaire. Actuellement, le débit moyen des égouts est de 8626 mètres cubes par jour. La population était en 1910 de 20550 habitants.

Les résultats d'épuration ont été généralement satisfaisants ; mais, par suite de l'accroissement rapide du nombre des raccordements et conséquemment du volume de l'eau d'égout à traiter, on a constaté une augmentation du colmatage des lits de premier contact.

Les fosses septiques ont continué à donner de meilleurs résultats pendant l'année dernière que précédemment. En mars 1911, toutes les fosses ont été curées. Le volume de boues et d'écumes humides ainsi retiré fut de 1222 mètres cubes, correspondant à $0^{m3},504$ par 1000 mètres cubes d'eau d'égout traitée depuis mars 1910. La boue fut égouttée sur de vieux lits de sable, puis séchée et enlevée en partie par les cultivateurs. La manipulation des boues fut effectuée sans dépenses et sans « nuisance ».

En 1910, on décida de se servir de chaque paire de fosse aussi longtemps que la proportion de matières en suspension dans l'effluent restait satisfaisante. Cette méthode de travail fut suivie avec succès jusqu'en janvier 1911, époque à laquelle il devint impossible d'obtenir un effluent contenant une quantité normale de matières en suspension. Pendant le curage de mars 1911, on constata qu'à la sortie de deux fosses, dont la profondeur est de $1^m,80$, il y avait des boues et des écumes sur une épaisseur de $1^m,20$ environ. Cette impossibilité d'obtenir un effluent convenable était due indubitablement en partie à la grande quantité de matières déposées, ce qui augmentait la vitesse d'écoulement, et déterminait par suite une plus faible

(¹) D'après R. LANPHEAR. *Eng. Rec.*, 1ᵉʳ juillet 1911, p. 29.

décantation des matières en suspension. L'intensité de l'action septique était également réduite, car en mesurant les couches d'écumes et de boues, on provoquait des dégagements considérables de gaz. Les odeurs n'ont pas causé de « nuisance », si ce n'est pendant la vidange des fosses ; elles disparaissent ordinairement aussitôt que toute la boue est sur le lit d'égouttage.

Les lits de contact ont été drainés immédiatement après le remplissage. Ceci était nécessaire en tenant compte de la perte de capacité et de la faible porosité des lits partiellement colmatés. Pendant l'année on fit, dans deux lits primaires, deux tranchées de 1^m,20 de largeur et, après avoir mis sur le fond des lits trois rangées de tuiles en fer à cheval, ces tranchées furent remplies de pierres cassées de 37 millimètres jusqu'à la hauteur normale des lits.

La surface de contact fut maintenue en bon état par l'enlèvement régulier des écumes et des plantes. Pendant 1910, les lits primaires furent remplis par le bas ; aussi n'a-t-on retiré aucune écume de la surface.

La quantité de graisse contenue dans l'eau d'égout a varié de 31,6 à 65,4 ; moyenne : 42,8 milligrammes par litre. L'effluent de la fosse septique en contenait encore de 17,6 à 48,8 ; moyenne : 27,7 milligr. par litre. Le pourcentage de retenue a été de 32.

Des déterminations quantitatives de l'oxygène dissous dans l'eau d'égout furent faites heure par heure. On a constaté que la proportion varie de moins de 1 milligramme par litre durant l'après-midi, à 6 et 7 milligrammes par litre pendant les premières heures du matin. La quantité d'oxygène dissous dans les effluents des lits de premier et de deuxième contact a été dosée régulièrement de mai 1910 à juin 1911. Les résultats en milligrammes par litre ont été les suivants :

1910	1er contact.	2e contact.	1911	1er contact.	2e contact.
Mai	0,00	2,87	Janvier. . .	0,33	3,67
Juin. . . .	0,02	2,22	Février. . .	0,12	3,60
Juillet. . .	0,07	2,66	Mars. . . .	0,08	3,45
Août. . . .	0,07	2,93	Avril. . . .	0,00	3,24
Septembre.	0,00	2,61	Mai	0,00	2,44
Octobre. .	—	—			
Novembre.	0,24	2,95			
Décembre.	0,23	3,45			

Une comparaison a été faite récemment entre l'épreuve de la putrescibilité par la détermination de l'oxygène dissous, après une incubation de 48 heures à la température du laboratoire dans l'eau conservée en flacons bouchés, et l'épreuve au bleu de méthylène par incubation de 10 jours à 20°.

L'oxygène dissous avait disparu au bout de 48 heures dans 22 échantillons d'effluent de lit primaire non dilué. La décoloration du bleu se produisit dans tous ces échantillons en moins d'un jour. Dilués dans un volume égal d'eau de distribution, 20 étaient putrescibles, 2 ne l'étaient pas d'après l'épreuve de l'oxygène dissous. La coloration bleue disparut en 2 jours environ dans les 20 échantillons, et persista dans les 2 autres environ 4 jours.

Aucun des échantillons de l'effluent des lits de deuxième contact ne fut putrescible d'après l'épreuve de l'oxygène dissous ; 16 gardèrent leur coloration bleue pendant 10 jours ; pour les 6 autres, la décoloration se produisit au bout de 5 à 11 jours. Tous ces échantillons, dilués dans leur volume d'eau de distribution, furent reconnus imputrescibles par les deux épreuves.

L'épreuve de 48 heures, à la température du laboratoire, de l'oxygène dissous, paraît être suffisamment sûre pour savoir si les échantillons sont ou non putrescibles. Si la putrescibilité est douteuse, l'épreuve de l'oxygène dissous a une tendance à donner des résultats de non-putrescibilité, tandis que l'épreuve au bleu de méthylène donne une décoloration au bout de 4 à 10 jours. L'expérience a montré que, dans ces cas, la coloration bleue persiste au moins 4 jours.

Les résultats analytiques moyens en 1910, en milligrammes par litre, ont été les suivants :

	Eau d'égout criblée.	Fosses septiques.	EFFLUENT	
			1er contact.	2e contact.
Matières en suspension .	152	56	27	10
Oxygène consommé . . .	76	52	28	11
Azote nitrique.	»	»	0,4	3,3
Azote nitreux	»	»	0,07	0,15
Bactéries en millions par centimètres cubes. . .	2,36	1,45	0,80	0,45
Bactéries. Réduction 0/0.	»	»	70	82

PLEASANTON (Californie). — La petite ville de *Pleasan-ton*([1]), 2 000 habitants, est en majeure partie desservie par un réseau d'égouts du système séparatif. La station d'épuration, située au sud-ouest de la ville, a une superficie de 4 hectares 400 mètres carrés. La faible différence des niveaux entre l'émissaire des égouts et l'évacuation des eaux à la rivière, 1^m,30, a fait adopter le traitement des eaux d'égout par fosses septiques et irrigation terrienne. Comme il n'y a pas d'industries dans la ville, les eaux sont uniquement domestiques; elles seront donc traitées avec avantage par fosses septiques, surtout dans les conditions climatériques de la *Californie*. De plus, il fut prouvé qu'il était impossible d'épandre avec profit sur les terres le volume total des eaux à tout moment de l'année. Aussi décida-t-on de construire des filtres intermittents pour épurer les eaux lorsque les cultures ne comporteraient pas l'irrigation.

Le volume maximum d'eau d'égout est de 340 litres par habitant et par jour. La station d'épuration a été conçue, en prévision de l'accroissement de la population, pour traiter un volume journalier maximum de 2 860 mètres cubes; mais actuellement on n'en a construit qu'à peu près la moitié.

A la station, les eaux d'égout traversent d'abord une chambre à sables et à grilles, puis deux fosses septiques parallèles ayant chacune une capacité de 227 mètres cubes, dans lesquelles elles séjournent pendant 8 heures. L'effluent tombe par un déversoir dans une rigole, puis dans un bassin mesureur qui la distribue par intermittences, soit sur les filtres, soit en irrigation terrienne. La chambre à sables est recouverte de pièces de bois; les fosses septiques sont fermées par des voûtes percées de 8 trous d'homme. Le fond de ces fosses est incliné vers une cuvette pour l'écoulement des boues qui sont pompées et déversées sur des lits à boues, mesurant 12 × 15 mètres sur 0^m,90 de hauteur. L'effluent sort par un tuyau qui prend les eaux à mi-hauteur de la fosse. Lorsqu'il est distribué sur les lits, le bassin mesureur est muni d'un siphon de chasse automatique. En d'autres temps, il est dirigé sur les champs d'irrigation.

([1]) *Eng. Rec.*, 1er juillet 1911, p. 26.

Les lits filtrants ont 0^m,90 de hauteur; ils mesurent 30 mètres sur 60 mètres, soit 1 800 mètres carrés.

Le liquide est distribué par des files de drains en poterie de 10 centimètres de diamètre espacés de 3 mètres avec une pente de 0,2 pour 100.

Les champs d'irrigation couvrent le reste de la superficie totale de la station, qui est de 32 000 mètres carrés. Ils seront cultivés; on espère tirer un bénéfice de la vente des récoltes. Le prix total de la station a été exceptionnellement bas : 33 333 francs y compris les lits filtrants.

PLEASANTVILLE, N. Y. (U. S. A.). Epuration des eaux d'une installation privée[1]. — La station d'épuration que l'on vient de construire à Pleasantville pour une institution philanthropique destinée aux jeunes enfants juifs abandonnés, a été conçue en tenant compte de toutes les précautions pour éviter la pollution des eaux et les mauvaises odeurs. Les eaux usées de 550 habitants (on en a prévu 1 000), seront déversées dans un petit affluent de la Saw Mill River dans laquelle Pleasantville puise son eau de distribution, ainsi que la ville de Yonkers. Le point de captation de cette dernière étant en aval du débouché de l'émissaire, il était indispensable que les eaux fussent purifiées de façon à n'être pas nuisibles. De plus, à un mille au-dessous de la station d'épuration, se trouve un étang à glace de grandes dimensions : il fallait que la glace ne fût pas contaminée. Enfin le ruisseau qui reçoit les eaux usées a un débit, en saison sèche, plus faible que celui de ces eaux.

La station devait comprendre des bassins de décantation, des filtres percolateurs couverts, des bassins de décantation des effluents, des filtres à sable intermittents, et des appareils pour stériliser les effluents des filtres à sable par l'hypochlorite de chaux.

La station étant située à environ 30 mètres des habitations, il était important d'éviter qu'il s'en dégage de mauvaises odeurs : c'est pour cela que les bassins de décantation et les filtres percolateurs furent complètement recouverts par des constructions.

[1] Eng. Rec., 6 avril 1912, p. 388.

Au lieu de grands bâtiments collectifs, l'institution comprend un grand nombre de cottages : un pour l'administration, deux pour les écoles, un pour la direction, plus 17 cottages, machinerie, magasin, buanderie et hôpital. On construit aussi une boulangerie et deux pavillons de contagieux. Plus tard, on construira 22 autres cottages, un gymnase, une synagogue et des fermes. Les égouts du système séparatif, analogues à ceux d'un petit village, conduisent les eaux à la station d'épuration par gravitation. Pour une population de 550 habitants, on a estimé une évacuation de 170^{m3} mètres cubes d'eaux usées en 14 heures, le débit étant sensiblement nul pendant la nuit.

Les eaux d'égout sont reçues dans un bassin de décantation divisé en trois parties, dont l'une est égale à la somme des deux autres, mesurant tous 8^m,4 de long, deux 1^m,80 de large et le troisième 3^m,60. On peut ainsi diminuer ou augmenter la période de sédimentation pour obtenir les meilleurs résultats. Le fond des bassins est en pente pour évacuer le dépôt sur des lits à boues ; la profondeur est de 1^m,95 à l'entrée et de 1^m,45 à la sortie. A l'extrémité du bassin se trouvent des pare-écumes. Les bassins sont recouverts d'une construction munie de fenêtres pour avoir en abondance l'air et la lumière.

L'effluent des bassins est reçu dans un bassin mesureur muni d'un siphon automatique *Milner*, qui délivre par intermittences environ 6 800 litres d'eau à chaque filtre percolateur.

Chaque filtre a une superficie de 100^{m2}, sur lesquels les eaux sont distribuées par 10 becs pulvérisateurs hexagonaux *Taylor*. Les matériaux sont formés de pierres cassées de 12 à 50 millimètres, sur une hauteur de 1^m,80. Les filtres sont entourés de murs percés de trous pour faciliter l'aération et recouverts par une construction en bois ; le drainage est obtenu par un faux fond en briques sèches. L'effluent s'écoule dans des bassins de décantation secondaires pour être distribué ensuite par des siphons sur les filtres à sable.

Ces filtres à sable sont au nombre de trois : deux mesurent 10^m,20 × 19^m,2 ; le troisième 20^m,3 × 19^m,2. Les eaux sont distribuées à la surface de ces lits par un conduit principal, d'où partent, espacées de 1^m,50, des files de demi-tuyaux en poterie supportés par des planches goudronnées placées directement sur le sable. La hauteur des filtres est de $0^m,90$, avec du sable de $0^m,25$ à $0^m,55$. Le drainage s'opère par des tuiles hexagonales dont les joints sont recouverts d'une couche de $0^m,15$ de pierres cassées de 6 à 50 millimètres.

L'effluent final est additionné d'une solution d'hypochlorite de chaux. L'appareil de distribution du réactif a été conçu très simple et sans aucune partie mobile. A la partie supérieure, il y a deux bassins de mélange faits de tuyaux vitrifiés avec fonds de béton de $0^m,75$, sur une longueur de $1^m,50$; au-dessous, deux bassins de dépôt, formés chacun de deux sections de tuyaux en terre de $0^m,60$ avec fonds de béton, alimentent de petits bassins à niveau constant. Il est indispensable que les deux bassins de dépôt soient absolument étanches à l'air. Chacun contient le réactif pour une journée. Si le débit augmentait, on renforcerait le titre de la solution. Ils fonctionnent comme les fontaines des volières.

Les boues déposées dans les bassins de décantation primaires et secondaires sont séchées sur deux lits de $1^{m2},50$, maintenus par des bancs de terre et remplis de coke sur une épaisseur de $0^m,40$ environ. Le liquide qui s'en écoule est collecté pour servir à obtenir la solution de l'hypochlorite de chaux. Les boues seront brûlées dans les générateurs.

PROVIDENCE (U. S. A.) [1]. — Pendant l'année 1910 on a traité par précipitation chimique 24 500 000 mètres cubes d'eaux d'égout à *Providence*, soit 66 511 mètres cubes par jour. La population de la ville desservie par les égouts du système unitaire, est de 199 000 habitants. On a produit ainsi 114 800 mètres cubes de boues, dont 95 251 mètres cubes pressées ont donné 50 010 tonnes de tourteaux.

L'eau d'égout a la composition suivante en milligrammes par litres :

Azote albuminoïde total.		9,52
— — soluble		4,68
— — en suspension.		4,84
Chlore		695,0

La quantité de chaux employée a été de 48 grammes par mètre cube. La proportion de matière organique précipitée,

[1] *Eng. Rec.*, 21 octobre 1911, p. 477 et 3 août 1912, p. 123.

calculée sur l'azote albuminoïde total est de 48,32 pour 100 ;
celle des matières en suspension éliminée de 82 64 pour 100.
La boue produite par mètre cube était de 1^{lit},034, contenant 7,93 pour 100 de matière sèche. Les dépenses ont été
par 1000 mètres cubes de 3 fr. 42 pour la précipitation chimique et 4 fr. 47 pour le traitement des boues.

Pour presser les boues on doit ajouter 4^{kg}695 de chaux par
mètre cube de boue. La boue est élevée par des éjecteurs
Shone dans des réservoirs d'où elle s'écoule par gravitation
dans quatre réservoirs ayant chacun 2^{m},40 de diamètre et
3^{m},60 de long, d'où elle est refoulée dans des filtres-presses
sous une pression de 4^{kg},5 à 6^{kg},7 par centimètre carré. Il y a
18 filtres-presses à 45-54 plateaux donnant des gâteaux de
216 centimètres carrés et de 18 à 31 millimètres d'épaisseur.

Pendant l'année 1911 le volume d'eau d'égout traité par
jour fut de 93 560 mètres cubes. Dans les premiers six mois la
quantité de chaux ajoutée a été de 43^{gr},8 par mètre cube. L'eau
d'égout avait la composition suivante en milligrammes par
litre :

Azote albuminoïde total		. . . .	9,95
—	—	soluble.	5,00
—	—	en suspension	4,95
Chlore..		. . . .	379,6

L'élimination de la matière organique d'après l'azote albuminoïde fut :

Matières organiques totales	. . . .	44,42 0/0
—	—	en suspension	83,43 0/0

La quantité de boues produites fut de 3^{m3},543 par 1000 mètres cubes d'eau traitée. On ajouta 5^{kg}4 de chaux par mètre
cube de boue qui contenait 7,42 pour 100 de matière sèche.
On pressa 93 387 mètres cubes de boues qui donnèrent
28 819 tonnes de tourteaux à 27 pour 100 de matière sèche.

Du 1er juillet à la fin de l'année, des expériences variées
furent entreprises. La désinfection par l'hypochlorite de chaux
fut continuée toute l'année.

WORCESTER (¹). — *Épuration expérimentale des eaux d'égout.*

La ville de *Worcester (Massachusetts)* a été mise en demeure d'épurer ses eaux d'égout, avant leur déversement dans la rivière ou dans ses affluents, de façon à éviter toute « nuisance » et à sauvegarder la santé publique.

Déjà, en 1890, on avait fait des essais de précipitation chimique et une installation de presses, qui fonctionnent encore, fut construite en 1898. On reconnut que la seule élimination des matières en suspension était insuffisante et on construisit des filtres à sable intermittents qui furent augmentés d'année en année; la surface utilisable pour cette épuration est actuellement de près de 50 hectares. Sur cette surface on traite actuellement environ 30 pour 100 du débit journalier des égouts. En 1906, on entreprit des recherches pour déterminer l'efficacité du traitement des eaux d'égout par les filtres percolateurs et on construisit trois filtres d'expérience. Ces filtres fonctionnent depuis cette époque et les résultats ont été réunis dans le rapport de M. *Matthew Gault* qui a dirigé les essais.

Les filtres désignés par les lettres D, E, F sont rectangulaires et entourés de murs de béton sans ouvertures latérales d'aération. Le filtre D a 1ᵐ,50 de profondeur et 113 mètres carrés de superficie; il est rempli de pierres cassées en morceaux de 18 à 60 millimètres, drainé par des rangées de briques laissant entre elles un espace de 25 millimètres dirigé vers un canal central couvert de plaques de béton perforées. Le filtre E a une profondeur de 2ᵐ,25 au-dessus des drains et une superficie d'environ 56 mètres carrés. Le fond est en pente vers un canal médian couvert comme en D. Sur le sol du lit, des drains vitrifiés hexagonaux rejoignent le canal central. Les matériaux sont des grosses pierres au fond, puis, sur 2ᵐ,10, des pierres cassées de 12 à 57 millimètres. Le filtre y est construit comme le filtre F, sauf que les pierres ont la grosseur de celles du filtre D.

Des bassins de capacité suffisante servent au traitement préliminaire. La hauteur de chute de l'eau à la surface des filtres est de 2ᵐ,25 pour le filtre D et de 1ᵐ,50 pour les filtres E

(¹) *Eng. Rec.*, 26 août 1911, p. 242 et 18 mai 1912, p. 557.

CALMETTE. — VIII. 17

et F. Les eaux sont distribuées au moyen de becs pulvérisateurs de divers types.

Pendant les deux premières années, les filtres reçurent l'effluent d'une fosse septique, mais pendant les deux autres années on traita l'eau brute ayant passé dans un bassin de décantation. Lorsqu'on distribuait l'effluent de fosse septique au taux de 5360 litres par mètre carré et par jour pour le lit D et 5600 litres pour les filtres E et F avec des becs pulvérisateurs du type *Columbus*, à orifice de 14 millimètres, les filtres furent tellement colmatés qu'on dut enlever et laver $0^m,50$ à $0^m,60$ de la couche supérieure des matériaux. Les lits étaient en service pendant deux semaines et arrêtés pendant le même temps. Pour remédier au colmatage on s'appliqua à retenir le plus possible des matières en suspension. La fosse septique fut divisée en deux compartiments; la boue du second compartiment étant fréquemment retirée. Avec cette précaution on peut réduire l'orifice des becs pulvérisateurs à 9 millimètres sans qu'ils se bouchent.

En 1909, on compara l'efficacité de la fosse septique et de la sédimentation comme traitements préliminaires. Il est apparu qu'il y avait avantage à employer la fosse septique pour augmenter le degré d'épuration, mais l'odeur de l'effluent de fosse septique, pulvérisé sur les lits, était très désagréable et il était difficile d'éviter qu'une quantité anormale de matières en suspension ne passe sur les filtres, tendant à boucher les becs et à colmater les lits.

Les résultats obtenus montrent que l'eau brute décantée peut être distribuée au taux de 560 litres par mètre carré et par jour sur le lit de $1^m,50$ et à un taux beaucoup supérieur à 1120 litres sur les lits de $2^m,25$, en donnant des effluents satisfaisants et sans colmater les filtres.

Les filtres ont été en service continuel pendant plus d'un an, excepté pendant quelques heures chaque semaine, pendant lesquelles on nettoyait le bassin de décantation. Le traitement préliminaire consistait dans une décantation de 8 heures. Les filtres étaient dosés automatiquement par un siphon *Milner* placé dans un petit bassin ayant la forme d'un cône renversé. Le filtre D était alimenté sous une pression de $2^m,25$ à $0^m,75$ et au taux moyen de 784 litres par mètre carré et par jour. Le bassin de chasse se remplissait en 5 minutes et se vidait en 1 minute 1/2.

On employa les becs pulvérisateurs du type *Columbus-Worcester* et, bien que la distribution fût imparfaite, les résultats se montrèrent plus satisfaisants qu'avec les becs à orifice plus large et à distribution plus uniforme. Il y eut très peu d'ennuis par suite de l'obturation des becs.

Les cultures de champignons observées auparavant apparurent de nouveau dans le système de distribution et à la surface des lits pendant l'automne et le printemps. Ces cultures étaient facilement enlevées des tuyaux par une tige et un courant d'eau. Il fut de même nécessaire, dans quelques occasions, de briser la pellicule formée à la surface des lits. Les cultures ne furent pas assez luxuriantes pour employer un algicide.

Les matières en suspension paraissent être plus abondantes dans l'effluent que dans l'affluent; ceci est dû à la précipitation des matières colloïdales et à l'entraînement des cultures organiques et des vers. Les matières en suspension dans l'effluent se déposent facilement, laissant un liquide plus ou moins trouble, sans mauvaise odeur. La boue ainsi produite est comparativement inoffensive et peut être considérée comme de l'humus.

Les résultats comparatifs des filtres de 2^m,25 et de 1^m,50 de profondeur de matériaux de même grosseur montrent, pour les filtres les plus profonds, un avantage plus grand que la différence de profondeur. Toutefois, il est un fait que la distribution n'était pas aussi uniforme sur la surface entière du filtre de 1^m,50 que sur celle du filtre plus profond, et de plus, suivant les analyses de *Gault*, il semblerait que l'effluent du lit plus profond était dilué avec de l'eau de la nappe phréatique. Si l'on tient compte de ces observations, il est évident que l'efficacité des deux filtres est proportionnelle à la profondeur.

L'épreuve de la putrescibilité fut faite en conservant les échantillons additionnés de bleu de méthylène à la température du laboratoire. Les échantillons qui se décoloraient en moins de quatorze jours étaient classés comme putrescibles.

Les analyses moyennes de l'effluent du filtre percolateur,

avec les matières en suspension séparées, se comparent à celles de l'effluent de filtration intermittente au sable; le taux de traitement est six fois plus grand pour les premiers.

On peut penser toutefois qu'on pourrait traiter sur filtres à sables des eaux beaucoup plus chargées.

Un autre fait à signaler est que l'épuration par les filtres percolateurs avec décantation préliminaire et sédimentation finale produira sans doute autant de boues que la précipitation chimique. La précipitation du fer est presque aussi complète que par le traitement à la chaux.

Les analyses mensuelles de l'affluent et de l'effluent montrent des variations considérables pendant l'année. L'épuration est beaucoup moins bonne par temps froid. On notera, cependant, qu'il n'y a jamais une période de plus de deux semaines pendant laquelle les résultats sont inférieurs, excepté dans le cas du filtre de $1^m,50$ pendant le mois de septembre, avant que le lit ait atteint sa condition de travail normal. Des échantillons putrescibles, sauf peu d'exceptions, ne le furent plus après dilution dans un égal volume d'eau de distribution.

Le nombre de bactéries dans l'eau d'égout fut très variable, de 300 000 par centimètre cube en novembre, à 3 540 000 en avril.

La diminution du nombre des bactéries n'a pas paru être en relation directe avec la nitrification.

Le pourcentage de saturation de l'oxygène dissous fut aussi très variable, plus élevé en hiver, quand l'activité bactérienne est la moindre, il est plus bas au printemps et en automne, quand les cultures apparaissent à la surface des lits.

L'azote organique total, dans un effluent d'eau d'égout, comprend des matières instables et d'autres comparativement stables. La partie représentée par l'ammoniaque albuminoïde, d'après *Gault*, serait la meilleure indication de la quantité de la matière organique putrescible. Dans le processus de nitrification, l'azote albuminoïde est converti en ammoniaque libre et cette dernière en nitrites puis en nitrates, une partie considérable de l'azote étant perdue pendant cette transformation.

En été, la température de l'effluent peut être aussi élevée

ou plus élevée que la température moyenne de l'air. A mesure
que la saison froide s'avance, les différences s'accentuent. La
température moyenne mensuelle de l'air atteint un minimum
de — 4° C, tandis que celle de l'effluent ne descend pas au-
dessous de + 4° C. La pulvérisation ou la présence de neige
ou de glace à la surface des filtres sont les causes principales
du refroidissement de l'effluent.

La diminution de l'azote albuminoïde est uniformément
plus grande dans le cas du filtre de $2^m,25$ E, formé de petites
pierres, excepté en mai où elle fut pratiquement identique à
celle fournie par le filtre F à grosses pierres. Le filtre de
$1^m,50$ D a donné l'effluent le moins épuré, excepté en décembre et en mars où il fut analogue à celui du filtre de
$2^m,25$ F de mêmes matériaux, les deux filtres étant alimentés
proportionnellement à leur profondeur.

Les variations saisonnières de la quantité d'ammoniaque
libre sont importantes, le maximum en novembre est double
du minimum en février. La diminution pour le filtre de
$1^m,50$ D est la plus faible toute l'année. Pour le filtre E, à
petites pierres, la diminution pendant l'été est plus grande
que pour le filtre F à grosses pierres, tandis que, pendant
l'hiver, c'est l'inverse qui se produit.

La proportion de nitrates dans l'eau d'égout est plus faible
en été et plus forte en hiver ; le contraire se remarque dans
les effluents des filtres. La nitrification est la plus active dans
le filtre E à petites pierres ; mais dans le filtre de $2^m,25$ F, elle
est beaucoup meilleure que dans le filtre de $1^m,50$ D. Les
conditions n'étant pas strictement identiques, les différences
sont moins grandes que celles montrées par les analyses.

Dans les conditions de *Worcester*, *Gault* établit qu'il paraît
y avoir un avantage réel à l'emploi du filtre le plus profond
qui donne une épuration satisfaisante et remédie jusqu'à un
certain point aux inégalités de distribution et aux variations
saisonnières de l'activité des bactéries. L'emploi du filtre aux
plus petites pierres, bien que donnant une épuration meilleure, expose au très grave danger du colmatage périodique
du milieu filtrant.

Dans un nouveau rapport, *Gault* a donné les résultats de
nouvelles expériences.

La profondeur de deux des filtres anciens fut portée à 3 mètres et un appareil décanteur *Imhoff* fut mis en fonctionnement le 27 juillet 1911. L'eau d'égout est pompée dans le canal extérieur de la chambre à grilles et élevée à une hauteur de $2^m,50$.

L'appareil *Imhoff* mesure approximativement 10 mètres carrés et $6^m,60$ de profondeur; la chambre de sédimentation mesure $3^m,60$ de large à la partie supérieure et 3 mètres de profondeur au milieu; la capacité totale est d'environ $22^{m3},700$. La période de sédimentation varie de 2 heures à 4 heures suivant le taux d'alimentation des filtres. Le compartiment à boues est construit pour 6 mois de fonctionnement, la boue sera évacuée par pression sur des filtres à sable.

Les deux filtres de 3 mètres de profondeur ont chacun une surface de 460 mètres carrés; ils sont entourés de murs sur une hauteur de $1^m,5$. Le fond de chaque lit est en pente légère vers un drain de milieu, recouvert de plaques de béton perforées; il est sillonné de files de drains hexagonaux. Le lit H est formé de matériaux de 12 à 62 millimètres laissant 45,6 pour 100 de vide; le lit G de matériaux de 12 à 37 millimètres laissant 43,7 pour 100 de vide. La distribution est obtenue à l'aide de becs pulvérisateurs de divers modèles.

L'effluent de chaque filtre traverse un bassin de décantation (bassin à humus) de $4^m,20$ de long sur $2^m,10$ de large et d'une profondeur de $0^m,90$ à $1^m,20$. La capacité de chaque bassin est approximativement de $11^{m3},350$. On y laisse la boue s'accumuler jusqu'à ce que la capacité soit réduite de moitié. Le temps de séjour varie de 1 à 3 heures suivant les expériences.

Pendant les quatre mois que durèrent les expériences rapportées par *Gault*, le volume d'eau traitée fut estimé à 556 mètres cubes. Les grilles retinrent en moyenne 54 litres de matières par 1000 mètres cubes d'eau.

La durée de séjour dans l'appareil *Imhoff* a varié de 4,5 à 3,3 heures, soit en moyenne 3,5 heures. Normalement, l'effluent n'était pas fermenté et la chambre de sédimentation ne présentait pas d'action septique avec dégagement de gaz et formation d'écumes, sauf pour les graisses. Cependant, pendant les arrêts, il se produisait des fermentations et, de

ce fait, l'épaisseur des écumes s'accrut jusqu'à 1^m,20. Il s'en
suivit un dégagement de gaz qui parfois était abondant. A la
fin de l'expérience on trouva que la boue occupait les 3/4 du
compartiment où elle s'accumulait. Au fond, la boue, quoique
de consistance épaisse, s'écoulait facilement ; elle était très
noire et finement divisée ; elle avait une odeur goudronneuse
due sans doute aux gaz qu'elle renfermait. Lorsqu'elle était
mise dans un verre, les gaz entraînaient les matières à la surface, laissant l'eau en dessous. Lorsque les gaz étaient en
grande partie dégagés, la boue avait une odeur de fumier pur
intense, non perceptible à distance.

Du 26 juillet au 11 août les filtres reçurent environ 1000 litres par mètre carré et par jour. Les premiers jours on ne
constata qu'une filtration, mais dès la deuxième semaine les
effluents devinrent limpides, incolores et non putrescibles. A
partir du 11 août le taux d'alimentation fut porté à 1120 litres
par mètre carré et par jour et, les effluents étant satisfaisants,
il fut porté le 19 août à 1344 litres. Les effluents continuèrent
à ne pas être putrescibles, mais ils étaient légèrement colorés
en noir par suite de la présence d'eaux résiduaires de tannerie
et d'eaux ferrugineuses.

Le 1er septembre, le taux d'alimentation fut porté à 1456 litres. Les effluents se décolorèrent par le bleu de méthylène
en 14 jours, excepté deux échantillons du lit H qui se décolorèrent après une semaine. Le 10 octobre, on augmenta encore
jusqu'à 1680 litres, les effluents ne furent pas putrescibles,
mais ils étaient très colorés lorsqu'il y avait de fortes proportions d'eaux résiduaires de tannerie dans les eaux d'égout.
Le cycle d'opération du bassin de chasse était d'environ
28 minutes ; le bassin se remplissait en 15 minutes et il se
vidait en 13 minutes.

La boue déposée dans le bassin à humus était épaisse, de
consistance gélatineuse et de couleur foncée ; elle avait une
odeur de poisson désagréable, probablement due aux cadavres de vers, de poissons et aux plantes mortes qu'elle renfermait, mais qui n'était pas perceptible à une courte distance
du lit à boues. Mise en couches de 75 millimètres, elle se
séchait en 10 jours environ par temps favorable.

L'épuration, mesurée par l'azote albuminoïde, fut de 63

pour 100 de la matière organique dissoute, 89 pour 100 de la matière organique en suspension et 78 pour 100 de la matière organique totale.

Les progrès de l'épuration biologique des eaux d'égout au Canada [1].

A la suite de travaux du *Stade Board of Massachusetts*, la filtration intermittente fut adoptée par de nombreuses villes en Amérique pour l'épuration des eaux d'égout. La première application au Canada fut faite à l'asile d'aliénés de *London* (*Ontario*). L'eau d'égout était déversée par intermittences dans des canaux ou tranchées sur le sol bien drainé, c'est ce qu'on appelait le système d'irrigation par lit plat (flat-bed). Depuis 1888, les résultats furent tout à fait satisfaisants et dus principalement au bon entretien des terrains irrigués.

En 1892, la ville de *Berlin* (*Ontario*) fit construire la première station municipale d'épuration des eaux d'égout. La population était alors de 7500 habitants et le volume d'eau à épurer (système séparatif) de 567 mètres cubes par jour, dont 50 pour 100 provenant des infiltrations du sous-sol. Des huit hectares consacrés à l'épuration, deux au moins étaient inutilisables ; 3 hect. 20 furent, au début, divisés en quatre lits plats, bien drainés et séparés par des bancs de terre. Les résultats furent satisfaisants pendant trois ou quatre ans, malgré qu'on eût remarqué que la plus grande attention devait être apportée à la culture et au traitement des eaux d'égout. Pendant l'hiver les eaux s'écoulaient directement dans un petit cours d'eau. L'épuration n'était effectuée que pendant l'été. En 1896, à la suite des plaintes des riverains, on fit une enquête et quatre ans plus tard on construisit une petite fosse septique et deux lits filtrants d'expérience.

En 1894, la ville de *Waterloo* construisit quelques lits.

En 1896-1897, la ville d'*Hamilton* établit une station d'épuration pour traiter les eaux d'égout par précipitation chimique : elle fonctionne encore actuellement. Les eaux sont addi-

(1) D'après WILLIS CHIPMAN, *San. Rec.*, 7 juin 1912, p. 556.

tionnées de chaux et de sulfate d'alumine, les boues sont passées au filtre-presse et les tourteaux sont vendus ou brulés. Les résultats sont satisfaisants. Bien que les effluents ne soient pas toujours imputrescibles, les grosses matières solides sont retenues.

Les procédés aux *amines*, au *carbonate poreux*, furent expérimentés et abandonnés. L'*international System* (polarite et ferrozone) fut adopté dans quelques instituts provinciaux, mais on reconnut, après quelques années, qu'en employant le sable, gravier, etc., on obtenait les mêmes résultats.

A ce procédé succéda celui proposé par le *Septic tank Syndicate* qui en vantait les mérites. Il attira l'attention des autorités sanitaires.

En 1901, une nouvelle enquête fut faite à *Berlin* : le volume des eaux d'égout très concentrées s'était accru jusqu'à 1589 mètres cubes par jour ; les lits étaient absolument insuffisants. Aussi la Législation vota-t-elle un crédit de 10 000 francs pour la construction d'une station expérimentale. Celle-ci comprenait deux fosses septiques et une surface de 5 hect. 66 de terrains de graviers divisés en 16 lits, à côté de la ferme d'irrigation. Dans son rapport de 1902, le Dr *Amyot* décrit le système des lits de contact ainsi que les résultats des expériences avec l'effluent des fosses septiques sur les lits percolateurs de *Stoddart* et les filtres à sables intermittents.

En 1900-1901, la ville de *Strattford* construisit une station d'épuration avec lits de filtration intermittente, qui fut bientôt surchargée. Des additions furent faites en 1904-1905 et un « septic tank » fut construit.

Il y a dix ans, quatre villes possédaient des stations d'épuration :

Berlin : lits filtrants (1892), fosse septique et deux petits lits d'expérience (1901).

Waterloo : lits filtrants (1894).

Hamilton : précipitation chimique (1896-1897).

Strattford : lits filtrants et petite fosse septique (1901).

Il y avait aussi quelques stations pour des institutions provinciales ainsi que deux ou trois fosses septiques expérimentales ; mais la grande extension de l'épuration des eaux d'égout ne commença qu'après, lorsque l'attention fut apportée aux procédés de la *Cameron C°*.

De 1904 à 1911, on construisit des fosses septiques à *Strattford*, *Guelph*, *Peterborough*, *Toronto*, *Vancouver*, *Regina*, *Moose*, *Berlin*, *North Bay*, *London*, *Woodstock*, *Brompton*, *Barrie*, *Vernon Saint-Thomas*, *Hailbury*, *New-Liseard*, *Orillia*, *Oshawa*, *Brigdeburg* et probablement en d'autres villes. Des centaines de petites fosses ont été aussi construites pour des institutions publiques ou des résidences privées.

La plus importante déclaration de la *Cameron C°*, qui était qu'il ne se produisait pas de boues, fut souvent démontrée fausse. On découvrit aussi qu'il n'était pas essentiel que les fosses septiques soient à l'abri de l'air et de la lumière, et que l'avantage de l'utilisation des gaz dégagés était plus que compensé par les risques d'explosion. Le grand engouement pour les fosses septiques s'est ralenti au Canada ; mais les ingénieurs ont beaucoup profité de ces expériences.

L'élimination d'une partie des matières en suspension rend les eaux d'égout plus faciles à épurer et prévient le colmatage des lits et des filtres. Les eaux résiduaires de certaines usines, telles que raffineries de sucre, brasseries, etc., ont toutefois cet effet neutralisé par suite de l'acidification des eaux.

La plupart des fosses construites dans ces dernières années ont été plus correctement appelées bassins de sédimentation, séparateurs de boues, plutôt que digesteurs de boues. L'appareil *Imhoff* est actuellement très en vue surtout par l'activité caractéristique de ce procédé breveté.

Les lits d'irrigation du *London Asylum*, à *Berlin*, ceux de *Waterloo* et *Strattford* furent pratiquement identiques à la filtration intermittente de haut en bas, système de *New England*.

Le système par lits de contact n'a pas eu au Canada la popularité des lits de filtration ou du système des fosses septiques, surtout à cause des dépenses qu'entraîne leur fonctionnement régulier. Les lits de contact furent construits par la ville de *London* en 1901, par *Strattford* en 1904, et par *Guelph* en 1910, aussi par la ville de *Toronto*, en plus de l'installation des « septik tanks » Cameron.

« L'hydrolytic tank » ne paraît avoir été adopté par aucune municipalité ; mais des expériences ont été faites à *Edmonton* en 1910 : leurs résultats seront bientôt publiés.

Les filtres percolateurs et les filtres par arrosage sont maintenant adoptés par nombre de villes au Canada, mais ils ne sont pas encore en fonctionnement, du moins à la connaissance de l'auteur, si ce n'est le filtre *Stoddart*, de *Vernon*.

Actuellement, les ingénieurs recommandent les bassins pour la séparation des plus grosses matières solides par sédimentation, le traitement de l'effluent sur des filtres, et la désinfection des effluents des filtres après une seconde sédimentation.

Dans dix ans, toutes les villes de l'intérieur au Canada auront probablement adopté quelque méthode d'épuration des eaux d'égout. Les stations peuvent être établies par l'ingénieur municipal, avec le concours du chimiste et du bactériologiste, et il y a un grand travail préparatoire à faire, non seulement pour éduquer le public et les conseils qui le représentent, mais pour conduire les expériences avec les systèmes actuellement en fonctionnement et recueillir les renseignements avant l'élaboration des plans et les constructions.

CHAPITRE XII

LES PROGRÈS DE L'ÉPURATION BIOLOGIQUE DES EAUX D'ÉGOUT DANS LES PAYS TROPICAUX

Epuration des eaux d'égout dans l'Inde

M. Gilbert J. Fowler a résumé, dans le « Year Book of the Indian Guild of Science and Technology », les conditions spéciales que présente l'épuration des eaux d'égout dans l'Inde (¹).

L'introduction de la civilisation occidentale a fait surgir de nombreux problèmes, parmi lesquels ceux concernant l'hygiène ne sont pas les moins importants. Le problème sanitaire le plus universel est le traitement sans « nuisance » de tous les déchets de la vie humaine. Dans les petits villages, les vieilles méthodes qui dérivent des écrits sacrés de l'Orient ou de l'Occident sont simples et salubres si on les emploie d'une façon stricte. La terre est le réceptacle des matières usées et si elle peut les recevoir sans danger de polluer l'air et l'eau, elle réalise l'assainissement parfait.

Les difficultés surviennent pour les grandes villes, où la population est nombreuse, et où se trouvent des industries rejetant des eaux résiduaires offensives. Il peut se présenter trois cas :

1° La ville, relativement peu importante, pourvue de cana-

(¹) C. CARKECT JAMES. *Drainage problems of the East. The Times of India Office*, Bombay.

W.-W. CLEMESHA. *Sewage disposal in the Tropics*. Calcutta, Thacker, Spink and Co.

GILBERT J. FOWLER. *Report on the Treatment of Sewage in the United Provinces of Agra and Ouah*. Government Press. Allahabad.

GILBERT J. FOWLER. *The treatment of Sewage under Tropical conditions. Trans. Bombay Medical Congress*, 1909.

lisations ouvertes recevant les eaux usées des habitations et pas de matières fécales ;

2° La grande ville, sillonnée d'égouts souterrains recevant les eaux usées et les matières fécales ;

3° Les latrines et W.-C. des usines de certaines parties des villes, dont le produit doit être traité sur place.

Dans une ville où les canalisations ne reçoivent que les eaux usées, on doit traiter les excrata solides par enfouissement en tranchées et épurer les eaux usées.

Vidanges. — L'enlèvement des vidanges est du domaine administratif, il doit être opéré sans odeur et le transport effectué sans qu'il en soit répandu sur la route.

Lorsque les vidanges sont enfouies profondément et en masses considérables en un seul endroit, il se produit bien des décompositions des matières organiques mais pas d'épuration et on peut les retrouver après plusieurs années en partie seulement altérées; aussi ont-elles encore une odeur très désagréable. Pour qu'il y ait minéralisation, il est nécessaire que les vidanges soient toujours au contact de l'air afin que les bactéries aérobies et d'autres organismes plus élevés, comme les vers, puissent exercer leur action. Les matières organiques sont alors décomposées en produits assimilables par les plantes et il ne se dégage aucune mauvaise odeur.

Ces transformations ne peuvent se produire qu'à la faveur d'une certaine humidité et cela doit être retenu pour le choix du terrain. L'humidité a aussi l'effet de prévenir la dissémination de poussières infectées.

Il est évident que la profondeur des tranchées dépend de la nature du sol et de la facilité avec laquelle l'air peut y pénétrer et les gaz s'en échapper. Avec certains sols fortement argileux, il se produit peu de changements dans le contenu des tranchées et on doit alors les rendre plus légers en y incorporant des ordures ménagères, etc. D'autre part, dans les sols très poreux, l'humidité s'infiltre vite et par les temps chauds le contenu des tranchées se sèche et il se produit peu de changements.

Très fréquemment on utilise la valeur agricole du contenu des tranchées en l'enlevant et en le transportant ailleurs. Ce procédé est peu économique, il est préférable, après avoir attendu un certain temps pour laisser s'opérer quelque désintégration, de recouvrir les tranchées et d'y cultiver des pommes de terre ou du tabac.

Il a été aussi possible, lorsque les conditions d'établissement des tranchées ne sont pas favorables par suite de la nature du sol ou de la saison, d'incinérer les vidanges. Le major *Clemesha* a donné à ce sujet les recommandations suivantes :

1° Direction européenne;

2° Une provision pratiquement inépuisable de combustibles très inflammables tels que sciure, bois, poussière de charbon, etc.

3° Incinérateur convenablement établi ;

4° Une plate-forme de mélange avec voûte et un magasin pour resserrer le combustible par temps de pluie.

Épuration des eaux usées. — On a souvent combiné l'épuration des eaux usées avec le traitement des vidanges par tranchées et il peut être souvent recommandable d'opérer le déversement des eaux usées à proximité des terrains à tranchées, de façon à utiliser les eaux pour humidifier les tranchées par temps très sec.

L'épuration scientifique des eaux usées doit dépendre de la connaissance de leur composition et des conditions nécessaires pour les transformer en produits inoffensifs.

En l'absence de vidanges, les eaux ménagères de l'Inde diffèrent des eaux d'égout d'Europe par l'absence pratique de savon, le lavage des vêtements dans l'Inde étant généralement effectué dans les rivières ou dans les étangs. Les eaux de bains des habitations d'Européens dans l'Inde sont généralement déversées sur le jardin attenant à la maison. Les eaux ménagères comprennent principalement les urines et les eaux de lavage des ustensiles de cuisine. Comme les naturels font usage de sable pour nettoyer ces derniers, les eaux usées charrient une grande quantité de matières minérales. La proportion de graisses sera beaucoup moindre que dans les eaux de cuisine en Europe car les naturels ont grand soin de conserver toutes les graisses ; de plus les petites parties graisseuses qui peuvent s'échapper sont happées par les corbeaux, les fourmis et autres animaux vivant dans la boue.

Comme les eaux d'égout, les eaux usées seront épurées soit par les procédés naturels d'irrigation terrienne, soit par les installations artificielles modernes.

Irrigation terrienne. — La question principale pour l'épuration des eaux usées par la terre est l'étendue de terrain exigée, qui dépend principalement de la nature du sol ; bien que, par un ingénieux aménagement, on puisse obtenir de bons résultats sur des terrains qui, par un mauvais entretien, sont insuffisants.

Dans beaucoup de contrées de l'Inde, on peut avoir de grandes étendues de terrain sableux et, dans ce cas, il n'est pas nécessaire de décanter les eaux avant de les épandre. Les matières solides des eaux usées consistent principalement, nous l'avons déjà dit, en sable employé pour le nettoyage de la vaisselle et son incorporation au sol ne diminue pas sa porosité, tandis que les bassins seront facilement comblés et pourront causer des nuisances.

La méthode usuelle de traitement des eaux usées consiste dans la division du terrain en carrés entourés de banquettes de terre qu'on remplit périodiquement d'eau à une profondeur de plusieurs centimètres. Cette eau disparaît très rapidement pendant la saison sèche dans l'Inde.

Les meilleures cultures à pratiquer sont le tabac et la canne à sucre ; ils poussent luxurieusement et donnent des rendements excellents. On ne doit pas y cultiver les légumes destinés à être consommés crus.

Lorsqu'il s'agit de réaliser l'épuration des eaux usées par les procédés artificiels, les bassins destinés à recevoir les eaux usées seront établis de façon à ce que leur contenu puisse être facilement enlevé, par suite de la grande proportion de matières minérales qu'elles contiennent comme il a été mentionné plus haut.

Épuration des eaux d'égout. — Lorsque les excreta sont évacués avec les eaux usées, il y a lieu surtout d'établir les égouts avec une certaine pente, car non seulement il y coule peu d'eau, mais encore il est difficile d'empêcher l'introduction de matières minérales malgré les fosses de décantation. S'il se produit des dépôts, ils ne tardent pas à entrer en fermentation et à dégager des odeurs. On devra prendre des précautions pour les égoutiers chargés des curages. De plus, au point de chute des égouts, on devra établir de grandes fosses à sables avec dragage mécanique pour l'enlèvement des matières minérales.

La difficulté pour établir un projet d'égouts dans ces pays réside dans le volume considérable d'eaux de pluie à épurer pendant la saison pluvieuse. Pour cette raison, dans beaucoup de cas, un système partiellement séparatif est adopté, l'eau d'égout étant reçue dans des canalisations à petites sections construites en tuyaux de fer, dans lesquelles le sewage est propulsé au moyen d'éjecteurs tels que les éjecteurs Shone. Ce système est spécialement indiqué pour les districts plats où les égouts doivent être établis à faible profondeur pour obtenir une chute suffisante.

Les eaux d'égout, débarrassées des matières minérales, sont épurées comme les eaux usées. Cependant, comme elles contiennent des matières fécales, il n'est pas toujours désirable de les épurer par épandage.

Dans des fosses convenablement construites il est possible, à la température tropicale, de convertir une très forte proportion des matières organiques en suspension dans l'eau d'égout en gaz et en substances solubles. Une quantité considérable de ces matières en suspension est composée de cellulose provenant du papier ou des résidus de riz non digérés, etc., qui, en l'absence de l'air, fermentent avec dégagement de méthane, d'hydrogène et d'acide carbonique. L'optimum de température pour les bactéries qui produisent ces fermentations est au-dessus de 32°, et dans certaines installations de l'Inde elles sont si actives qu'il se dégage des gaz en quantité suffisante pour faire marcher les pompes qui élèvent l'eau d'égout à la station, et il en reste assez pour qu'on puisse les utiliser aussi au chauffage et à l'éclairage.

L'effluent d'une fosse bien construite ne contiendra que peu de matières en suspension visibles et sera facilement épuré, soit par la terre, soit par les filtres artificiels. Par

suite de l'élimination des matières solides on peut plus facilement irriguer des cultures telles que le ray-grass, et l'on peut
alors obtenir plusieurs récoltes par an.

Lorsqu'il n'est pas possible d'utiliser la terre, on construira
des filtres artificiels. Ceux qui travaillent par égouttage ou
percolation sont généralement les plus convenables pour
l'Inde. Ils consistent en un tas de matériaux cassés, briques,
pierres, etc., ordinairement classés, les plus fins à la partie
supérieure. Ils doivent avoir un fond bien drainé.

Latrines. — Pour être salubres, les latrines doivent être
nettoyées d'une façon continue. La capacité de la fosse doit
être proportionnelle au nombre de ceux qui usent des latrines.
Si celles-ci sont au-dessus de la fosse, les eaux la traversent sans altération : aussi a-t-on trouvé qu'il était utile
d'établir une pré-fosse dans laquelle la majeure partie des
matières solides puisse être retenue jusqu'à ce qu'elles soient
brisées et largement solubilisées, le reste de la fosse servant
pour l'accomplissement de la fermentation cellulosique plus
lente. L'effluent de ces fosses contient peu de matières en suspension et a peu d'odeur, mais il est utile de l'épurer par la
terre ou les filtres artificiels.

Déversement de l'effluent dans les cours d'eau. — Partout
où cela est possible, il n'est pas douteux qu'il soit préférable
de déverser tous les liquides sur la terre en vue d'éviter la
pollution des cours d'eau. Il est important que le mélange du
liquide avec l'eau de la rivière et le débit au point de décharge
soient tels qu'il y ait toujours une quantité d'oxygène suffisante pour rendre inoffensive toute matière nuisible. Il en est
de même pour les « dhobi-ghats », endroits où les naturels
viennent laver le linge. Si le débit de la rivière n'est pas suffisant pour éloigner à tout moment le savon et les autres impuretés il se produit une pollution dangereuse.

Bien que les méthodes indigènes ne paraissent pas différer
sensiblement de celles employées en Europe, il a fallu de
nombreuses recherches avant d'arriver à une solution convenable pour l'Inde.

Comparaison entre la méthode aérobie simple et la méthode combinée (aérobie et anaérobie) pour l'épuration des eaux d'égout dans les pays tropicaux.

Le major *W. W. Clemesha*, professeur d'Hygiène à *Calcutta*, a étudié particulièrement l'application des procédés biologiques à l'épuration des eaux d'égout dans l'Inde. Il a publié en 1910 un livre sur ce sujet ([1]), et, en 1912, il fit une communication au *Royal Sanitary Institute* ([2]).

Lorsqu'on commença à employer les procédés biologiques, on émit au sujet des fosses septiques certaines affirmations qui furent par la suite reconnues inexactes ou exactes seulement en partie. Actuellement on a changé d'opinion et les fosses septiques paraissent en défaveur. *Dunbar* a établi que l'épuration biologique des eaux d'égout est plus difficile à obtenir avec un effluent de fosse septique qu'avec une eau d'égout fraîche.

En ce qui concerne les eaux d'égout de villes tropicales, à population surtout végétarienne, l'auteur a toujours été d'un avis opposé. Cela est démontré par les expériences dans l'Inde. où la nitrification est d'autant plus active que les décompositions dans la fosse septique ont été plus importantes. Ainsi on trouva que, sur 3 fosses septiques dans lesquelles l'eau séjournait vingt-quatre, quarante-huit et soixante-douze heures, l'effluent de la dernière (72 heures) se nitrifiait plus rapidement que ceux des deux autres. Pour élucider complètement cette question, une autre série d'expériences fut entreprise. On combina chaque matin au laboratoire un échantillon d'eau d'égout contenant les matières fécales de 10 hommes dans un volume connu d'eau. Il fut divisé en deux parties : l'une était traitée par fosse septique et lits de contact, l'autre par des petits lits d'ardoises de *Dibdin*, et par des lits de contact. Les résultats obtenus sont donc strictement comparables. Les deux petites fosses septiques étaient en bon état de fonctionnement depuis six ans; les eaux y séjournaient soixante-douze heures. L'effluent subissait alors deux périodes

([1]) *Sewage disposal in the Tropics.* London, Thacker Spink and Co.
([2]) *Journ. of the Royal Sanitary Inst.* Mai 1912, p. 146.

de quatre heures de contact sur deux lits exactement semblables, composés de matériaux très fins. Ils étaient remplis une fois par vingt-quatre heures.

On construisit un petit lit de *Dibdin* avec des plaques de verre. L'eau brute séjournait quatre heures dans ce lit, puis subissait deux contacts sur des lits comme il est indiqué ci-dessus. Toutes les conditions étaient donc les mêmes; la seule différence était le traitement préliminaire soit dans une fosse septique, soit sur un lit de *Dibdin*. Les analyses, faites chaque jour, ont duré pendant environ dix mois. Différentes dilutions de l'eau d'égout furent employées.

Dans la première série d'expériences, l'eau d'égout type a été diluée avec un égal volume d'eau propre. Le major *Clemesha* a fait les observations suivantes :

1° Réduction très grande de l'oxygène absorbé en quatre heures et de l'azote albuminoïde, pendant le séjour des eaux en fosse septique. Il avait déjà montré auparavant que les eaux d'égout provenant d'individus à régime végétarien étaient particulièrement préparées à subir l'action de cette fosse; la diminution peut atteindre jusqu'à 80 pour 100.

2° La diminution de l'oxygène absorbé en quatre heures et de l'azote albuminoïde est beaucoup plus faible dans les lits de *Dibdin* que dans les fosses septiques. Il faut ajouter que le temps de séjour est de quatre heures dans le premier cas et de soixante-douze heures dans le second : on constate cependant dans les lits une diminution de 50 pour 100 de l'oxygène absorbé en quatre heures et de 25 pour 100 de l'azote albuminoïde. On remarque aussi que les matières colloïdales sont éliminées en plus grande proportion dans les fosses septiques que dans les lits de *Dibdin*, quoique cependant, dans un tiers des analyses, la différence fut faible. L'ammoniaque augmente beaucoup plus en fosse septique que dans les lits de *Dibdin*.

3° Les effluents des lits de premier contact, après l'un ou l'autre traitement préliminaire, sont tout à fait semblables; la seule différence est dans la proportion de nitrates qui est beaucoup plus importante avec l'effluent des fosses septiques.

4° Les mêmes remarques s'appliquent aux effluents des lits de second contact. L'effluent final est cependant bien épuré dans les deux cas. Peut-être en comparant avec les résultats obtenus en Europe, remarquera-t-on que la proportion d'azote albuminoïde est encore assez importante ; mais on observe fréquemment dans l'Inde qu'il y a un résidu de matière albuminoïde extraordinairement inerte, qu'on ne peut diminuer même par un traitement très complet.

Dans la deuxième série d'expériences, l'eau d'égout type était diluée dans 25 pour 100 au lieu de 50 pour 100 d'eau propre. Il n'y a aucune conclusion à en tirer, car la composition des eaux était relativement peu différente.

La troisième série d'expériences fut faite avec une eau d'égout formée des excreta de 10 hommes, dilués dans 45 litres d'eau, mais dont on avait éliminé les grosses matières solides. On obtient encore dans la fosse septique une réduction de 75 pour 100 d'oxygène absorbé en quatre heures, de 80 pour 100 de l'azote albuminoïde, et de plus 80 pour 100 des matières colloïdales. La différence avec ce qui est obtenu dans les lits de *Dibdin* est très grande : deux fois plus de matières facilement oxydables ou même davantage ; au moins quatre fois plus d'azote albuminoïde et deux fois et demie plus de matières colloïdales restent dans les eaux. Après deux contacts sur lits bactériens, l'effluent de la fosse septique donne donc une épuration excellente, très peu inférieure à celle de la première série. Pour le premier contact, l'épuration est faible ; elle est complétée par le deuxième contact mais on constate une grande perte de nitrates.

Ces remarques sont beaucoup plus frappantes dans la quatrième série d'expériences. L'eau d'égout comprenait les excreta de 10 hommes, complètement délayés dans 45 litres d'eau. Une eau d'égout d'une telle concentration peut se rencontrer quelquefois, mais d'une manière exceptionnelle.

En comparant les résultats obtenus avec les résultats préliminaires, on observe que l'effluent du second contact du lit de *Dibdin* est très inférieur. Il renferme au moins 5 fois plus d'azote albuminoïde, une proportion de plus de 50 pour 100 de matières oxydables, presque pas de nitrates et une beaucoup plus grande quantité de matières colloïdales et de matières en suspension que l'effluent du deuxième contact de la fosse septique.

Une étude détaillée des résultats analytiques montre qu'on

ne retrouve pas dans l'effluent de deuxième contact l'azote existant dans l'eau brute. Il y a une perte d'azote par dénitrification en présence de matières organiques [1].

	OXYGÈNE ABSORBÉ EN 4 HEURES			MATIÈRES COLLOÏDALES EN OXYGÈNE			AMMONIAQUE		
	Dilution à 25 0/0.	Pas de dilution.	Eau très chargée.	Dilution à 25 0/0.	Pas de dilution.	Eau très chargée.	Dilution à 25 0/0.	Pas de dilution.	Eau très chargée.
Eau brute	67,5	99,3	172,1	46,7	76,6	128,1	5,4	4,8	43,9
Effluent des fosses septiques.	20,9	24,7	44,0	6,4	15,2	22,0	32,7	31,1	67,5
— des lits Dibdin	32,2	57,9	104,0	11,8	36,2	66,0	5,7	12,4	46,4
— fosses sept. et 1er contact.	15,3	19,5	51,4	3,9	6,9	15,5	3,1	6,8	15,8
— lit Dibdin —	15,6	27,6	53,0	5,4	14,9	26,0	1,9	5,4	16,0
— fosses sept. et 2e contact.	8,9	9,7	20,5	0	1,3	6,0	0,9	2,1	3,7
— lit Dibdin —	10,2	16,6	33,5	1,5	4,8	15,5	1,2	2,4	5,7

	AZOTE						PERTE DE L'OXYGÈNE DISSOUS EN 18 HEURES Dilution 1 × 10		
	AZOTE ALBUMINOÏDE			NITRATES ET NITRITES					
	Dilution à 25 0/0.	Pas de dilution.	Eau chargée.	Dilution à 25 0/0.	Pas de dilution.	Eau très chargée.	Dilution à 25 0/0.	Pas de dilution.	Eau chargée.
Eau brute	16,8	36,2	33,1	»	»	»	»	»	»
Effluent des fosses septiques.	5,8	6,6	10,1	»	»	»	»	»	»
— des lits Dibdin	11,6	25,0	23,3	»	»	»	»	»	»
— fosses sept. et 1er contact.	2,6	3,5	6,0	16,9	20,4	46,2	5,1	3,2	2,7
— lit Dibdin —	4,9	9,6	12,2	0,4	2,3	2,5	1,8	1,8	»
— fosses sept. et 2e contact.	2,0	3,4	4,1	31,5	36,2	62,0	3,7	3,7	5,1
— lit Dibdin —	2,3	3,8	8,4	3,8	5,0	6,8	3,6	3,4	1,9

Il ressort de ces expériences :

1° Qu'avec une eau d'égout diluée, on obtient des résultats presque identiques pour les deux procédés de traitement préliminaire; mais que, pour l'épuration des eaux d'égout de végétariens, telles que celles d'une ville d'Orient, le séjour en

[1] Nous avons démontré ce fait il y a près de dix ans, avec expériences très concluantes : *Revue d'Hygiène*, décembre 1902 et *Recherches sur l'Épuration des eaux d'égout*. IIIe vol., 1908.

fosse septique favorise la nitrification. L'auteur fait remarquer qu'il ne recommande pas le séjour de soixante-douze
heures pour une eau d'égout diluée, qui serait trop long sans
nécessité.

2° Qu'à mesure que la concentration de l'eau d'égout augmente, apparaît une diminution de la qualité de l'effluent du
traitement purement aérobie, tandis qu'une installation de
fosse septique paraît capable de supporter avec très peu de
difficulté une pollution supplémentaire. Dans le cas du traitement par fosse septique, la quantité de nitrates trouvée dans
l'effluent de deuxième contact augmente en proportion de la
concentration de l'eau d'égout; cette quantité reste sensiblement la même ou diminue avec le traitement purement
aérobie.

Dans une installation de lits de *Dibdin*, à *Gowripur Jutt Mill*,
on a trouvé que, avec une eau d'égout correspondant à 27 à
32 litres par habitant, les lits s'engorgeaient en très peu de
mois.

ADDENDUM

Dans le IVe volume de ces *Recherches*, nous avons rapporté les résultats d'analyses qui, en exécution des instructions de M. le Conseiller d'Etat, directeur général des Eaux et Forêts, nous avaient été demandées pour la recherche des contaminations produites dans les cours d'eau par les déversements industriels. Nous donnons ci-après un court résumé de chacun des rapports que nous avons adressés depuis 1908 aux inspecteurs du service des Eaux et Forêts au sujet des échantillons prélevés par leurs soins.

Nous croyons utile de rappeler les instructions que nous avons établies pour ces prélèvements.

SERVICE DES ANALYSES D'EAUX RÉSIDUAIRES INDUSTRIELLES

*Recherche de la pollution produite dans les cours d'eau
par le déversement des eaux résiduaires industrielles.*

1° Pour que cette recherche soit possible, il faut prélever les échantillons à quatre endroits différents :

a) A 100 mètres en amont du point de déversement;

b) Au point de déversement ;

c) A 100 mètres en aval du point de déversement ;

d) Eau résiduaire industrielle telle qu'elle est déversée;

e) Échantillon du dépôt boueux s'il y a envasement du cours d'eau.

2° Il sera prélevé, de chaque échantillon, deux litres. Les vases seront autant que possible neufs, ou, tout au moins, lavés abondamment et plusieurs fois avec l'eau à analyser. Les bouchons de liège seront neufs. Chaque vase sera soigneusement étiqueté.

5° Le prélèvement n'aura lieu que par temps sec.

4° Expédier les flacons, entourés de sciure de bois et de glace, par chemin de fer, grande vitesse (franco à domicile) à l'*Institut Pasteur de Lille*. Service des analyses d'eaux.

5° Répondre au questionnaire ci-contre.

Observations particulières :

.   .   .   .

QUESTIONNAIRE

1° Quel est le volume de l'eau résiduaire déversée, par rapport au volume d'eau qui s'écoule dans la rivière ou le cours d'eau ?

.   .   .   .

2° Le déversement d'eaux résiduaires est-il continuel ou intermittent ? (Se préoccuper du moment du déversement pour ne prendre les échantillons que lorsqu'il a lieu.)

.   .   .   .

5° L'aspect et l'odeur de l'eau de la rivière changent-ils d'une façon manifeste après le déversement ?

.   .   .   .

4° Quelle est la nature des eaux résiduaires déversées ? et par quelles industries ?

.   .   .   .

Pendant les quatre années, du 1er juillet 1908 au 50 juin 1912, nous avons effectué 279 analyses concernant 76 enquêtes. Dans 48 cas, les eaux devaient être traitées ou épurées avant leur rejet à la rivière, 27 d'entre elles contenaient même des produits très toxiques pour les poissons ; cependant pour 28 les eaux ne paraissaient pas être de nature à nuire aux poissons ou à contaminer la rivière. Il est à remarquer que, trop souvent, les prélèvements ne peuvent être effectués qu'un certain temps après la constatation des dégâts produits et, par suite, les analyses sont impuissantes à les déceler, la composition de l'eau de la rivière étant redevenue normale.

Comme nous l'avons déclaré dans notre précédent volume, à propos de notre exposé du *Projet de loi relatif aux mesures à prendre contre la pollution et en vue de la conservation des eaux*, nous estimons qu'on ne doit pas demander aux industriels de rejeter dans les cours d'eau des eaux plus pures que celles qu'ils leur empruntent et même que, dans certaines circonstances, l'administration a le devoir de se montrer tolérante, lorsque les eaux résiduaires ne contiennent aucun produit toxique par lui-même pour les poissons et lorsque les quantités de ces eaux rejetées au moment du plus fort débit, ne représentent qu'une minime partie du débit de la rivière.

Pour toutes les eaux résiduaires industrielles, il existe des procédés d'épuration ou du moins d'amélioration à un taux acceptable. Il est vraiment fâcheux et intolérable que certains usiniers se désintéressent de la pureté des eaux des rivières et des poissons qui y vivent, au point d'y rejeter des eaux contenant par exemple des acides ou des alcalis en très forte proportion, alors qu'il serait très facile de les neutraliser, ou encore des produits toxiques comme le phosphore, les sels de plomb, les sels de baryte, etc. Le *tout à la rivière* est tellement habituel qu'on y rejette même des produits solides encombrants, tels que les déchets de fabrication du carbure de calcium qui sont extrêmement dangereux pour les poissons.

Résultats sommaires des analyses effectuées à l'Institut

INSPECTION	LIEU DE PRÉLÈVEMENT	EAU RÉSIDUAIRE DE	CONSTATATIONS
Rocroi (Ardennes)	G. — Ardennes. . .	Fabrique de soie artificielle.	Contamination . . .
Tours (Indre-et-Loire).	H. D. — Indre-et-L.	Papeterie.	Id.
Vitry-le-François.	. . . .	Sucrerie	Id.
Nantes (Loire-Inférieure).	Dans la Loire. . . .	Fabrique d'agglomérés de charbon.	Id.
Id.	Id.	Fabrique d'engrais. .	Id.
Id.	Id.	Huilerie et savonnerie.	Id.
Id.	Id.	Fabrique de produits chimiques.	Id.
Id.	. . . .	Papeterie.	Id.
Id.	B. I. — Loire Infé.	. . . .	Id.
Vitry-le-François.	. . . .	Sucrerie	Id.
Moutiers (Savoie).	B. — Savoie	Fabrique de phosphore.	Empoisonnement. .
Id.	Id.	Fabrique de ferro-silicium, soude et chlorure de chaux.	Id.
Id.	Id.	Fabrique de carbures.	Id.
Id.	Id.	Fabrique de produits azotés.	Id.
Id.	Id.	Usine de carbures. .	Id.
Troyes (Aube) . .	. . . .	Laiterie.	Empoisonnement d poisson.
Pont-du-Château (Puy-de-Dôme).	. . . .	Usine à gaz.	Contamination de Durolle.
Versailles (Seine-et-Oise).	B. — Seine-et-Oise.	Papeteries	Envasement de l'E sonne.
Argelès (Hautes-Pyrénées).	S. — Hautes-Pyrénées.	Traitement de la galène et de la blende.	Empoisonnement d poisson.
Le Mans (Sarthe).	G. — Mayenne . . .	Tannerie.	Id.

steur de Lille pour le Service des Eaux et Forêts.

DATE	CONCLUSIONS DES ANALYSES
illet 1908 . . .	Les eaux sont très acides ou très alcalines, elles contiennent de plus des proportions anormales de sulfates, elles sont très nuisibles aux poissons.
Id.	Eau non contaminée mais contient des matières cellulosiques en suspension. Les déversements doivent être surveillés.
:tobre 1908 . .	Eaux très nuisibles.
)vembre 1908 .	Les eaux doivent être mieux décantées.
Id.	Eaux non contaminées.
Id.	— — meilleure décantation désirable.
Id.	Eaux acides très nuisibles aux poissons.
Id.	Eaux très alcalines et par suite très nuisibles; entraînent une trop forte proportion de matières en suspension.
Id.	Eaux très nuisibles aux poissons.
Id.	Eaux putrescibles chargées de quantités trop importantes de matières organiques en suspension.
Id.	Les eaux rejetées renferment du phosphore très toxique.
Id.	Eau ne renfermant pas de produits nuisibles.
Id.	A la date du prélèvement les eaux ne sont pas nuisibles, les résidus solides contiennent du carbure et de la chaux, toxiques pour les poissons.
Id.	Les résidus solides peuvent être nuisibles.
écembre 1908..	Résidus nuisibles.
ars 1909	Eaux chargées d'un excès de matières organiques pouvant être nuisibles par les fermentations qu'elles produisent.
Id.	Eaux très nuisibles aux poissons. Nécessité d'interdire le déversement sans épuration.
Id.	Eaux contenant des matières organiques en suspension dont le dépôt dans le lit de la rivière peut entrer en fermentation et causer la putréfaction des eaux. Rechercher aussi les autres causes de contamination de la rivière.
vril 1909	Eaux contenant du plomb en suspension et en solution; par suite très nuisibles.
ai 1909.	Les analyses ne permettant pas de conclure d'une façon précise à l'empoisonnement par le déversement des eaux résiduaires examinées.

INSPECTION	LIEU DE PRÉLÈVEMENT	EAU RÉSIDUAIRE DE	CONSTATATIONS
Dijon (Côte-d'Or).	. . . .	Produits pyroligneux	Contamination de l'Ignon.
Valence (Drôme).	M. — Drôme. . . .	Fabrique de chaussures.	Contamination de la Vence.
Avesnes (Nord). .	S. — Nord	Laiterie.	Contamination de l'Helpe.
Saumur (Maine-et-Loire).	M. — Vendée. . . .	Teinturerie et tannerie.	Empoisonnement de la Sèvre.
Abbeville (Somme).	A. — Somme. . . .	Teinturerie.	Contamination de la Somme.
Aubenas (Ardèche).	V. — Ardèche . . .	Fabrique de soie artificielle.	Empoisonnement du poisson.
Versailles (Seine-et-Oise).	B. — Seine-et-Oise .	Papeteries	Contamination de l'Essonne.
Mortagne (Orne).	E. — Orne	Laiterie.	Contamination de la Rolle.
Moutiers (Savoie).	B. — Savoie	Usines de carbure de calcium.	Contamination de l'Isère.
Saumur.	M. — Maine-et-Loire.	Mines d'or	Empoisonnement des poissons.
Id.	Id.	Id.	Id.
Id.	Id.	Id.	Id.
Alençon.	A. — Orne	Teinturerie.	Contamination des rivières.
Saint-Loup. . . .	A. — Haute-Saône .	Tréfileries	Id.
Alençon	A. — Orne	Teinturerie.	Id.
Avesnes-s/-Helpe.	R. — Nord	Galvanisation.	Empoisonnement des poissons.
Id.	Id.	Id.	Id.
Abbeville.	P. et M. — Seine-Inf.	Papeterie.	Contamination des rivières.
Avesnes-s/-Helpe.	M. — Nord	Vannerie.	Id.
Meyrueis	P. — Lozère	Mines de plomb . . .	Id.
Bourg-St-Andéol.	St-R. — Drôme. . .	Fabrique d'acide pyroligneux.	Id.
Darney.	D. — Vosges	Usine métallurgique.	Id.
Calais	A. — Pas-de-Calais.	Sucrerie	Id.
Coulommiers. . .	C. — Seine-et-Marne.	Sucrerie	Id.

DATE	CONCLUSIONS DES ANALYSES
a 1909	Analyse non concluante. Demande de nouveaux prélèvements.
Id.	Eaux nuisibles. Diminuer la proportion de sels solubles et de matières en suspension; décolorer les eaux.
let 1909 . . .	Contamination négligeable par suite du faible volume d'eau rejeté.
Id.	Pas de conclusion, les échantillons ayant été prélevés longtemps après que l'empoisonnement eût été constaté.
Id.	Eau non nuisible au moment du prélèvement.
Id.	Eaux alcalines et sulfureuses, toxiques pour le poisson.
tembre 1909.	Eaux très putrescibles, contenant une forte proportion de matières organiques en suspension.
	Eaux très nuisibles.
obre 1900 . .	Épuration insuffisante, eaux encore très polluées; exiger une décantation parfaite.
cembre 1900 .	Épuration insuffisante; exiger l'élimination complète des matières en suspension.
Janvier 1910 .	La faible quantité d'arsenic ne semble pas suffisante pour produire l'empoisonnement. La mort des poissons semble plutôt due aux particules de quartz en suspension dans l'eau.
Avril — .	Pas d'arsenic ni de cyanures. Quartz en suspension.
— — .	Pas d'arsenic dans l'eau, présence dans les boues. Quartz en suspension.
Mai — .	Pas de composés toxiques, contamination possible.
Juin — .	Un des échantillons très dangereux par la présence de chlorure de fer acide et des traces de métaux lourds.
— — .	Eaux peu nuisibles. Décantation et décoloration.
Juillet — .	Eaux acides et ferrugineuses très dangereuses.
— — .	Id.
Août — .	Eaux peu nuisibles. Exiger une décantation plus parfaite.
— — .	Eaux non nuisibles actuellement.
Sept. — .	Plomb en solution (traces) et en suspension. Eaux très nuisibles.
Octobre — .	Pollution peu importante mais eaux dangereuses si elles ne sont pas suffisamment diluées; présence d'antiseptique.
— — .	Eaux dangereuses, contiennent des acides libres et des sels ferreux.
Déc. — .	Eaux résiduaires putrescibles.
— — .	Eaux peu contaminées, doivent être bien décantées.

INSPECTION	LIEU DE PRÉLÈVEMENT	EAU RÉSIDUAIRE DE	CONSTATATIONS
Charleville. . . .	C. — Ardennes. . .	Distillerie.	Contamination des rivières.
Landerneau. . . .	H. — Finistère . . .	Mines de plomb argentifère.	Empoisonnement des poissons .
Autun	Id.	Fabrique de meubles.	Id.
Beauvais.	M. — Oise	Fabrique de tapis . .	Id.
Épinal	E. — Meurthe-et-M.	Fabrique d'hydrogène.	Id.
Lunéville.	R. — Vosges. . . .	Filature de laine . . .	Id.
Avesnes.	R. — Nord	Galvanisation.	Id.
Saumur.	M. — Maine-et-Loire.	Blanchisserie.	Recherches de contamination.
Mirecourt	V. — Vosges. . . .	Brasserie.	Id.
Avesnes	R. — Nord	Forges.	Id.
Coulommiers. . .	Seine-et-Marne . . .	Laminerie et tréfilerie.	Id.
Id.	Id.	Fabrique de couverts.	Id.
Id.	Id.	Fabrique d'acier poli nickelé.	Id.
Id.	Id.	Tannerie.	Id.
Id.	Id.	Papeterie.	Id.
Id.	Id.	Imprimerie.	Id.
Id.	Id.	Papeterie.	Id.
Id.	Id.	Id.	Id.
Id.	Id.	Fabrique de celluloïd.	Id.
Id.	Id.	Papeterie.	Id.
Id.	Id.	Id.	Id.
Id.	Id.	Id.	Id.
Id.	Id.	Id.	Id.
Id.	Id.	Cartonnerie.	Id.
Mortagne.	A. — Orne	Tannerie.	Id.
Signy-l'Abbaye. .	B. — Marne.	Distillerie	Id.
Langeac.	X. — Haute-Loire. .	Traitement du sulfate de baryte.	Empoisonnement des poissons.
Moutiers.	Moutiers (Savoie). .	Eaux huileuses d'usines électriques.	Id.
Avesnes	Nord	Papeteries	Recherches de contamination.
Bourg-St-Andéol.	F. — Ardèche. . . .	Mines de plomb. . . .	Id.
Signy-l'Abbaye. .	Ardennes.	Distillerie.	Contamination . . .
Bayeux.	St.-G. — Manche .	Laiterie.	Id.

DATE	CONCLUSIONS DES ANALYSES
évr. 1911 .	Eaux non nuisibles au moment du prélèvement des échantillons.
lai — .	Eaux dangereuses renfermant du plomb.
uin — .	Eaux contenant des produits toxiques.
uillet — .	Résultats douteux, mauvais prélèvements.
— — .	Id.
— . — .	Eaux dangereuses par la proportion très forte de matières organiques qu'elles renferment.
.oût — .	Eaux acides ferrugineuses très toxiques.
— — .	Eaux non nuisibles.
— — .	Épuration assez bonne, mais paraît insuffisante à l'usage de la rivière dans laquelle elle est déversée.
Sept. — .	Eaux très toxiques, acides et ferrugineuses.
oùt — .	Déversements inoffensifs au moment des prélèvements.
Id.	Eaux très toxiques, sans acides et renfermant du cuivre.
Id.	Eaux dangereuses; doivent être épurées avant leur rejet.
.oùt — .	Prélèvement défectueux en dehors des heures de déversement; rien à conclure.
I.l.	Eaux très pures.
I·l.	Eaux inoffensives.
— Id. — .	Eaux non contaminées, surveiller les matières en suspension.
Id.	Id.
Sept. — .	Pas de contamination.
Id.	Eaux suspectes, surveiller les matières en suspension.
— — .	Certaines eaux déversées sont très nocives, chlore libre.
Id.	Déversement de grandes quantités de pâte de cellulose, dangereux pour les poissons.
— — .	Eaux non contaminées, surveiller les matières en suspension.
— — .	Contamination dangereuse par rejet de matières cellulosiques.
)ct. — .	Contamination très faible, mesures à imposer à l'industriel.
— — .	Précautions à prendre pour le rejet des eaux de lavage de betteraves.
Déc. — .	Eaux acides et contenant des sels de baryte. — Nocives; doivent être épurées avant leur rejet dans les cours d'eaux.
— — .	Eaux inoffensives au moment du prélèvement.
Février 1912 .	Pas de contamination.
Mars — .	Id.
: — — .	Id.
Juin — .	Contamination. Les eaux doivent être épurées.

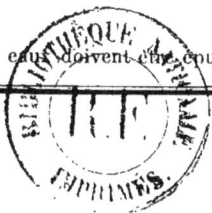

TABLE DES MATIÈRES

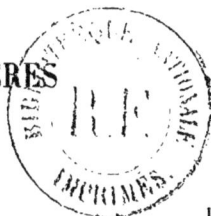

—

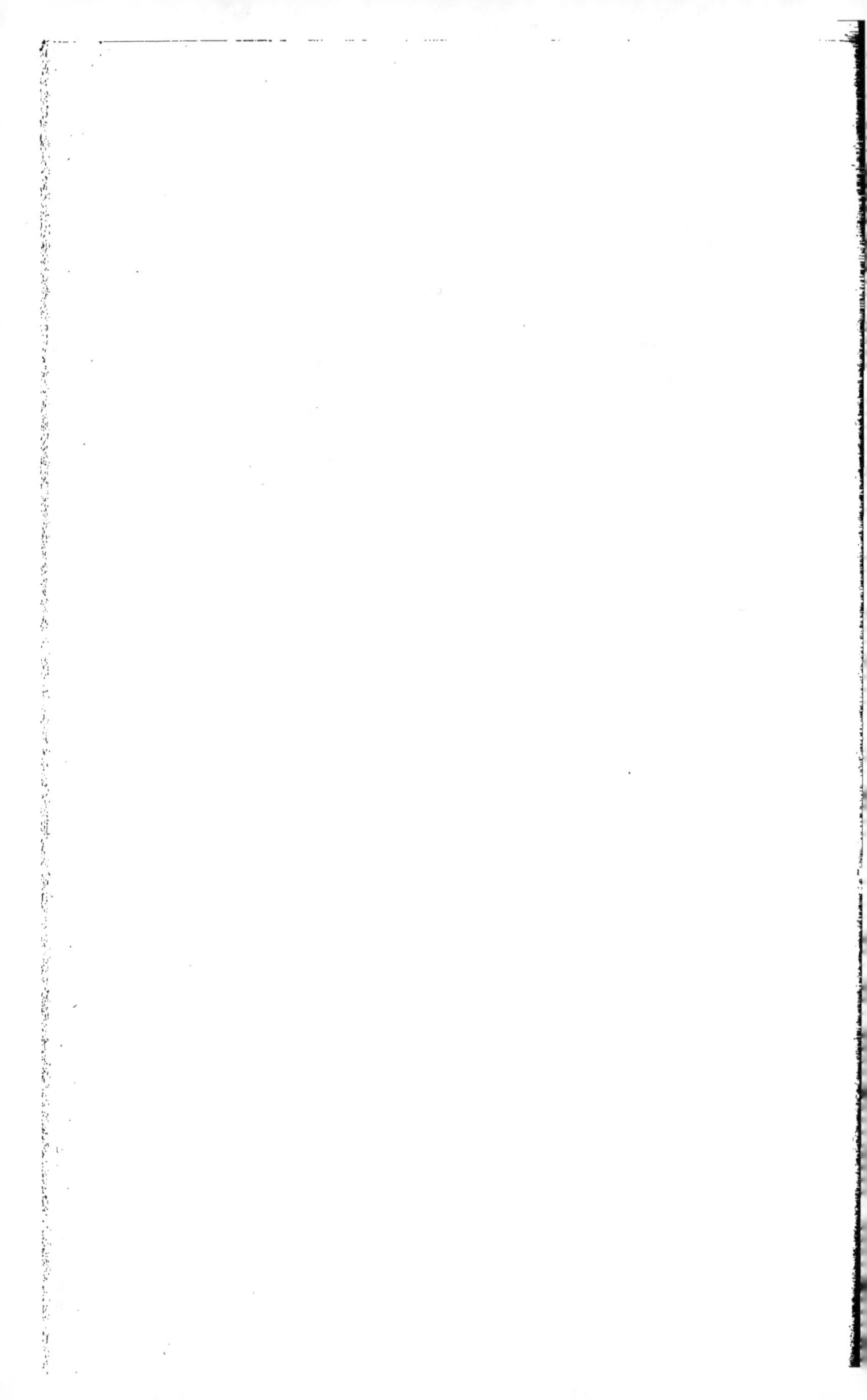

TABLE DES PLANCHES, FIGURES ET GRAPHIQUES

PLANCHES

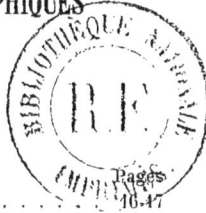

FIGURES

GRAPHIQUES

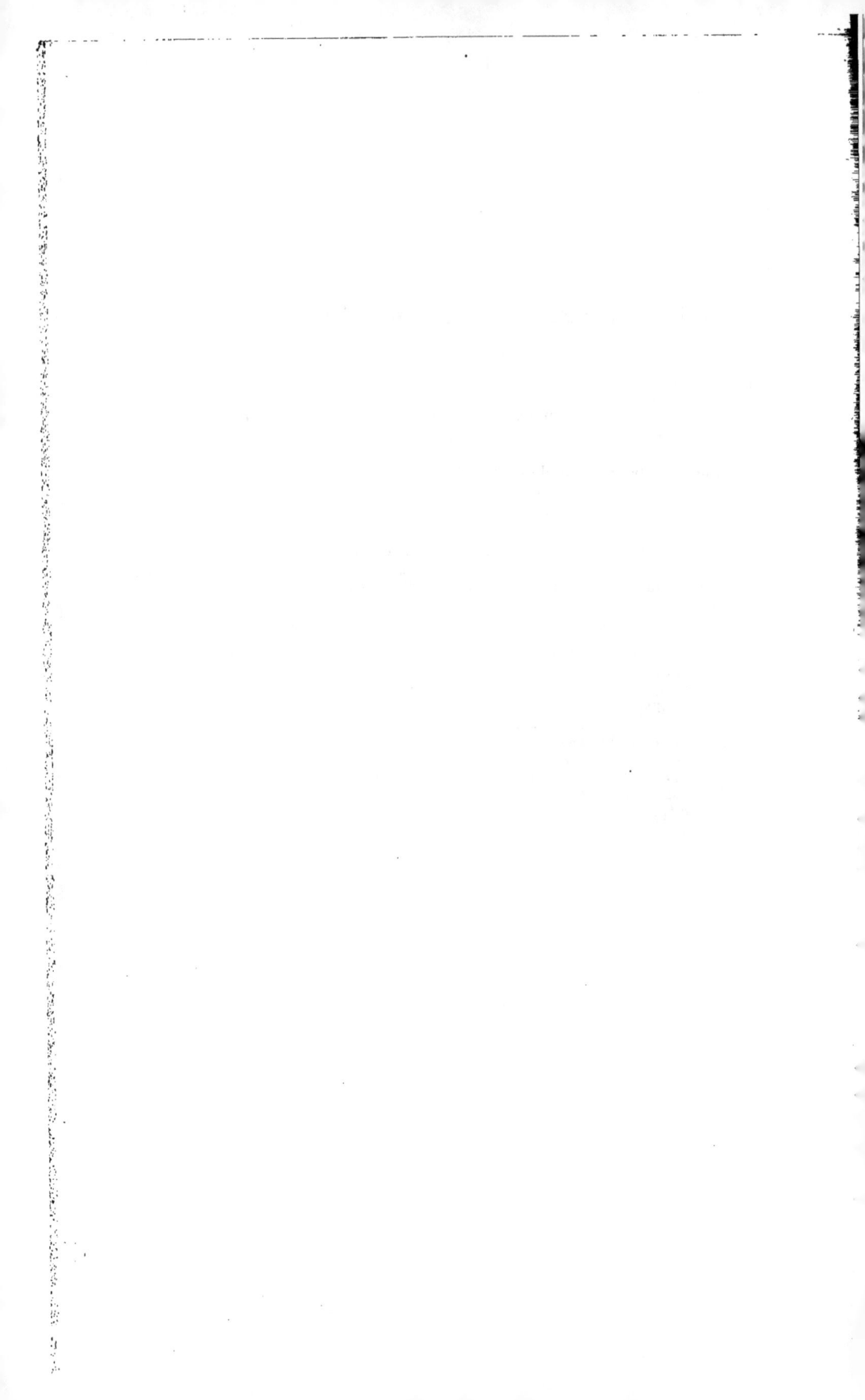

71980. — PARIS, IMPRIMERIE GÉNÉRALE LAHURE

9, rue de Fleurus, 9.

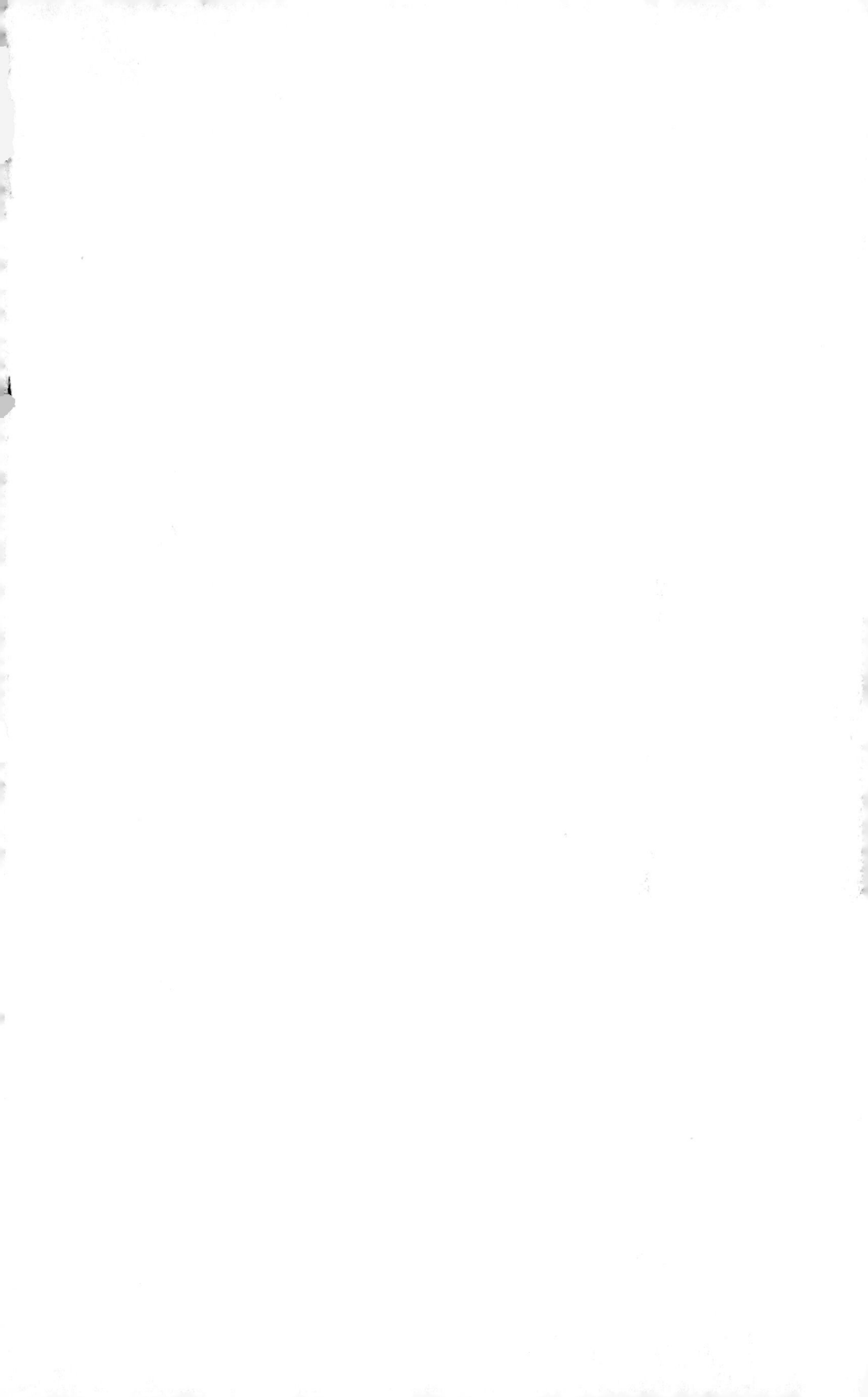

www.ingramcontent.com/pod-product-compliance
Lightning Source LLC
Chambersburg PA
CBHW060421200326
41518CB00009B/1438